Genética

PARA
LEIGOS®

Tradução da 2ª Edição
Edição de Bolso

Genética

PARA LEIGOS®

Tradução da 2ª Edição

Edição de Bolso

por Tara Rodden Robinson

ALTA BOOKS
EDITORA
Rio de Janeiro, 2016

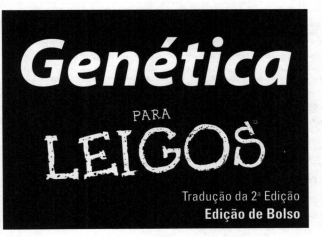

Genética Para Leigos® — Edição de Bolso

Impresso no Brasil — 1ª Edição, 2016 - Edição revisada conforme o Acordo Ortográfico da Língua Portuguesa de 2009.

Obra disponível para venda corporativa e/ou personalizada. Para mais informações, fale com projetos@altabooks.com.br

Produção Editorial
Editora Alta Books

Produtor Editorial
Claudia Braga
Thiê Alves

Produtor Editorial (Design)
Aurélio Corrêa

Gerência Editorial
Anderson Vieira

Supervisão de Qualidade Editorial
Sergio de Souza

Assistente Editorial
Christian Danniel

Marketing Editorial
Silas Amaro
marketing@altabooks.com.br

Gerência de Captação e Contratação de Obras
J. A. Rugeri
autoria@altabooks.com.br

Vendas Atacado e Varejo
Daniele Fonseca
Viviane Paiva
comercial@altabooks.com.br

Ouvidoria
ouvidoria@altabooks.com.br

Equipe Editorial Bianca Teodoro, Juliana de Oliveira, Renan Castro

Tradução
Gustavo A. Bezerra

Copidesque
Tássia Alvarenga

Revisão Gramatical
Gabriel Arantes

Revisão Técnica
Gabriel A. Cipolla
Mestre em Genética

Marcia H. Beltrame
Doutora em Genética

Diagramação
Joyce Matos

Erratas e arquivos de apoio: No site da editora relatamos, com a devida correção, qualquer erro encontrado em nossos livros, bem como disponibilizamos arquivos de apoio se aplicáveis à obra em questão.

Acesse o site www.altabooks.com.br e procure pelo título do livro desejado para ter acesso às erratas, aos arquivos de apoio e/ou a outros conteúdos aplicáveis à obra.

Suporte Técnico: A obra é comercializada na forma em que está, sem direito a suporte técnico ou orientação pessoal/exclusiva ao leitor.

Dados Internacionais de Catalogação na Publicação (CIP)
Vagner Rodolfo CRB-8/9410

R628g Robinson, Tara Rodden

Genética para leigos pocket / Tara Rodden Robinson. - Rio de Janeiro : Alta Books, 2016.
342 p. ; 12cm x 17cm..

ISBN: 978-85-508-0022-6

1. Genética. 2. Biologia. 3. Células. I. Título.

CDD 781.3
CDU 78.02

ALTA BOOKS EDITORA
Rua Viúva Cláudio, 291 — Bairro Industrial do Jacaré
CEP: 20.970-031 — Rio de Janeiro (RJ)
Tels.: (21) 3278-8069 / 3278-8419
www.altabooks.com.br — altabooks@altabooks.com.br
www.facebook.com/altabooks — www.instagram.com/altabooks

Sobre a Autora

Tara Rodden Robinson, enfermeira, bacharel em ciência da enfermagem, doutora, é natural de Monroe, Luisiana, onde se formou na Ouachita Parish High School. Ela recebeu seu diploma em enfermagem na Universidade de Southern Mississippi e trabalhou como enfermeira registrada por aproximadamente seis anos (a maior parte deles em cirurgias), antes de sair de casa para estudar aves na floresta tropical da Costa Rica. Das florestas tropicais, Tara viajou para os milharais do Meio-Oeste para realizar seu doutorado em biologia na Universidade de Illinois, Urbana-Campaign. Ela realizou o trabalho de sua tese na República do Panamá, onde examinou a vida social das aves canoras da família Troglodytidae. Ela fez seu pós-doutorado em genética com o Dr. Colin Hughes (então da Universidade de Miami) e recebeu uma bolsa de pós-doutorado da Universidade de Auburn. A Dra. Robinson recebeu um prêmio pelo curso de genética que ministrou em Auburn e foi incluída duas vezes na *Who's Who Among America's Teacher* (2002 e 2005).

Atualmente, Tara leciona genética em cursos de educação à distância pelo programa de biologia da Universidade Estadual do Oregon. No âmbito da pesquisa, a Dra. Robinson conduziu pesquisas com aves em lugares por todo o mundo, incluindo Oregon, Michigan, Yap (parte dos Estados Federados da Micronésia) e a República do Panamá. Exemplos do seu trabalho incluem o uso de análises de paternidade para desvendar a vida social de aves, o estudo da genética de populações de salmões ameaçados e o uso do DNA para descobrir quais espécies de salmão as aves marítimas gostam de comer.

Quando não está viajando para lugares exóticos com seu marido, o ornitólogo W. Douglas Robinson, Tara gosta de caminhar com seus dois cães pelas montanhas do Oregon.

Dedicatória

Para Douglas: você é minha vitamina D.

Agradecimentos da Autora

Eu estendo os agradecimentos a meus maravilhosos editores na Wiley: Elizabeth Rea, Chad Sievers, Todd Lothery, Stacy Kennedy, Lisa J. Cushmann e Mike Baker (primeira edição). Muitas outras pessoas na Wiley trabalharam duro para fazer as edições deste livro uma realidade; agradecimentos especiais para Melisa Duffy, Lindsay McGregor, Abbie Enneking, Grace Davis e David Hobson.

Muitos colegas e amigos forneceram ajuda. Eu tive discussões vívidas e aprendi muito sobre a natureza do epigenoma com Jonathan Weitzman. Eu agradeço a Dough P. Lyle, MD, Walter D. Smith, Benoit Leclair, Maddy Delone e Jen Dolan, do Project Innocence; e Jorge Berreno (Applied Biosystems, Inc.), Paul Farber (Universidade Estadual do Oregon), Iris Sandler (Universidade de Washington), Robert J. Robbins (Fred Hutchinson Cancer Research Center) e Garland E. Allen (Universidade de Washington em St. Louis) pela assistência no preparo da primeira edição. Estou em débito com Peter e Rosemary Grant por conceder a permissão de uso de imagens e figuras. Eu também quero agradecer ao meu supervisor de pós-doutorado, Colin Hughes (agora na Universidade da Florida Atlantic). Eu mando um cordial grito de guerra para meus amigos, ex-alunos e colegas da Universidade de Auburn, especialmente Mike e Marie Wooten, Sharon Roberts e Shreekumar Pulai.

Minha mais profunda gratidão ao meu marido, Douglas, que passeia comigo, me faz rir e mantém minhas perspectivas bem equilibradas. Finalmente, eu agradeço a minha mãe e meu pai pelo amor, apoio, orações e pelos pratos de gumbo.

Sumário

Parte IV: A Genética e o Seu Mundo 241

Introdução

A genética afeta a vida de todos os seres vivos. Embora algumas vezes seja complicada, e seja sempre diversa, a genética toda se resume a princípios básicos de *herança* — como as características são passadas de uma geração para a outra — e a como o DNA é montado. Enquanto ciência, a genética é um campo em rápido crescimento por causa do seu potencial inexplorado — para o bem e para o mal. Apesar da sua complexidade, a genética pode ser surpreendentemente acessível.

Sobre Este Livro

Genética Para Leigos — Edição de Bolso, é uma visão geral de todo o campo da genética. Meu objetivo é explicar cada tópico de forma que qualquer um, mesmo alguém sem quaisquer conhecimentos prévios sobre genética, possa acompanhar o assunto e compreender como ela funciona. Como na primeira edição clássica, incluo muitos exemplos das descobertas científicas mais recentes. Também me asseguro de que o livro cubra de forma detalhada alguns dos tópicos mais quentes sobre os quais você pode ter ouvido falar nos noticiários: clonagem, terapia gênica e investigação forense. E eu remeto ao lado prático da genética: como ela afeta a sua saúde e o mundo ao seu redor. Resumindo, este livro tem por objetivo ser uma sólida introdução às bases da genética e prover alguns detalhes sobre o assunto.

A genética é uma área que avança rapidamente: novas descobertas estão sendo feitas o tempo todo. Você pode usar este livro como um auxílio no decorrer do seu curso de genética ou para estudar por conta própria. *Genética Para Leigos — Edição de Bolso*, provê informações suficientes para que você consiga lidar com a cobertura mais recente da imprensa, compreender o jargão da genética, que autores de mistérios gostam de usar, e traduzir informações transmitidas a você por profissionais da área médica. O livro está cheio de histórias de descobertas-chave e desenvolvimentos impressionantes. Embora eu tente manter as coisas leves e injetar algum humor sempre que possível, ao mesmo tempo, eu me esforço em ser sensível a quaisquer que sejam as suas circunstâncias.

Este livro é um grande guia se você não sabe nada de genética. Se você já tiver algum conhecimento prévio, então você se aprofundará nos detalhes do assunto e expandirá os seus horizontes.

Convenções Usadas Neste Livro

Eu ensino genética em uma universidade. Seria muito fácil para mim usar uma linguagem especializada para a qual você precisaria de um tradutor para entender, mas qual seria a graça disso? Durante todo o livro, eu evito o jargão tanto quanto possível, mas, ao mesmo tempo, eu uso e defino cuidadosamente os termos que os cientistas usam realmente. Afinal de contas, pode lhe ser importante entender alguns desses trava-línguas multissilábicos no decorrer dos seus estudos ou do seu tratamento médico (ou de um ente querido).

A fim de ajudá-lo a navegar por este livro, também uso as seguintes convenções tipográficas:

- Eu uso *itálico* para enfatizar e destacar palavras novas ou termos que eu defino no texto.
- Eu uso **negrito** para indicar ou palavras-chave em listas com marcadores ou as partes de uma ação de passos numerados.
- Eu uso `Courier New` para websites e endereços de e-mail. Note que alguns endereços web podem ficar quebrados entre duas linhas do texto. Nesses casos, eu não inseri nenhum hífen para indicar uma quebra. Logo, se você digitar exatamente o que você vir — fingindo que a quebra de linha não existe — você conseguirá chegar ao seu destino na internet.

Só de Passagem

Sempre que você vir um ícone de Papo de Especialista (ver "Ícones Usados Neste Livro" mais adiante na Introdução), você poderá pular a informação destacada por ele sem perder uma explicação-chave. Para o leitor sério (ou aluno com a intenção de ganhar uma pontuação alta), os pedacinhos técnicos acrescentam profundidade e detalhes ao livro. Você também tem permissão de pular as caixas sombreadas de cinza conhecidas como box. Ao fazê-lo, a sua compreensão do assunto em questão não é afetada, mas eu reúno montes de assuntos surpreendentes nessas caixas — desde como o envelhecimento afeta o seu DNA (e vice-versa) a como a genética afeta a sua alimentação — portanto, eu imagino (ou pelo menos torço!) que os boxes prendam a sua atenção frequentemente.

Penso Que...

É um privilégio ser o seu guia no surpreendente mundo da genética. Levando essa responsabilidade em consideração, você esteve bastante nos meus pensamentos enquanto eu escrevia este livro. Eis como eu imagino o meu leitor:

- Você é um aluno em uma aula de genética ou biologia.
- Você está curioso para entender mais sobre a ciência que escuta no noticiário.
- Você está grávida ou é um pai/mãe de primeira viagem, ou é um membro de família que está lutando para se entender com o que os médicos lhe disseram.
- Você sofre com câncer ou com alguma doença hereditária, se perguntando o que isso significa para você e sua família.

Se alguma dessas descrições se encaixar, você veio ao lugar certo.

Como Este Livro Está Organizado

Eu desenvolvi este livro a fim de abranger material de apoio nas primeiras duas partes e, então, todas as aplicações no resto do livro. Acho que você vai achá-lo muito acessível.

Parte I: A Real da Genética: Apenas o Básico

Esta parte explica como a herança das características funciona. Eu explico herança simples de um gene e, então, sigo adiante para formas mais complexas de herança. Essa parte termina com uma explicação de como o sexo funciona — isto é, como a genética determina a masculinidade e a feminilidade, e como o sexo afeta o funcionamento dos seus genes (se você está se perguntando como o sexo *realmente* funciona, confira *Sexo Para Leigos*, em coautoria com Drª. Ruth).

Parte II: DNA: O Material Genético

Esta parte abrange o que às vezes se chama de *genética molecular*. Mas não deixe a palavra "molecular" te assustar. OK, são sim os detalhes pequenininhos, mas divididos de tal forma que você consiga acompanhar facilmente. Eu acompanho o progresso sobre como os seus genes funcionam do começo ao fim: como o seu DNA é montado, copiado e como as plantas de construção do seu corpo estão codificadas na dupla-hélice. No processo, eu relato a história fascinante por trás do Projeto Genoma Humano.

Parte III: A Genética e a Sua Saúde

A Parte III se destina a ajudá-lo a ver como a genética afeta a sua saúde e o seu bem-estar. Eu cubro os seguintes assuntos: aconselhamento genético, doenças hereditárias, genética e câncer, e anomalias cromossômicas como a Síndrome de Down. Também incluo um capítulo sobre terapia gênica, uma prática que pode conter a chave para curas ou tratamentos para muitas das anomalias que eu descrevo nesta parte do livro.

Parte IV: A Genética e o Seu Mundo

Esta parte explica o impacto mais amplo da genética e cobre alguns tópicos quentes que frequentemente estão nos noticiários. Eu explico como tecnologias diversas funcionam e ressalto tanto as possibilidades como os perigos de cada uma. Eu me aprofundo na genética de populações (tanto humana, atual e do passado, como de espécies animais ameaçadas de extinção), evolução, DNA e investigação forense, plantas e animais geneticamente modificados, clonagem e a questão da ética, cuja importância vem aumentando diariamente conforme os cientistas expandem as fronteiras do possível com tecnologia de ponta.

Ícones Usados Neste Livro

Todos os livros *Para Leigos* usam ícones para ajudar os leitores a manter o controle do que é o que. Eis um resumo dos ícones que eu uso neste livro e o que eles significam:

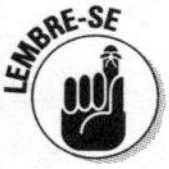

Este ícone sinaliza para informações críticas para a sua compreensão ou particularmente importantes de se ter em mente.

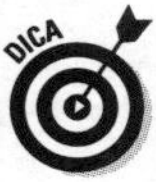

Pontos no texto onde eu forneço um insight a mais quanto a como conseguir uma compreensão maior se encontram aqui. Eu tiro proveito da minha experiência nessas dicas e apresento outras fontes de informação que você pode conferir.

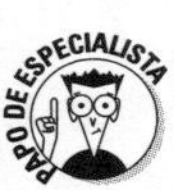

Estes detalhes são úteis, mas não é necessário sabê-los. Se você for um aluno, contudo, essas seções podem ser especialmente importantes para você.

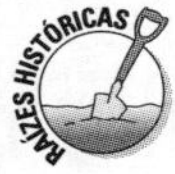

Este ícone aponta para histórias sobre pessoas por trás da ciência e para relatos de como as descobertas aconteceram.

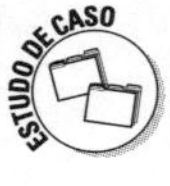

Esta bela obra de arte o alerta para as recentes aplicações da genética no dia a dia e em laboratório.

Além Deste Livro

Na página da obra, `www.altabooks.com.br`. (procure pelo título do livro/ISBN), faça o download de erratas e possíveis arquivos de apoio.

De Lá para Cá, Daqui para Lá

Com *Genética Para Leigos — Edição de Bolso*, você pode começar de qualquer lugar, em qualquer capítulo, e conseguir uma ajuda com o que lhe interessa imediatamente. Eu faço uso generoso de referências cruzadas por todo o livro para ajudá-lo a conseguir informações detalhadas que você possa ter pulado antes. O Sumário pode lhe apontar tópicos específicos rapidamente, ou você pode simplesmente começar do princípio e ir fazendo o seu próprio caminho. Se você ler o livro de cabo a rabo, você terá um curso curto de genética nos mesmos estilo e ordem que são frequentemente ensinados em faculdades e universidades — Primeiro Mendel e depois o DNA.

Parte I

A Real da Genética: Apenas o Básico

A 5ª Onda Por Rich Tennant

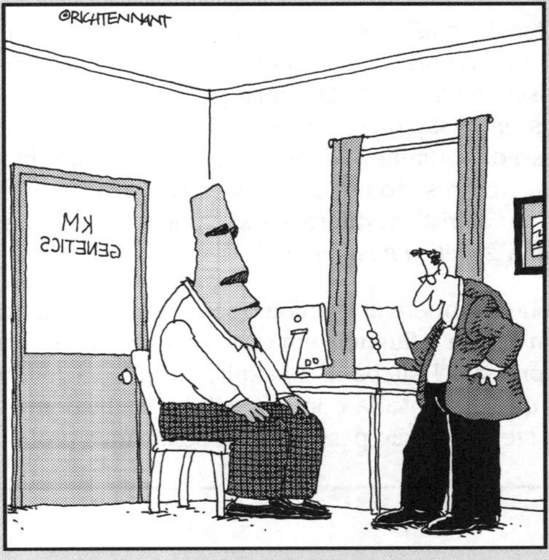

"Os resultados do nosso teste genético chegaram, e parece que você pode compartilhar algum DNA com as pessoas da — saca só — Ilha de Páscoa."

Nesta parte...

Antes de mais nada, a genética se preocupa com como as características são herdadas. O processo de divisão celular é fundamental para o modo como os cromossomos são divididos entre a prole. Quando genes são passados adiante, alguns são assertivos e dominantes, enquanto outros são tímidos e recessivos. O estudo de como características diferentes são herdadas e expressas se chama *genética mendeliana*.

A genética também determina o seu sexo (masculino ou feminino), que influencia em como certas características são expressas. Nesta parte, eu explico o que é a genética e para o que ela é usada, como as células se dividem e como as características são passados dos pais para a prole.

Capítulo 1

O que É a Genética e Por Que Você Precisa Saber um Pouco sobre Ela

Neste Capítulo

- Definindo o conteúdo da genética e suas várias subdivisões
- Observação das atividades do dia a dia em um laboratório de genética
- Uma noção das oportunidades de carreira em genética

Bem-vindo ao complexo e fascinante mundo da genética. Em genética, tudo gira em torno de características físicas e do código de DNA que fornece as plantas de construção para qualquer organismo. Esse capítulo explica o que é o campo da genética e o que os geneticistas fazem. Você terá uma visão geral e um resumo de alguns dos detalhes encontrados em outros capítulos desse livro.

O que É Genética?

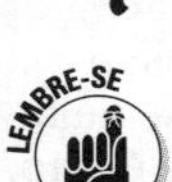

Genética é o campo da ciência que examina como características são passadas de uma geração para outra. Em termos práticos, genética afeta *tudo* sobre *todo* ser vivo na Terra. Os *genes* de um organismo, que são fragmentos de DNA (unidades fundamentais da hereditariedade), controlam como o organismo se parece, se comporta e se reproduz. Uma vez que toda a Biologia depende dos genes, compreender a genética como o alicerce para todas as outras ciências da vida, incluindo Agricultura e Medicina, é fundamental.

Partindo-se de uma perspectiva histórica, a Genética ainda é uma ciência jovem. Os princípios que regem a herança de características de uma geração para outra foram descritos (e imediatamente perdidos) há menos de 150 anos. Por volta da virada do século XX, as leis da herança foram redescobertas, um evento que transformou a Biologia para sempre. Mas mesmo assim, a importância da estrela do show da genética, o DNA, não foi realmente entendida até a década de 1950. Agora, a tecnologia está ajudando os geneticistas a ampliarem os horizontes todos os dias.

A genética é geralmente dividida em quatro grandes subdivisões:

- **Genética clássica ou mendeliana**: uma disciplina que descreve como as características físicas (traços) são passadas de uma geração para outra.
- **Genética molecular**: o estudo das estruturas físicas e químicas do DNA, do seu primo próximo — o RNA — e das proteínas. Genética molecular também abrange como os genes realizam os seus trabalhos.
- **Genética de populações**: uma divisão da Genética que olha para a constituição genética de grupos maiores.
- **Genética quantitativa**: um campo altamente matemático que examina as relações estatísticas entre genes e as características que eles codificam.

No mundo acadêmico, muitos cursos de Genética começam com a genética clássica e avançam pela genética molecular, prosseguindo para a genética de populações, evolutiva ou quantitativa. Esse livro segue o mesmo caminho, porque cada divisão de conhecimento é construída sobre a anterior. Dito isso, é perfeitamente normal, e muito fácil, pular entre as matérias. Não importa como você vai ler esse livro, eu forneço muitas referências cruzadas para ajudá-lo a manter o rumo.

Genética clássica: Transmitindo características de geração para geração

No fundo, a *genética clássica* é a genética dos indivíduos e suas famílias. Ela se concentra principalmente no estudo dos traços físicos, ou *fenótipos*, como um recurso temporário para o estudo dos genes que controlam a aparência.

Gregor Mendel, um humilde monge e cientista de meio período, fundou toda a disciplina da genética. Mendel era um jardineiro com uma curiosidade insaciável aliada a uma grande habilidade com as plantas. Suas observações podem ter sido simples, mas suas conclusões eram de uma elegância de fazer cair o queixo. Esse homem não tinha acesso algum à tecnologia, computadores ou calculadoras, mas, mesmo assim, ele determinou, com brilhante precisão, como a herança funciona.

Às vezes, chama-se a genética clássica de:

- **Genética mendeliana**: Você dá início a uma nova disciplina científica e ela leva o seu nome. Parece justo.
- **Genética de transmissão**: Esse termo se refere ao fato de a genética clássica descrever como as características são passadas, ou *transmitidas*, pelos pais a sua prole.

Não importa como você a chame, a genética clássica inclui o estudo das células e dos cromossomos (aos quais eu me aprofundo no Capítulo 2). Divisão celular é a máquina que guia a herança, mas você não precisa entender de motores de combustão para dirigir um carro, certo? Da mesma forma, você pode mergulhar direto na herança simples (veja Capítulo 3) e ir galgando formas mais complicadas de herança (no Capítulo 4) sem saber nada do que quer que seja sobre divisão celular (a propósito, Mendel não sabia nada sobre cromossomos e células quando descobriu a coisa toda).

As genéticas do sexo e da reprodução também são partes da genética clássica. Diversas combinações de genes e cromossomos (filamento de DNA) determinam o sexo como masculino ou feminino. Mas a questão do sexo fica ainda mais complicada (e interessante): o ambiente desempenha um papel na determinação do sexo de alguns organismos (como crocodilos e tartarugas), e outros organismos podem até mudar de sexo com a mudança de endereço.

A genética clássica fornece a estrutura para muitas subdisciplinas. Aconselhamento genético (abordado no Capítulo 12) depende massivamente da compreensão de padrões de herança para interpretar-se as histórias médicas das pessoas a partir de uma perspectiva genética. O estudo das anomalias cromossômicas, tais quais a Síndrome de Down (veja Capítulo 15), depende da biologia celular e de uma compreensão do que acontece durante a divisão celular. A ciência forense (veja Capítulo 18) também usa a genética mendeliana para determinar a paternidade e resolver quem é quem com o perfil único do DNA.

Genética molecular: DNA e a química dos genes

LEMBRE-SE

A genética clássica se concentra em estudar as aparências externas, mas o estudo efetivo dos genes recai sob o título pomposo de *genética molecular*. O conteúdo da genética molecular inclui toda a maquinaria que comanda a célula e produz as estruturas requisitadas pelos projetos encontrados nos genes. O foco da genética molecular inclui as estruturas física e química da dupla hélice, o DNA — o qual eu analiso em toda sua glória no Capítulo 6. A mensagem escondida no seu DNA (nos seus genes) constitui as instruções de montagem para a sua aparência e tudo o mais sobre você — desde como os seus músculos funcionam e como os seus olhos piscam, até o seu tipo sanguíneo e sua suscetibilidade a certas doenças.

Os seus genes são expressos através de um sistema complexo de interações, que começa com a cópia da mensagem do DNA em uma forma um tanto temporária chamada RNA (veja Capítulo 9). O RNA carrega a mensagem do DNA através do processo de *tradução* (visto no Capítulo 10), o qual, em suma, é como levar um esquema de montagem para uma fábrica para guiar o processo de produção. No que tange aos seus genes, a fábrica faz as proteínas (a partir do esquema do RNA), que são dobradas de formas complexas para fazer você.

O estudo da *expressão gênica* (como os genes são ligados e desligados; vá para o Capítulo 11) e como o código genético funciona nos níveis do DNA e do RNA são considerados partes da genética molecular. A pesquisa sobre as causas do câncer e a caçada por uma cura (sobre a qual eu falo no Capítulo 14) foca no aspecto molecular das coisas, porque as mudanças (conhecidas como *mutações*) ocorrem no nível químico do DNA (veja Capítulo 13 para explicações das mutações). Terapia gênica (veja Capítulo 16), engenharia genética (veja Capítulo 19) e clonagem (veja Capítulo 20) são todas subdisciplinas da genética molecular.

Genética de populações: A Genética dos grupos

Para desapontamento de muitos universitários, a genética é surpreendentemente matemática. Uma área na qual os cálculos são usados para descrever o que acontece geneticamente é a genética de populações.

Se você pegar a genética mendeliana e examinar os padrões de herança de muitos indivíduos que tem algo em comum, como a localização geográfica, então você tem a genética de populações. *Genética de populações* é o estudo da diversidade genética de um subgrupo de uma espécie em particular (para mais detalhes, pule para o Capítulo 17). Em suma, é uma busca por padrões que ajudem a descrever a assinatura genética de um grupo particular, tal qual como as consequências do deslocamento, do isolamento (de outras populações), escolhas de acasalamento, geografia e comportamento.

A genética de populações ajuda os cientistas a entenderem como a diversidade genética coletiva de uma população influencia a saúde dos indivíduos dentro dela. Por exemplo, as chitas são gatos esguios; elas são campeãs de velocidade da África. A genética de populações revelou que todas as chitas são muito, muito parecidas geneticamente; na verdade, elas são tão parecidas que um enxerto de pele de uma chita seria aceito por qualquer outra chita. Uma vez que a diversidade genética das chitas é tão baixa, os biólogos da conservação temem que uma doença possa se propagar pela população e acabar com todos os indivíduos da espécie. É possível que nenhum dos animais seja resistente à doença, e, consequentemente, nenhum deles sobreviveria, levando à extinção desse predador extraordinário.

Descrever a genética de populações de um ponto de vista matemático é crucial para a ciência forense (veja o Capítulo 18). Para se apontar com precisão a singularidade de um perfil de DNA, os geneticistas têm que testar os perfis genéticos de muitos indivíduos e decidir o quão comum ou o quão raro um padrão particular pode ser. A medicina também usa a genética de populações para determinar o quão comuns mutações particulares são e para desenvolver novos remédios para tratar doenças. Para mais detalhes sobre mutações, vá para o Capítulo 13; veja o Capítulo 21 para informações sobre genética e o desenvolvimento de novos remédios. Tem também a *genética evolutiva*, ou como as caraterísticas mudam com o tempo; eu falo sobre esse assunto no Capítulo 17.

Genética quantitativa: Entendendo a hereditariedade

LEMBRE-SE

A *genética quantitativa* examina características que variam de formas sutis e as relaciona à genética subjacente de um organismo. Uma combinação de conjuntos inteiros de genes e de fatores ambientais controlam características como a habilidade de farejar nos cachorros, o tamanho ou o número de ovos em pássaros, ou a velocidade de corrida em humanos. Matemática por natureza, a genética quantitativa tem uma abordagem estatística bastante complexa para estimar quanto da variação de uma característica particular se deve ao ambiente e quanto é de fato genética.

Uma aplicação da genética quantitativa é a determinação do quanto uma característica particular é herdável. Essa medição permite aos cientistas fazerem predições sobre como a prole vai ser, baseados em características dos pais. A herdabilidade dá algumas indicações de quanto uma característica (como a produção de sementes) pode mudar quando se aplica a seleção artificial (ou, em tempo evolutivo, a seleção natural).

Vivendo a Vida de um Geneticista

A vida cotidiana para um geneticista pode incluir trabalhar em um laboratório, ensinar em sala de aula e interagir com pacientes e suas famílias. Nesta seção, você vai descobrir como é um típico laboratório de genética e obter um resumo da variedade de opções de carreira no campo da genética.

Explorando um laboratório de genética

Um laboratório de genética é um lugar movimentado e barulhento. Está cheio de equipamentos, suprimentos e de pesquisadores se dedicando ao máximo em suas mesas de trabalho (chamadas de *bancadas de trabalho*, muito embora a bancada seja de fato apenas uma superfície lisa que se ergue do chão onde o trabalho é conduzido enquanto se fica de pé). Dependendo do laboratório, você pode ver pessoas parecendo muito formais em jalecos brancos ou pesquisadores vestidos de forma mais casual com jeans e camiseta.

Os pesquisadores no laboratório usam diversos equipamentos e suprimentos para conduzir experimentos e fazer reações químicas. Algumas das atividades comuns que ocorrem em um laboratório de genética incluem:

- Separar DNA do resto dos conteúdos de uma célula (veja Capítulo 6).
- Medir a pureza de uma amostra de DNA e determinar quanto DNA (através do peso) está presente.
- Misturar produtos químicos que são usados em reações e experimentos para analisar as amostras de DNA.

- Cultivar cepas especiais de bactérias e vírus para auxiliar no exame de cadeias curtas de DNA (veja Capítulo 16).
- Usar o sequenciamento de DNA (que explico no Capítulo 8) para aprender a ordem das bases que compõem uma cadeia de DNA (Capítulo 6).
- Preparar reações em cadeia da polimerase ou PCR (veja Capítulo 18), um poderoso processo que permite aos cientistas analisarem mesmo as menores quantidades de DNA.
- Analisar o resultado do sequenciamento de DNA, comparando sequências de muitos organismos diferentes (você pode achar essa informação em uma base de dados monumental e divulgada publicamente — veja o final desse capítulo).
- Comparar perfil de DNA de diversos indivíduos para identificar criminosos ou para atribuir a paternidade (veja Capítulo 18).
- Fazer reuniões semanais ou mensais em que todo mundo no laboratório se reúne para discutir os resultados ou para planejar novos experimentos.

Conhecendo os empregos em genética

Equipes inteiras de pessoas contribuem para o estudo da genética. As seguintes são apenas algumas descrições de trabalho para você pensar, caso esteja considerando uma carreira em genética.

Técnico de laboratório

Técnicos de laboratório cuidam da maior parte do trabalho do dia a dia em um laboratório. O técnico mistura produtos químicos para que todos os outros no laboratório possam usá-los nos experimentos. Técnicos geralmente preparam os tipos de materiais certos para cultivar bactérias (que são usadas como transportadoras para o DNA; veja Capítulo 16), montam os cultivos de bactérias e monitoram o crescimento delas. Técnicos geralmente também são responsáveis por manter todos os suprimentos necessários em ordem e por lavar as vidrarias — não é um trabalho glamouroso, contudo é necessário, uma vez que os laboratórios usam vários e vários beckers de vidro e frascos que precisam ser limpos.

Quando se trata de experimento de verdade, técnicos de laboratório são responsáveis por separar o DNA do resto do tecido ao redor dele e por testar a sua pureza (para garantir que nenhum contaminante, como proteínas, estejam presentes). Usando uma máquina um tanto complicada com um forte laser, o técnico pode também medir exatamente quanto DNA está presente. Quando uma amostra suficientemente pura de DNA é obtida, os técnicos podem analisar o DNA em maiores detalhes (com PCR ou reações de sequenciamento).

O conhecimento prévio necessário para ser um técnico de laboratório varia com a quantidade de responsabilidade que uma vaga em particular exige. A maioria dos técnicos tem no mínimo um bacharelado em biologia ou em algum campo relacionado e precisam de algum conhecimento em microbiologia para compreender e desempenhar as técnicas de lidar com bactérias com segurança e sem contaminar os cultivos. E todos os técnicos têm que ser bons em manter registros, porque toda e qualquer atividade no laboratório tem que ser documentada por escrito no diário de laboratório.

Aluno de pós-graduação e pós doutorado

Na maioria das universidades, os laboratórios de genética estão cheios de *alunos de pós-graduação* trabalhando ou em seus mestrados ou em seus doutorados. Em alguns laboratórios, os alunos podem realizar pesquisas independentes por conta própria. Por outro lado, muitos laboratórios concentram o seu trabalho em um problema específico, como alguma abordagem especializada para estudar o câncer, e cada aluno nesse tipo de laboratório trabalha em algum aspecto daquilo que o seu professor estuda. Alunos de pós-graduação fazem muitas das mesmas coisas que os técnicos de laboratório fazem (veja a seção anterior), assim como elaboram experimentos, realizam-nos, analisam os resultados e, então, trabalham para entender o que os resultados significam. Então, o aluno de pós-graduação escreve um longo documento (chamado de *tese* ou *dissertação*) para descrever o que foi feito, o que isso significa e como isso se encaixa na pesquisa de outras pessoas sobre o mesmo assunto. Além de trabalhar no laboratório, alunos de pós-graduação assistem a aulas e são submetidos a avaliações penosas (pode confiar em mim quanto ao penoso).

Depois de se formar doutor, um geneticista em treinamento pode ter que conseguir um pouco mais de experiência antes de deslanchar no mercado de trabalho. Vagas que fornecem tal experiência são referidas conjuntamente como *pós-doutorado*. Uma pessoa em uma vaga de pós-doutorado é, em geral, muito mais independente que um aluno de pós-graduação quando o assunto é pesquisa. O pós-doutorando frequentemente trabalha para aprender novas técnicas ou para adquirir uma especialidade antes de seguir para uma posição como professor ou como cientista pesquisador.

Pesquisador

Pesquisadores trabalham em indústrias privadas, elaboram experimentos e direcionam as atividades dos técnicos de laboratório. Todos os tipos de indústrias empregam pesquisadores, incluindo:

- Companhias farmacêuticas, para conduzir investigações sobre como as drogas afetam a expressão gênica (veja Capítulo 11) e para desenvolver novos tratamentos, tais como a terapia gênica (veja Capítulo 16).
- Laboratórios de investigação forense, para analisar o DNA encontrado na cena do crime e comparar os perfis de DNA (veja Capítulo 18).
- Companhias que analisam informações geradas pelos projetos do genoma (humano ou outros; veja Capítulo 11).
- Companhias que dão apoio a outros laboratórios de genética ao elaborar e comercializar produtos usados na pesquisa, tais quais kits usados para fazer o teste dos perfis de DNA.

Um pesquisador geralmente tem o título de mestre ou doutor. Apenas com um bacharelado, vários anos de experiência como um técnico de laboratório podem bastar. Pesquisadores têm que ser capazes de elaborar experimentos e de analisar os resultados usando estatística. Boa habilidade em manter registros e uma forte habilidade de comunicação (especialmente por escrito) são obrigatórios. A maioria dos pesquisadores também tem que ser capaz de gerenciar e de supervisionar pessoas. Além disso, responsabilidades financeiras podem incluir manter os gastos, encomendar equipamentos e suprimentos e prover o salário de outros profissionais.

Professor de faculdade ou universidade

Professores fazem tudo que os pesquisadores fazem, além das responsabilidades de ministrar disciplinas, escrever projetos para obter verbas de pesquisa e escrever artigos sobre os resultados da própria pesquisa para publicação em periódicos conceituados e revisados por outros pesquisadores. Professores também supervisionam os técnicos de laboratório e os alunos de pós-graduação e pós-doutorado que trabalham nos seus laboratórios, o que implica elaborar projetos de pesquisa e assegurar que sejam feitos corretamente na quantidade de tempo certa (e dentro do orçamento!).

Universidades privadas de menor reconhecimento podem requerer um professor para lecionar até três disciplinas a cada semestre. Instituições de renome (pense em USP ou Unicamp) podem requerer apenas um curso de instrução por ano. Professores de genética ensinam o essencial, assim como cursos avançados e especializados, como DNA recombinante (veja Capítulo 16) e genética de populações (veja Capítulo 17).

Para se qualificar para uma cadeira universitária, as universidades requerem no mínimo doutorado, e a maioria requer experiência de pós-doutorado adicional. Candidatos ao trabalho têm que já ter publicado resultados de pesquisa para demonstrar a habilidade em fazer pesquisa relevante. A maioria das universidades também procura por evidências de que o futuro professor será bem-sucedido em conseguir verbas para pesquisa, o que significa que o candidato geralmente tem que conseguir uma verba antes de conseguir um emprego.

Aconselhamento genético

Profissionais que realizam aconselhamento genético trabalham com profissionais da área médica para interpretar os históricos médicos de pacientes e suas famílias. O profissional geralmente trabalha diretamente com o paciente para montar todas as informações em uma árvore genealógica (veja Capítulo 12) e então procurar por padrões para determinar quais características podem ser hereditárias. Os conselheiros também podem dizer quais doenças um paciente provavelmente herdará. Conselheiros genéticos são treinados para conduzir entrevistas cuidadosas e minuciosas para assegurar que nenhuma informação está faltando ou foi deixada de fora.

Conselheiros genéticos geralmente têm um mestrado. O treinamento inclui muitas horas trabalhando com pacientes para afiar as habilidades de entrevista e análise (sob a supervisão rigorosa de profissionais experientes, é claro). A posição requer excelentes habilidades de manutenção de registros e atenção estrita a detalhes. Conselheiros genéticos também têm que ser bons em interagir com todos os tipos de pessoas, incluindo pesquisadores e médicos. E a habilidade de se comunicar muito bem, tanto por escrito quanto verbalmente, é obrigatória.

A habilidade mais essencial de um conselheiro genético é a de ser livre de julgamentos e a de não ser direto. O conselheiro tem que ser capaz de analisar o histórico familiar sem inclinações ou preconceitos e de informar ao paciente das suas opções sem recomendar nenhum dos cursos de ação como preferencial ao outro. Ademais, o conselheiro deve manter toda informação sobre seus pacientes confidencial, compartilhando a informação apenas com pessoal autorizado, tal qual o próprio médico da pessoa, a fim de proteger a privacidade do paciente.

Capítulo 2

Biologia Celular Básica

Neste Capítulo

- Conhecendo a célula
- Entendendo os cromossomos
- Explorando a divisão celular simples
- Apreciando as complexidades da meiose

A genética e o estudo de como as células funcionam estão intimamente relacionados. O processo de passar o material genético de uma geração para a próxima depende completamente de como as células crescem e se dividem. Para se reproduzir, um organismo formado por uma única célula, como as bactérias ou leveduras, simplesmente copia o seu DNA (através de um processo chamado replicação, o qual eu cubro no Capítulo 7) e se divide em dois. Mas organismos que se reproduzem sexuadamente passam por uma dança complicada que inclui misturar e combinar filamentos de DNA (um processo chamado recombinação), e, então, dividir igualmente a quantidade de DNA para células sexuais especiais, permitindo combinações genéticas completamente novas para a sua prole. Esses processos surpreendentes fazem parte do que faz você único. Então venha para dentro da sua célula — você precisa estar familiarizado com os processos de mitose (divisão celular) e meiose (a produção de células sexuais) para apreciar como a genética funciona.

Dando uma Olhada na Sua Célula

Há dois tipos básicos de organismos:

- **Procariotos:** organismos cujas células carecem de um núcleo e, portanto, têm o DNA flutuando solto no centro líquido da célula.
- **Eucariotos:** organismos que têm um núcleo bem definido para abrigar e proteger o DNA.

Um *núcleo* é um compartimento preenchido com DNA e cercado por uma membrana.

A biologia básica dos procariotos e dos eucariotos é similar, mas não idêntica. A Figura 2-1 mostra a estrutura de cada tipo de célula.

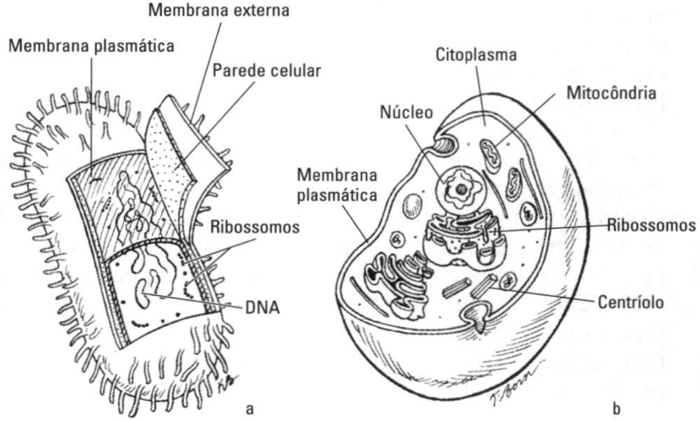

Figura 2-1: Uma célula procariótica (a) é muito simples se comparada a uma célula eucariótica (b).

Células com núcleo

Os cientistas classificam os organismos que têm células com núcleo de *eucariotos*, que significa "núcleo verdadeiro". Eucariotos se estendem em complexidade desde animais e plantas simples e unicelulares até organismos complexos e multicelulares como você. Células eucarióticas são claramente complicadas e têm numerosas partes para se tomar conhecimento (veja a Figura 2-1). Como as procarióticas, as células eucarióticas são delimitadas por uma *membrana plasmática* e, às vezes, uma *parede celular* cerca a membrana (plantas, por exemplo, têm paredes celulares). Mas é aí que as similaridades acabam.

LEMBRE-SE

A característica mais importante da célula eucariótica é o *núcleo* — o compartimento cercado pela membrana e que abriga o DNA, o qual está dividido em um ou mais cromossomos. O núcleo protege o DNA de danos durante o curso da vida. Cromossomos eucarióticos são geralmente segmentos de DNA longos e parecidos com um fio, ao contrário dos com forma de aro encontrados nos procariotos. Outra marca dos eucariotos é o jeito que o DNA é empacotado: os eucariotos geralmente têm quantidades muito maiores de DNA que os procariotos, e, para fazer todo aquele DNA caber no núcleo celular minúsculo, ele tem que ser firmemente torcido por proteínas especiais.

Diferentemente dos procariotos, os eucariotos têm todos os tipos de partes celulares, chamadas de *organelas*, que ajudam a desempenhar os processos da vida. As organelas flutuam pelo interior aquoso do citoplasma fora do núcleo. Duas das organelas mais importantes são:

- **Mitocôndrias:** Usinas de força das células eucarióticas, as mitocôndrias bombeiam energia ao converter glicose em ATP (adenosina trifosfato). O ATP age como uma bateria, armazenando energia até que ela seja necessária para os processos da vida. Tanto animais como plantas têm mitocôndrias.
- **Cloroplastos:** Essas organelas são exclusivas das plantas. Elas processam a energia da luz do sol em açúcares que são, então, usados pelas mitocôndrias da planta para gerar a energia que nutre as células vivas.

Na maioria dos eucariotos multicelulares, as células se apresentam em duas variedades: células do corpo (chamadas de células *somáticas*) ou células sexuais. Os dois tipos de células têm funções diferentes e são produzidos de jeitos diferentes.

Células somáticas

Células somáticas são produzidas por divisão celular simples, chamada de *mitose* (veja a seção "Mitose: Dividindo-se" para detalhes). As células somáticas de organismos multicelulares, como humanos, são diferenciadas em tipos de células especiais. Células cutâneas e musculares, por exemplo, são ambas somáticas, mas, se você fosse examinar as suas células cutâneas sob um microscópio e compará-las com as musculares, você veria que as suas estruturas são muito diferentes. As diversas células que compõem o seu corpo, todas elas, têm os mesmos componentes básicos (membrana, organelas e assim por diante), mas as combinações dos elementos mudam de um tipo para outro para que elas possam desempenhar diversos trabalhos como digestão (células intestinais), armazenamento de energia (células de gordura) ou transporte de oxigênio para os seus tecidos (células sanguíneas).

Células sexuais

Células sexuais são células específicas para a reprodução. Apenas organismos eucariotos se engajam em reprodução sexuada, detalhada ao fim deste capítulo, na seção "Mamãe, de onde eu vim?". *Reprodução sexuada* combina o material genético de dois organismos e requer uma preparação especial na forma de uma redução na quantidade de material genético alocado nas células sexuais — um processo chamado de *meiose* (veja "Meiose: Fazendo Células para a Reprodução" mais adiante neste capítulo para uma explicação). Nos humanos, os dois tipos de células sexuais são os óvulos e os espermatozoides.

Examinando o básico dos cromossomos

Cromossomos são filamentos parecidos com uma corda compostos de DNA. Para se passar as características genéticas de uma geração para a próxima, os cromossomos têm que ser copiados (veja o Capítulo 7), e, então, as cópias têm que ser repartidas. A maioria dos procariotos tem apenas um cromossomo que, quando copiado, é passado adiante para as *células filhas* (novas células criadas pela divisão celular) durante a mitose. Eucariotos têm problemas mais complexos para resolver (como repartir metade dos cromossomos para fazer células sexuais), e os cromossomos deles se comportam diferentemente durante a mitose e a meiose. Além disso, diversos termos científicos descrevem a anatomia, as formas, o número de cópias e os estados dos cromossomos eucarióticos. Esta seção aborda as complexas características dos cromossomos de células eucarióticas.

Contando o número de cromossomos

Cada organismo eucariótico tem um número específico de cromossomos por célula — variando de um a muitos. Por exemplo, os humanos têm um total de 46 cromossomos. Esses cromossomos se apresentam em duas variedades:

- **Cromossomos sexuais:** Esses cromossomos determinam o sexo (macho ou fêmea). Células humanas contêm dois cromossomos sexuais. Se você é mulher (neste caso, fêmea) você tem dois cromossomos X. Se você é homem (neste caso, macho), você tem um cromossomo X e um Y (para descobrir mais sobre como o sexo é determinado pelos cromossomos X e Y, vá para o Capítulo 5).
- **Cromossomos autossômicos:** *Autossômico* se refere simplesmente a cromossomos não sexuais. Continuando com o exemplo humano, se você fizer as contas, você pode ver que humanos têm 44 cromossomos autossômicos.

Ah, tem mais! Nos humanos, os cromossomos estão aos pares. Isso quer dizer que você tem 22 pares de cromossomos autossômicos com formas exclusivas mais um par de cromossomos sexuais, totalizando 23 pares de cromossomos. Seus cromossomos autossômicos são identificados pelos números de 1 a 22. Então, você tem dois cromossomos 1, dois 2, e assim por diante. A Figura 2-2 mostra como os cromossomos humanos são divididos em pares e numerados (um *cariótipo,* como o representado na Figura 2-2, é um dos jeitos pelos quais os cromossomos são examinados; você vai descobrir mais sobre cariotipagem no Capítulo 15).

Quando os cromossomos são divididos em pares, os cromossomos individuais em cada par são considerados *homólogos*, o que quer dizer que os cromossomos pareados são idênticos ao outro de acordo com quais genes eles carregam. Além disso, os seus cromossomos homólogos são idênticos em forma e tamanho. Esses pares de cromossomos são, às vezes, referidos como *homólogos* para encurtar.

A numeração envolvendo cromossomos pode ser um pouco confusa. Humanos são *diploides*, o que significa que nós temos duas cópias de cada cromossomo. Alguns organismos (como abelhas e vespas) têm apenas um conjunto de cromossomos (células com um conjunto de cromossomos são chamadas de *haploides)*; outros têm três, quatro ou até mesmo dezesseis cópias de cada cromossomo! O número de conjuntos de cromossomos que um organismo particular tem é chamado de *ploidia*. Para mais sobre números de cromossomos, veja o Capítulo 15.

O número total de cromossomos não te diz qual é a ploidia de um organismo. Por essa razão, o número de cromossomos que um organismo tem é frequentemente listado como sendo um múltiplo de n. Um único conjunto de cromossomos referido pelo n é o número haploide. Humanos são $2n = 46$ (indicando que humanos são diploides e que o número total de cromossomos deles é 46). Células humanas sexuais, tais como óvulos ou espermatozoides, são haploides (seção "Mamãe, de onde eu vim?" mais adiante neste capítulo).

Examinando a anatomia do cromossomo

Cromossomos são frequentemente representados como tendo forma de palitos, como aqueles que você vê na Figura 2-3. Os cromossomos, contudo, não se parecem com palitos. De fato, na maior parte do tempo, eles estão soltos e têm a forma de um fio. Os cromossomos só assumem essa forma e aspecto quando a divisão celular está para acontecer (durante a interfase da meiose e da mitose). Eles são frequentemente desenhados desse jeito para que assim as características especiais dos cromossomos eucarióticos sejam mais fáceis de se ver. A Figura 2-3 aponta para características importantes dos cromossomos eucarióticos.

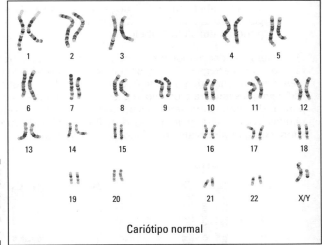

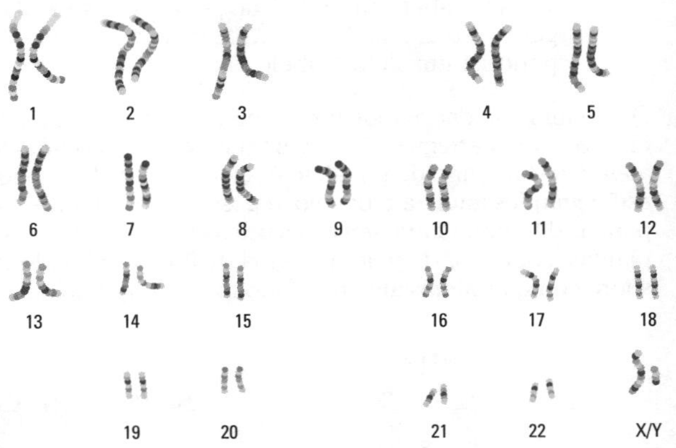

Cariótipo normal

Figura 2-2: Os 46 cromossomos humanos são divididos em 23 pares.

A parte do cromossomo que aparece espremida (na Figura 2-3, localizada no meio dos cromossomos) é chamada de *centrômero*. A posição do centrômero (esteja ele mais perto da parte de cima, do meio ou da parte de baixo: veja a Figura 2-4) é o que dá a cada cromossomo seu aspecto único. A parte final dos cromossomos é chamada de *telômero*. Telômeros são feitos de DNA densamente empacotados e servem para proteger a mensagem de DNA que o cromossomo carrega.

LEMBRE-SE

As diferenças na forma e no tamanho dos cromossomos são fáceis de se ver, mas as mais importantes estão escondidas bem lá dentro, no fundo do DNA. Os cromossomos carregam os genes — fragmentos de DNA que compõem as plantas de construção das características físicas. Os genes dizem ao corpo como, quando e onde fazer todas as estruturas que são necessárias para os processos da vida (para mais sobre como os genes funcionam, vá para o Capítulo 11). Cada par de cromossomos homólogos carrega os mesmos genes — mas não necessariamente idênticos. Por exemplo, os dois cromossomos de um par de homólogos particular podem conter o gene para cor de cabelo, mas um deles pode ser uma versão "cabelo castanho" do gene — versões alternativas dos genes são chamadas de *alelos* (veja a Figura 2-3) — e o outro pode ser um alelo "cabelo loiro".

Qualquer gene dado pode ter um ou mais alelos. Na Figura 2-3, um cromossomo carrega o alelo *A*, enquanto o seu homólogo carrega o alelo *a* (o tamanho de um alelo é relativamente bem pequeno; eles estão grandes aqui para que você possa vê-los). Os alelos codificam para as diferentes características físicas (*fenótipos*) vistas em animais e plantas, como cor do pelo ou forma da flor. Você pode aprender mais sobre como os alelos afetam o fenótipo no Capítulo 3.

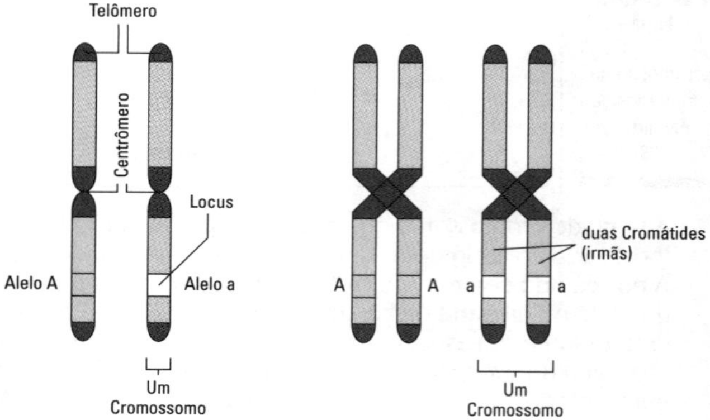

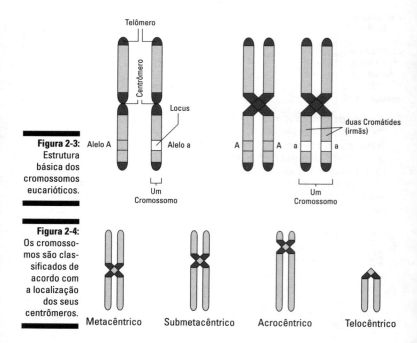

Figura 2-3: Estrutura básica dos cromossomos eucarióticos.

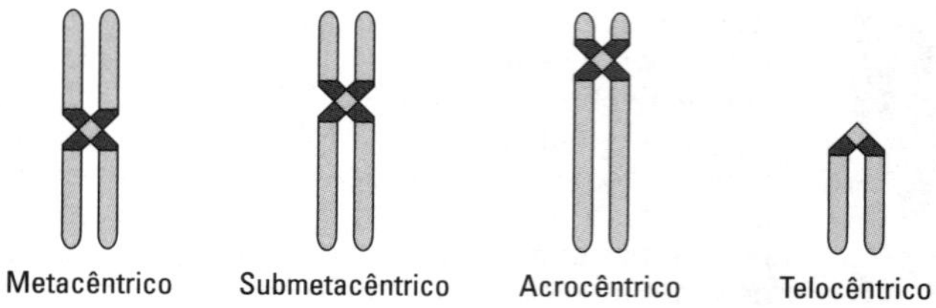

Figura 2-4: Os cromossomos são classificados de acordo com a localização dos seus centrômeros.

Cada ponto ao longo de um cromossomo é chamado de um *loco* (de *locus*, a palavra latina para "lugar"). A maioria dos fenótipos que você vê é produzida por genes múltiplos (isto é, genes ocorrendo em locos diferentes, frequentemente em cromossomos diferentes) atuando conjuntamente. Por exemplo, a cor do olho humano é determinada por pelo menos três genes que residem em dois cromossomos diferentes. Você pode descobrir mais sobre como os genes são combinados ao longo dos cromossomos no Capítulo 15.

Mitose: Dividindo-se

A maioria das células tem estilos de vida simples: elas crescem, se dividem e eventualmente morrem.

O *ciclo celular* (os estágios pelos quais uma célula passa entre uma divisão e outra) é altamente regulado, e algumas células se dividem o tempo todo, enquanto outras jamais se dividem. O seu corpo usa a mitose para prover novas células quando você cresce e para substituir as que se desgastaram ou se machucaram devido à doença. Isso que é ser multitarefa — você está passando pela mitose agora mesmo, enquanto lê esse livro! Algumas células se dividem apenas em uma parte do tempo, quando novas células são necessárias para cuidar de certos trabalhos, como lutar contra uma infecção. Células cancerígenas, por outro lado, se empolgam e se dividem com bastante frequência (no Capítulo 14, você poderá descobrir como o ciclo celular é regulado e o que acontece quando dá errado).

LEMBRE-SE

O ciclo celular inclui *mitose* — o processo de se reproduzir o núcleo celular pela divisão. O resultado de um ciclo celular completo é uma divisão simples que cria duas células idênticas novas a partir de uma célula original. Durante a mitose, todo o DNA presente na célula é copiado (veja o Capítulo 7), e, quando a célula original se divide, um conjunto completo de todos os cromossomos (nos humanos, 23 pares) vai para cada uma das duas células resultantes. Procariotos e alguns organismos eucariotos simples usam mitose para se reproduzir (organismos eucariotos mais complexos usam *meiose* para a reprodução sexuada, na qual cada uma das duas células sexuais manda apenas uma cópia de cada cromossomo para os óvulos ou para o espermatozoide. Você pode ler tudo sobre isso na seção "Meiose: Fazendo células para a reprodução" mais adiante neste capítulo).

Você deve se lembrar de dois pontos importantes sobre a mitose:

- **A mitose produz duas células idênticas.** As células novas são idênticas uma à outra *e* à célula que se dividiu para gerá-las.
- **Células criadas pela mitose têm exatamente o mesmo número de cromossomos que a célula original tinha.** Se a célula original tinha 46 cromossomos, as células novas têm, cada uma, 46 cromossomos.

Meiose: Fazendo Células para a Reprodução

A *meiose* é uma divisão celular que inclui a redução do número de cromossomos, assim como a preparação para a reprodução sexuada. A meiose reduz a quantidade de DNA pela metade, para que, assim, quando a fertilização ocorrer, cada prole obtenha um conjunto inteiro de cromossomos. Como resultado da meiose, a célula vai de diploide para haploide. Ou, posto de outra forma, a célula vai de $2n$ para n. Nos humanos, isso significa que as células produzidas por meiose (sejam óvulos ou espermatozoides) têm 23 cromossomos cada — uma cópia de cada um dos cromossomos homólogos (veja a seção "Contando o número de cromossomos" anteriormente neste capítulo para mais informações).

A meiose tem muitas características em comum com a mitose. Os estágios têm nomes similares e os cromossomos se movem de forma análoga, mas os produtos da meiose são completamente diferentes daqueles da mitose. Enquanto a mitose termina com duas células idênticas, a meiose produz *quatro* células com *metade* da quantidade de DNA que a célula original continha. Ademais, com a meiose, os cromossomos homólogos passam por uma troca complexa de segmentos de DNA chamada *recombinação*. A recombinação é um dos aspectos mais importantes da meiose e leva à variação genética que permite a cada indivíduo produzido pela reprodução sexuada ser verdadeiramente único.

A recombinação o torna único

Quando os cromossomos homólogos se emparelham, as cromátides dos dois homólogos na verdade se entrelaçam e trocam partes dos seus braços. Enzimas cortam os cromossomos em pedaços e unem os filamentos recém-combinados de volta em uma ação chamada de *recombinação (crossing-over)*. Quando a recombinação está completa, as cromátides consistem de parte do seu DNA original e de parte do DNA do seu homólogo. Os locos não ficam embaralhados ou invertidos — a sequência dos cromossomos permanece na sua ordem original. A única coisa diferente é que os cromossomos maternos e paternos (enquanto homólogos) agora estão misturados.

A Figura 2-5 ilustra a recombinação em ação. A figura mostra um par de cromossomos homólogos e dois locos. Em ambos os locos, os cromossomos têm formas alternativas dos genes. Em outras palavras, os alelos são diferentes. O primeiro homólogo tem *A* e *b*, e o segundo homólogo tem *a* e *B*. Quando a replicação acontece, as cromátides-irmãs são idênticas (porque são cópias exatas uma da outra). Depois da recombinação, as duas terão trocado partes de seus braços. Por isso, cada homólogo tem uma cromátide-irmã que é diferente.

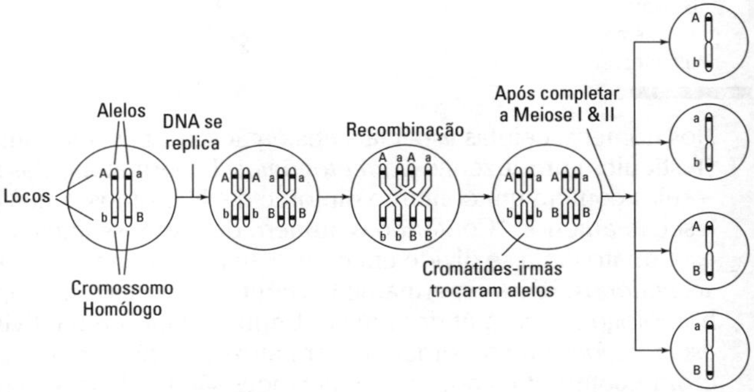

Figura 2-5: A recombinação cria combinações únicas de alelos durante a meiose.

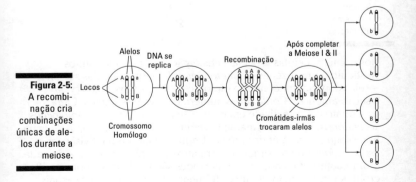

Mamãe, de onde eu vim?

Da gametogênese, querido. A meiose em humanos (e em todos os animais que se reproduzem sexuadamente) produz células chamadas de *gametas*. Os gametas estão presentes na forma de espermatozoides (produzidos pelos machos) ou de óvulos (produzidos pelas fêmeas). Quando as condições estão certas, o espermatozoide e o óvulo se unem para criar um novo organismo, que toma a forma de um *zigoto*. A Figura 2-6 mostra o processo de *gametogênese* (a produção de gametas) nos humanos.

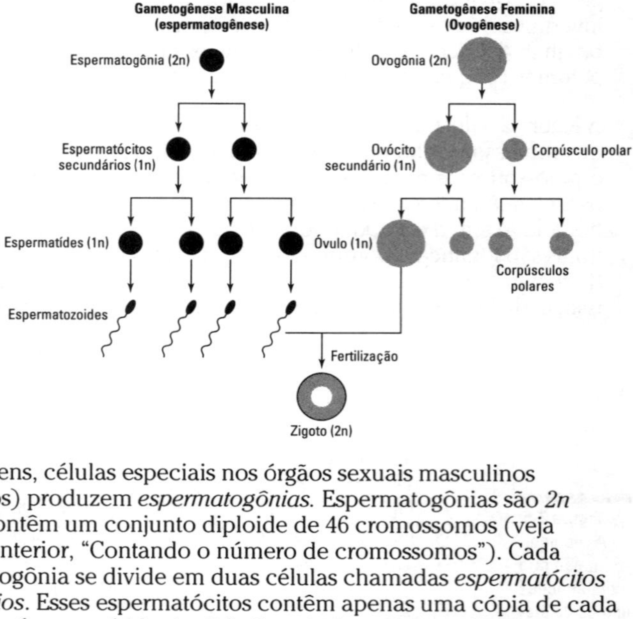

Figura 2-6: Gametogênese em humanos.

Nos homens, células especiais nos órgãos sexuais masculinos (testículos) produzem *espermatogônias*. Espermatogônias são *2n* — elas contêm um conjunto diploide de 46 cromossomos (veja a seção anterior, "Contando o número de cromossomos"). Cada espermatogônia se divide em duas células chamadas *espermatócitos secundários*. Esses espermatócitos contêm apenas uma cópia de cada homólogo (as cromátides-irmãs). Depois de mais uma divisão, as *espermátides* que se tornam espermatozoides têm uma cópia de cada cromossomo. Por isso, espermatozoides são haploides e contêm 23 cromossomos. Uma vez que os homens têm cromossomos sexuais

X e Y, metade dos seus espermatozoides (os homens produzem literalmente milhões) contêm X e a outra metade, Y.

As mulheres produzem óvulos de um jeito muito parecido com que os homens produzem espermatozoides. Óvulos, que são produzidos pelos ovários, começam como *ovogônias diploides* (isto é, $2n$=46). A grande diferença entre a produção de óvulos e de espermatozoides é que, no fim da meiose II, apenas uma célula sexual madura e haploide (23 cromossomos) — na forma de um óvulo — é produzida, ao invés de quatro (veja a Figura 2-6). As outras três células produzidas são chamadas de *corpúsculo polar*; os corpúsculos polares não são óvulos de fato e não podem ser fertilizados para produzir prole.

PAPO DE ESPECIALISTA

Por que o corpo feminino produz apenas um óvulo e três corpúsculos polares? Óvulos precisam de grandes quantidades de citoplasma para nutrir o zigoto no período entre a fertilização e quando a mãe começa a prover o embrião em crescimento com nutrientes e energia através da placenta. O jeito mais fácil de se conseguir citoplasma suficiente em um óvulo quando ele mais precisa é pôr menos citoplasma nas outras três células produzidas.

Capítulo 3

Visualize Ervilhas: Descobrindo as Leis da Herança

Neste Capítulo

- Apreciando o trabalho de Gregor Mendel
- Compreendendo herança, dominância e segregação de alelos
- Resolvendo problemas básicos de Genética usando probabilidade

Todas as características físicas de qualquer ser vivo se originam nos genes do organismo. Olhe para as folhas de uma árvore ou para a cor dos seus próprios olhos. Qual é a sua altura? Qual é a cor do pelo do seu gato ou do seu cachorro? Você consegue enrolar ou dobrar a sua língua? Você tem pelos na parte de trás dos seus dedos? Tudo isso e muito mais veio dos genes, passados dos pais para a sua prole. Mesmo que você não saiba muito sobre como os genes funcionam ou o que eles são de verdade, você provavelmente já pensou sobre como as características físicas podem ser herdadas. Apenas pense na primeira coisa que a maioria das pessoas diz quando vê um recém-nascido: ele se parece mais com quem, com a mamãe ou com o papai?

As *leis da hereditariedade* — a forma como as características são transmitidas de uma geração para a outra (incluindo a herança dominante-recessiva, a segregação de alelos nos gametas e a segregação independente de características) — foi descoberta há menos de 200 anos. No início dos anos 1850, Gregor Mendel, um monge austríaco com um amor por jardinagem, olhou para o mundo físico ao seu redor e, simplesmente ao cultivar ervilhas, categorizou os padrões da herança genética que são reconhecidos até hoje. Nesse capítulo, você vai descobrir como as ervilhas de Mendel mudaram o jeito pelo qual os cientistas veem o mundo. Se você pulou o Capítulo 2, não se preocupe — Mendel não sabia nada sobre mitose ou meiose quando formulou as leis da hereditariedade.

As descobertas de Mendel têm um impacto enorme na sua vida. Se você está interessado em como a genética afeta a sua saúde (Parte III), ler esse capítulo e entender as leis da hereditariedade vão lhe ajudar.

Jardinando com Gregor Mendel

Por séculos, antes de Mendel plantar sua primeira ervilheira, acadêmicos e cientistas discutiam sobre como a herança de características físicas funcionava. Era óbvio que *algo* era passado dos pais para a sua prole, porque as doenças e os traços de personalidade pareciam ocorrer ao longo das gerações de uma família. E os fazendeiros sabiam que ao se criar plantas e animais com certas características físicas que apreciavam, eles poderiam criar variedades que produzissem produtos desejáveis, como milho de maior rendimento, cavalos mais fortes ou cachorros mais resistentes. Mas precisamente como a herança funcionava e exatamente o que era passado dos pais para os filhos permanecia um mistério.

Que entre a estrela do nosso show de jardinagem, Gregor Mendel! Mendel era, por natureza, uma pessoa curiosa. Conforme perambulava pelos jardins do monastério onde viveu na metade do século XIX, ele percebeu que as suas ervilheiras pareciam diferentes umas das outras de diversas formas. Algumas eram altas e outras baixas. Algumas tinham sementes verdes e outras tinham sementes amarelas. Mendel se perguntava o que causava as diferenças observadas e decidiu conduzir uma série de experimentos simples. Ele escolheu sete características das ervilheiras para os seus experimentos, como você pode ver na Tabela 3-1:

Tabela 3-1 Sete Características das Ervilheiras Estudadas por Gregor Mendel

Traço	*Forma Comum*	*Forma Incomum*
Cor da Semente	Amarela	Verde
Forma da Semente	Lisa	Rugosa
Cor da Casca	Cinza	Branca
Cor da Vagem	Verde	Amarelo
Forma da Vagem	Inflado	Comprimido
Altura da Planta	Alta	Baixa
Posição da Flor	Ao longo do estame	Na ponta do estame

Por dez anos, Mendel cultivou pacientemente muitas variedades de ervilhas com diversas cores de flor, formas de sementes, números de sementes e assim por diante. Em um processo chamado *cruzamento,* ele cruzou plantas parentais para ver como a prole delas se pareceria. Quando faleceu, em 1884, Mendel não estava ciente da magnitude da sua contribuição para a ciência. Nada menos que 34 anos se passaram depois da publicação do seu trabalho (em 1868) antes que alguém percebesse o que o simples jardineiro tinha descoberto.

Falando a Língua da Herança

Você provavelmente já sabe que os genes são passados dos pais para a prole e que, de algum modo, são responsáveis pelas características físicas (*fenótipo,* como a cor do cabelo) que você observa em si mesmo e em outras pessoas e organismos ao seu redor (para mais sobre como os genes fazem o seu trabalho, você pode pular para o Capítulo 11). A definição mais simples possível para um *gene* é um fator hereditário que determina alguma característica.

LEMBRE-SE

Os genes se apresentam em formas diferentes, chamadas *alelos*. Os alelos de um indivíduo determinam o fenótipo. As combinações de alelos de todos os diversos genes que você possui formam o seu *genótipo*. Os genes ocupam *loci* /locos — locais específicos ao longo dos filamentos do seu DNA (*locus/loco é a forma singular)*. Traços diferentes (como a textura e a cor do cabelo) são determinados por genes que ocupam locos diferentes, geralmente em cromossomos diferentes (veja o Capítulo 2 para saber o básico dos cromossomos). Dê uma olhada na Figura 3-1 para ver como os alelos estão dispostos em diversos locos ao longo dos dois pares de cromossomos genéricos.

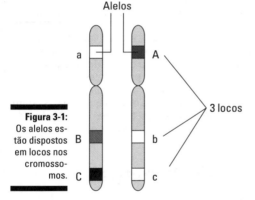

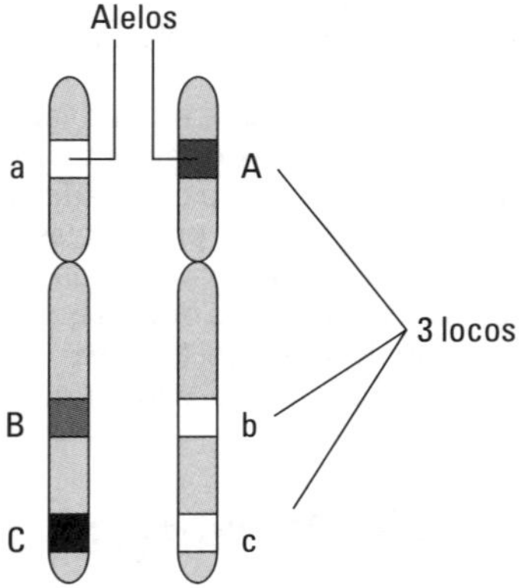

Figura 3-1: Os alelos estão dispostos em locos nos cromossomos.

Nos humanos (e em muitos outros organismos), os alelos de genes particulares vêm em pares. Se ambos os alelos são idênticos em forma, diz-se que aquele loco é *homozigótico,* e que o organismo inteiro pode ser chamado de *homozigoto* para aquele loco particular. Se os dois alelos não são idênticos, então o indivíduo é *heterozigótico,* ou um *heterozigoto,* para aquele loco. Indivíduos podem ser tanto heterozigotos como homozigotos em locos diferentes ao mesmo tempo, que é como todas as variações de fenótipos que você vê em um único organismo são produzidas. Por exemplo, a textura do seu cabelo é controlada por um loco, a cor do seu cabelo é controlada por locos diferentes e a cor da sua pele por ainda outros locos. Você pode ver como seria bem difícil descobrir como os conjuntos complexos de características são herdados.

Simplificando a Herança

Quando o assunto é simplificar a herança, o mais fácil é começar entendendo como uma característica é transmitida de uma geração para a próxima. Esse é o tipo de herança, às vezes chamada de *herança simples,* com que Mendel começou quando estudou pela primeira vez as suas ervilheiras.

A escolha de Mendel por ervilheiras e os traços nos quais ele decidiu se concentrar tiveram efeitos positivos na sua habilidade de descobrir as leis da hereditariedade.

- **As plantas parentais originais que Mendel usou nos seus experimentos foram de linhagens puras.** Quando linhagens puras podem se autofertilizar, as exatas mesmas características físicas aparecem, intocadas, geração após geração. Plantas de linhagem pura altas sempre produzem plantas altas, plantas de linhagem pura baixas sempre produzem plantas baixas e assim por diante.
- **Mendel estudou características que tinham apenas duas formas, ou *fenótipos* cada (como alto e baixo).** Ele escolheu deliberadamente características que eram ou de um tipo ou do outro, como alto e baixo, ou semente verde e semente amarela. Estudar os traços que aparecem em apenas duas formas tornou a herança dos traços muito mais fácil de se entender (o Capítulo 4 cobre as características que têm mais de dois fenótipos).
- **Mendel trabalhou apenas em traços que mostravam uma forma *autossômica dominante* de herança, ou seja, os genes estavam localizados em cromossomos autossômicos (ou não-sexuais).** Eu discuto formas mais complicadas de herança nos Capítulos 4 e 5.

Estabelecendo dominância

Para os seus experimentos, Mendel cruzava plantas de linhagem pura que produziam sementes redondas com as de linhagem pura que produziam sementes enrugadas; cruzava as de linhagem pura baixas com as de linhagem pura altas e assim por diante. Cruzamentos de organismos parentais que diferem em apenas uma característica, como forma da semente ou altura da planta, são chamados de cruzamentos monoíbridos. Mendel passava pacientemente o pólen de uma planta para a outra, colhia e plantava sementes e observava os resultados depois que as plantas da prole amadureciam. Suas plantas produziram literalmente milhares de sementes, logo, o seu jardim deve ter sido uma bela de uma visão.

Para descrever os experimentos e os resultados de Mendel, eu me refiro à geração parental com a letra *P*. Eu me refiro à primeira prole a partir de um cruzamento como *F1*. Se os indivíduos da prole F1 forem cruzados entre si (ou puderem se autofertilizar), eu vou chamar a próxima geração de *F2* (veja a Figura 3-2 para a divisão em gerações).

Os resultados dos experimentos de Mendel eram surpreendentemente consistentes. Em cada caso, quando ele combinava linhagens puras de fenótipos diferentes, toda a prole F1 tinha o mesmo fenótipo que uma das duas plantas parentais. Por exemplo, quando Mendel cruzou uma linhagem parental pura alta com uma linhagem parental pura baixa, *toda* a prole F1 era alta. Esse resultado era surpreendente porque até então muitas pessoas pensavam que a herança era uma mistura de características dos dois pais — Mendel tinha esperado que a prole da sua primeira geração fosse de tamanho médio.

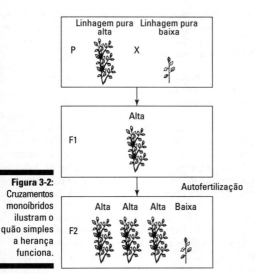

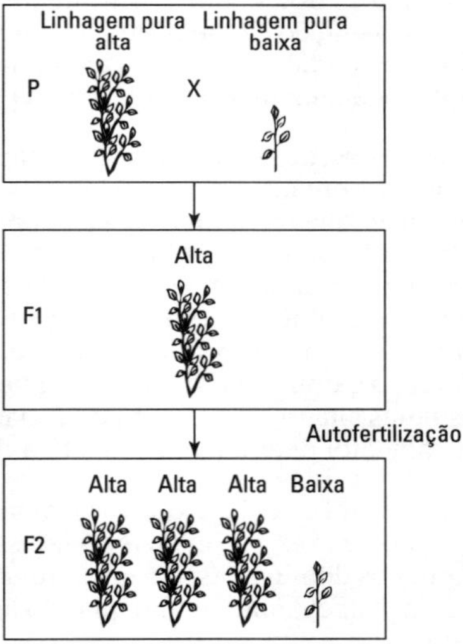

Figura 3-2: Cruzamentos monoíbridos ilustram o quão simples a herança funciona.

Se Mendel tivesse só coçado a cabeça e parado ali, ele não teria aprendido muita coisa. Mas ele deixou que a prole F1 se autofertilizasse, e, então, algo interessante aconteceu: cerca de 25 por cento da prole F2 era baixa, e o resto, cerca de 75 por cento, era alta (volte a Figura 3-2).

A partir daquela geração F2, que se deixou autofertilizar, suas plantas baixas eram puras — todas produziram descendência baixa. Suas plantas F2 altas produziram tanto prole alta quanto baixa. Cerca de um terço das suas F2 altas produziu somente plantas altas. O resto produziu prole alta e baixa na razão 3:1 (ou seja, *3/4* eram altas e 1/4 baixas; volte a Figura 3-2).

Depois de milhares de cruzamentos, Mendel chegou à conclusão precisa de que os fatores que determinam a forma da semente, a cor da semente, a cor da vagem, a altura da planta e assim por diante são conjuntos de dois. Ele chegou a essa conclusão porque *um* fenótipo aparecia na prole F1, mas *ambos* os fenótipos estavam presentes entre as plantas F2. O resultado na geração F2 lhe disse que o que quer que fosse que controlava um traço particular (como a altura da planta), tinha estado presente, mas de algum modo escondido, na prole F1.

Mendel rapidamente descobriu que certas características parecem agir como governantes, dominam outros traços. *Dominância* quer dizer que um fator mascara a presença de outro. A semente lisa é dominante sobre a rugosa. Altura alta é dominante sobre baixa. Cor de semente amarela é dominante sobre verde. Mendel determinou corretamente o princípio genético da *dominância* ao observar, estritamente, o fenótipo, geração após geração e cruzamento após cruzamento. Quando plantas puras altas e baixas eram cruzadas, cada prole F1 obtinha um fator determinante de altura de cada pai.

Uma vez que alto é *dominante* sobre baixo, todas as plantas F1 eram altas. Mendel achava que a única vez que caracteres *recessivos* (traços que são mascarados por traços dominantes) eram expressos era quando os dois fatores eram semelhantes, como quando as plantas baixas se autofertilizavam.

Segregando alelos

Segregação é quando as coisas são separadas umas das outras. Pensando geneticamente, o que fica separado são os dois fatores — os alelos do gene — que determinam o fenótipo. A Figura 3-3 traça a segregação dos alelos para a cor da semente ao longo de três gerações. A abreviação para descrever alelos é tipicamente uma letra maiúscula para o traço dominante e a mesma letra, só que minúscula, para o traço recessivo. Nesse exemplo, eu uso *A* para o alelo dominante, que torna as sementes amarelas; *a* representa o alelo recessivo que, quando em homozigose, torna as sementes verdes.

As letras ou símbolos que você usa para os diversos alelos ou características são arbitrários. Apenas se assegure de estar sendo consistente no modo pelo qual você usa as letras e símbolos e que você não os misture.

No exemplo de segregação descrito na Figura 3-3, os pais (na geração P) são homozigotos. Cada planta parental tem um certo genótipo — uma combinação de alelos — que determina o seu fenótipo. Uma vez que as ervilheiras são *diploides* (o que quer dizer que elas têm duas cópias de cada gene; veja o Capítulo 2), o genótipo de cada planta é descrito usando duas letras. Por exemplo, uma planta de linhagem pura de semente amarela teria o genótipo *AA*, e uma de semente verde seria aa. Os gametas (células sexuais, como no pólen ou nos óvulos) produzidos por cada planta carregam apenas um alelo. (Células sexuais são *haploides;* veja o Capítulo 2 para todos os detalhes sobre como a meiose produz gametas haploides.) Portanto, as linhagens puras podem produzir gametas de apenas um tipo — Plantas AA só podem fazer gametas A e plantas aa só podem produzir gametas a. Quando um pólen A e um óvulo a (ou vice-versa, pólen a e óvulo A) se encontram, eles fazem uma prole Aa — essa é a geração heterozigótica F1.

A conclusão do princípio da segregação é a separação dos pares de alelos em gametas. Cada gameta recebe apenas um alelo para cada loco; esse é o resultado da separação dos cromossomos homólogos durante a primeira rodada da meiose (veja o Capítulo 2 para mais sobre como os cromossomos se separam durante a meiose). Quando a geração F1 se autofertiliza (para criar a geração F2), cada planta produz dois tipos de gametas: metade é A e a outra metade, a. A segregação torna quatro combinações de zigotos possíveis: AA, Aa, aA ou aa (Aa e aA parecem redundantes, mas eles são geneticamente significantes porque eles representam contribuições diferentes [a ou A] de cada parental). Fenotipicamente, Aa, aA e AA têm a mesma aparência: sementes amarelas. Apenas aa faz sementes verdes. A razão dos genótipos é de 1:2:1 (1/4 homozigoto dominante; *2/4* heterozigotos; *1/4* homozigoto recessivo), e a razão de fenótipos é de 3 para 1 (fenótipo dominante para fenótipo recessivo).

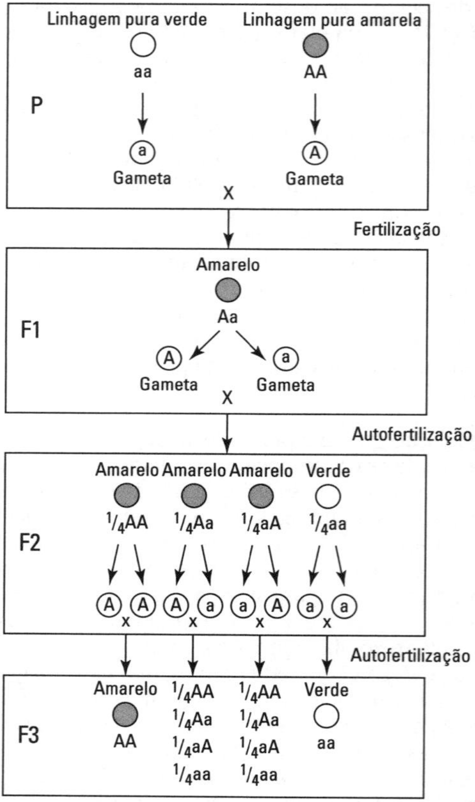

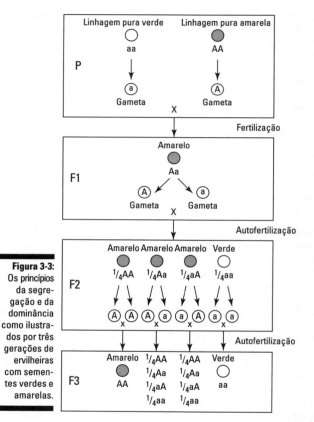

Figura 3-3: Os princípios da segregação e da dominância como ilustrados por três gerações de ervilheiras com sementes verdes e amarelas.

Se puderem se autofertilizar na geração F3, pais aa vão ter prole aa e pais AA vão produzir apenas prole AA. Os pais Aa vão ter, de novo, prole AA, Aa e aa nas mesmas proporções observadas em F2: ¼ AA, ½ Aa e ¼ *aa*.

Os cientistas agora sabem que o que Mendel viu agir naqueles conjuntos de dois foram os genes. Pares únicos de genes (ou seja, um loco) controlam cada traço. Isso quer dizer que a altura da planta está em um loco, que a cor da semente está em um loco diferente, que a forma da semente está em um terceiro loco e assim por diante.

Declarando independência

Conforme Mendel aprendia mais sobre como as características eram passadas de uma geração para a outra, ele conduzia experimentos com plantas que diferiam em duas ou mais características. Ele descobriu que as características se comportavam independentemente — isto é, que a herança da altura da planta não tinha efeito na herança da cor da semente, por exemplo.

LEMBRE-SE

A herança independente de características é chamada de *lei da segregação independente* e é uma consequência da meiose. Quando um par de cromossomos homólogos se separa, eles o fazem aleatoriamente, sem relação um com o outro. O movimento de cada cromossomo individual é independente em relação a qualquer outro cromossomo. É como jogar cara ou coroa: contanto que a moeda não tenha sido manipulada, cada jogada não tem qualquer efeito sobre a outra — cada jogada é um evento independente. Geneticamente, essa separação aleatória significa que os alelos em cromossomos diferentes são herdados independentemente.

A segregação e a segregação independente são princípios intimamente relacionados. *A segregação* lhe diz que os alelos no mesmo loco em pares de cromossomos se separam e que cada prole tem as mesmas chances de herdar um alelo particular dos pais. *Segregação independente* significa que cada prole também tem a mesma oportunidade de herdar qualquer alelo em qualquer outro loco (mas essa regra tem algumas exceções; veja o Capítulo 4).

Descobrindo Alelos Desconhecidos

Mendel cruzou plantas parentais em muitas combinações diferentes para resolver a identidade dos fatores escondidos (que, agora, nós sabemos que são os genes) que produziam os fenótipos que ele observava. Um tipo de cruzamento foi especialmente informativo. *Cruzamento teste* é quando um indivíduo com um genótipo desconhecido é cruzado com um indivíduo de linhagem pura com fenótipo recessivo (em outras palavras, um homozigoto).

Cada cruzamento provê informações diferentes sobre os genótipos dos indivíduos envolvidos. Por exemplo, Mendel poderia pegar qualquer planta com qualquer fenótipo e fazer um cruzamento teste dela com uma planta recessiva de linhagem pura para descobrir quais alelos a planta de genótipo desconhecido carregava. Aqui está como um cruzamento teste funciona: uma planta com fenótipo dominante, flores violetas, seria cruzada com uma planta de flores brancas e de linhagem pura (ww). Se toda a prole resultante tivesse flores violetas, Mendel sabia que o genótipo desconhecido era homozigoto dominante (WW). Na Figura 3-4, você vê os resultados de outro cruzamento teste. Um cruzamento teste de um heterozigoto (Ww) produziu prole de fenótipos metade branca e metade violeta.

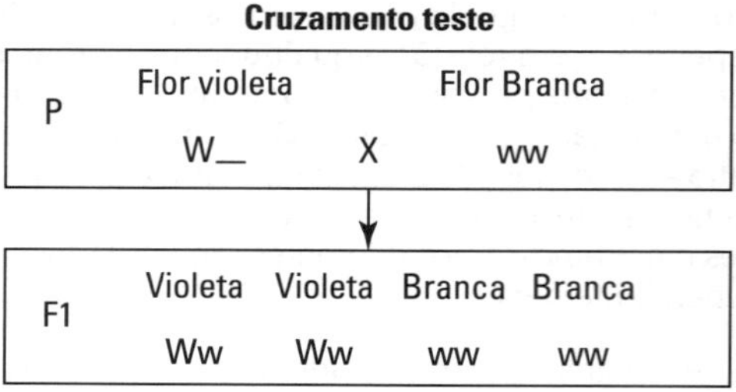

Figura 3-4: Os resultados dos cruzamentos teste revelam genótipos desconhecidos.

Aplicando Probabilidade Básica à Probabilidade da Herança

Prever os resultados dos cruzamentos é fácil porque as regras da probabilidade regem a chance de se conseguir um resultado particular. As duas regras seguintes são regras importantes da probabilidade que você deve saber:

- **Regra da multiplicação:** Usada quando as probabilidades dos eventos são independentes uns dos outros — isto é, o resultado de um evento não influencia o resultado do outro. A probabilidade combinada de ambos os eventos que estão ocorrendo é o produto dos eventos, assim você tem que multiplicar as probabilidades.

- **Regra da adição:** Usada quando você quer saber a probabilidade de um evento que está ocorrendo em contraposição a outro evento independente. Posto de outra forma, você vai usar essa regra quando quiser saber a probabilidade de um *ou* de outro evento que acontecer, mas não necessariamente dos dois.

Para mais detalhes sobre as leis da probabilidade, dê uma conferida no box "Vencendo as probabilidades com a genética."

Aqui está como você vai aplicar as regras da adição e da multiplicação para cruzamentos monoíbridos (cruzamentos de organismos parentais que diferem em apenas uma característica). Imagine que você tenha duas ervilheiras. Ambas as plantas têm flores violetas e são heterozigotas (Ww). Cada planta vai produzir dois tipos de gametas, W e w, com probabilidades iguais — isto é, metade dos gametas será W e a outra metade será w para cada planta. Para se determinar a probabilidade de um certo genótipo resultar do cruzamento dessas duas plantas, você usa a regra da multiplicação e multiplica as probabilidades. Por exemplo, qual é a probabilidade de se conseguir um heterozigoto (Ww) desse cruzamento?

Uma vez que ambas as plantas são heterozigotas (Ww), a probabilidade de se conseguir um W da primeira planta é ½ e a de se conseguir um w da segunda planta também é ½. A palavra *e* lhe diz que você precisa multiplicar as duas probabilidades para determinar a probabilidade dos dois eventos acontecerem juntos. Então. ½ x ½ = ¼ . Mas há outro jeito de se conseguir um heterozigoto desse cruzamento: a planta um poderia contribuir com w, e a planta dois poderia contribuir com W. A probabilidade dessa reviravolta é exatamente igual ao primeiro cenário: *½ x ½ = ¼*. Portanto, você tem dois jeitos igualmente prováveis de se conseguir um heterozigoto: wW ou Ww. A palavra *ou* lhe diz que você tem que adicionar as duas probabilidades para conseguir a probabilidade total de se conseguir um heterozigoto: ¼ + ¼ = ½ . Posto de outro jeito, há uma probabilidade de 50 por cento de se conseguir uma prole heterozigota quando dois heterozigotos são cruzados.

Vencendo as probabilidades com a genética

Quando você tenta prever o resultado de um certo evento, como uma jogada de uma moeda ou o sexo de uma criança que vai nascer, você está usando probabilidade. Para muitos eventos, a probabilidade é ou-ou. Por exemplo, um bebê pode ser ou menino ou menina, e uma moeda pode dar ou cara ou coroa. Ambos os resultados são considerados igualmente prováveis (contanto que a moeda não tenha sido manipulada de algum modo). Para muitos eventos, determinar a probabilidade de um certo resultado é mais complicado. Decidir como calcular as probabilidades depende do que você quer saber.

Tome, por exemplo, a previsão do sexo de diversas crianças para um dado casal. A probabilidade de qualquer bebê ser um menino é ½, ou 50 por cento. Se o primeiro bebê for um menino, a probabilidade da segunda criança ser um menino ainda é 50 por cento, porque os eventos que determinam o sexo são independentes de uma criança para a próxima (veja o Capítulo 2 para uma explicação de como a meiose funciona para produzir gametas para células sexuais). Isso quer dizer que o sexo de uma criança não tem qualquer efeito sobre o sexo da criança seguinte. Mas se você quiser saber a probabilidade de se ter dois meninos em seguida, você multiplica a probabilidade de cada evento independente: ½ x ½ = ¼, ou 25 por cento. Se você quer saber a probabilidade de se ter dois meninos *ou* duas meninas, você adiciona as probabilidades dos eventos: ¼ (a probabilidade de se ter dois meninos) + ¼ (a probabilidade de se ter duas meninas) = ½ ou 50 por cento.

Profissionais que fazem aconselhamento genético usam probabilidade para determinar a chance de alguém ter herdado uma determinada caraterística e a probabilidade de uma pessoa vir a passar essa característica se ele ou ela o tiver. Por exemplo, um homem e uma mulher são, cada um, portadores de um alelo para uma anomalia recessiva, como a fibrose cística. O profissional pode predizer a probabilidade de o casal vir a ter uma criança afetada. Assim como nas flores de Mendel, cada pai pode produzir dois tipos de gametas, afetados ou não-afetados. Metade dos gametas que o homem produz é afetada; e a outra metade, não-afetada, assim como na mulher. A probabilidade de que qualquer criança herde um alelo afetado da mãe *e* um alelo afetado do pai é ¼ (ou seja ½ x ½). A probabilidade de uma criança vir a ser afetada *e* menina é *1/8* (ou seja *¼ x ½).* A probabilidade de uma criança vir a ser afetada *ou* menino é ¾ (ou seja *¼ + ½).*

Capítulo 4

Aplicação da Lei: As Leis de Mendel Aplicadas a Características Complexas

Neste Capítulo

- Examinando as variações dos alelos dominantes
- Revisando como a herança simples vai se tornando mais complicada
- Olhando para algumas exceções das leis de Mendel

Embora cerca de 150 anos tenham decorrido desde que Gregor Mendel cultivou as suas ervilheiras (veja o Capítulo 3), as observações que ele fez e as conclusões às quais ele chegou ainda descrevem precisamente como os genes são passados dos pais para a sua prole. As leis básicas da herança — dominância, segregação e segregação independente — continuam a passar no teste do tempo.

Contudo, a herança não é nem de longe tão simples quanto os experimentos de Mendel sugerem. Alelos dominantes nem sempre dominam e genes nem sempre são herdados independentemente. Alguns genes mascaram as suas aparências e alguns alelos podem matar. Este capítulo explica como exatamente Mendel estava certo — e errado — sobre as leis da hereditariedade e como elas são aplicadas.

Alelos Dominantes Mandam... Às Vezes

Se Mendel tivesse escolhido para seus experimentos uma planta que não fosse a ervilheira, ele poderia ter chegado a algumas conclusões muito diferentes. As características que Mendel estudou mostram dominância simples — quando o fenótipo do alelo dominante, ou a característica física (uma semente amarela, por exemplo), mascara a presença do alelo recessivo. O fenótipo recessivo (uma semente verde, seguindo esse exemplo) é expresso apenas quando ambos os alelos são recessivos, o qual é escrito como aa (vá para o Capítulo 3 para as definições de termos genéticos comumente usados, como alelo, recessivo e homozigoto). Mas nem todos os alelos se comportam tão perfeitamente como os dominantes-recessivos. Alguns alelos mostram dominância incompleta e, portanto, parecem exibir uma mistura de fenótipos dos pais. Essa seção lhe diz como alelos dominantes mandam na parada toda — mas apenas em uma parte dos casos.

Se acovardando com a dominância incompleta

Uma visita ao mercadinho pode ser uma ótima aula de genética. Pegue a berinjela, por exemplo. A berinjela pode apresentar diversos tons de pele roxa (principalmente), que são uma cortesia de um par de alelos em um loco só, interagindo de maneiras diferentes para expressar o fenótipo — cor de fruta roxa. Cor roxo escuro e branco são ambos o resultado de alelos homozigotos. Roxo escuro é homozigoto para o alelo dominante (RR), e branco é homozigoto para o alelo recessivo (rr). Quando cruzadas, berinjelas brancas e roxo escuras produzem prole roxo clara — o fenótipo intermediário. Essa cor intermediária é o resultado do alelo para roxo ser incompleto na sua dominância sobre o alelo para branco (que é, de fato, o alelo para cor nenhuma).

Na *dominância incompleta*, os alelos são herdados exatamente do mesmo jeito que eles sempre são: um alelo vem do pai e outro da mãe. Os alelos continuam a se comportar conforme os princípios da segregação e da segregação independente, mas o jeito pelo qual eles são expressos (o fenótipo) é diferente (você pode se informar sobre as exceções das regras da segregação independente na seção "Genes ligados", mais adiante neste capítulo).

Eis aqui como o cruzamento da berinjela funciona: as plantas parentais são RR (para roxo escuro) e rr (para branco). A geração F1 é toda heterozigota (Rr), assim como seria de se esperar dos experimentos de Mendel (veja o Capítulo 3). Se esse fosse um caso de dominância simples, toda a geração F1 Rr seria roxo escura. Mas nesse caso de dominância incompleta, a geração F1 sai roxo clara (algumas vezes chamado também de violeta). (Os heterozigotos produzem um pigmento menos roxo, tornando a prole mais clara em cor do que as plantas roxas homozigotas.)

Em F2 (o resultado do cruzamento Rr com Rr), metade da prole tem frutos violeta (correspondendo ao genótipo Rr). Um quarto da prole é roxo escuro (RR) e um quarto é branca (rr) — esses são a prole homozigota. Ao invés da proporção fenotípica 3:1 (três berinjelas roxo escuras e uma berinjela branca), que você esperaria ver com a dominância simples, com a dominância incompleta, você vê a proporção 1:2:1 (uma berinjela roxo escura, duas berinjelas roxo clara e uma berinjela branca) — a proporção exata do genótipo subjacente (RR, Rr, Rr, rr).

Sendo justo com a codominância

LEMBRE-SE

Quando os alelos expressam igualmente os seus fenótipos, o padrão de herança é considerado *codominante*. Ambos os alelos são totalmente expressos como fenótipos ao invés de apresentarem alguma expressão intermediária (como a que é observada na dominância incompleta).

Você pode ver um bom exemplo de codominância em tipos sanguíneos humanos. Se você já tiver doado sangue (ou recebido uma transfusão), você sabe que o seu tipo sanguíneo é extremamente importante. Caso receba o tipo sanguíneo errado durante uma transfusão, você pode ter uma reação alérgica fatal. Os tipos sanguíneos são o resultado de proteínas, chamadas *antígenos*, que o seu corpo produz na superfície das células sanguíneas vermelhas. Os antígenos protegem você de doenças ao reconhecer células invasoras (como bactérias) como estranhas e, então, se ligando às células e as destruindo.

Os seus antígenos determinam o seu tipo sanguíneo. Diversos alelos codificam os antígenos do sangue. Alelos dominantes codificam dois tipos sanguíneos familiares, A e B. Quando uma pessoa tem tanto alelos A como B, o sangue da pessoa produz ambos os antígenos simultaneamente e em quantidades iguais. Portanto, uma pessoa que tem um genótipo AB também tem fenótipo AB.

A situação com tipos sanguíneos ABO fica mais complicada com a presença de um terceiro alelo para o tipo O em algumas pessoas. O alelo O é recessivo, logo o tipo sanguíneo ABO mostra dois tipos de herança:

- Codominância (para A e B).
- Dominante-recessiva (A ou B combinados com o alelo O).

O tipo O só é expresso no estado homozigótico. Para mais informações sobre alelos múltiplos, confira a seção "Mais do que dois alelos" mais adiante neste capítulo.

Sendo preguiçoso com a penetrância incompleta

LEMBRE-SE

Alguns alelos dominantes não expressam a sua influência consistentemente. Quando alelos dominantes estão presentes, mas falham em tornar seus efeitos visíveis como fenótipo, a condição é chamada de *incompletamente penetrante. Penetrância* é a probabilidade de um indivíduo que tenha um alelo dominante manifestar o fenótipo associado. *Penetrância completa* significa que todas as pessoas que têm determinado alelo manifestam o fenótipo. A maioria dos alelos dominantes tem 100 por cento de penetrância — ou seja, o fenótipo é expresso em todos os indivíduos que possuem o alelo. Contudo, outros alelos podem apresentar penetrância reduzida ou incompleta, o que significa que indivíduos carregando o alelo têm uma probabilidade reduzida de ter a característica.

A penetrância de alelos causadores de doenças, como aqueles responsáveis por certos cânceres ou outras anomalias hereditárias, complicam as análises de testes genéticos (veja o Capítulo 12 para descobrir mais sobre testes genéticos para doenças). Por exemplo, um dos genes associados com o câncer de mama *(BRCA1)* apresenta penetrância incompleta. Estudos estimam que aproximadamente 70 por cento das mulheres que carregam o alelo vão ser afetadas por câncer de mama até os 70 anos de idade. Portanto, os testes genéticos que indicam que alguém carrega o alelo apenas apontam para um risco elevado, não para uma certeza de se desenvolver a doença, indicando uma necessidade de mulheres afetadas serem avaliadas regularmente para sinais precoces da doença, quando o tratamento pode ser mais eficaz.

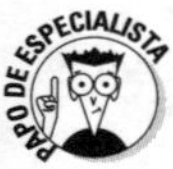

Os geneticistas geralmente falam sobre penetrância em termos de porcentagem. Nesse exemplo, o gene do câncer de mama é 70 por cento penetrante.

Independentemente da penetrância, o grau pelo qual um alelo expressa o fenótipo pode diferir de indivíduo para indivíduo: essa força variável de uma característica é chamada *expressividade*. Um traço com expressividade variável que é visível em humanos é a *polidactilia*, a condição de se ter mais do que dez dedos nas mãos ou nos pés. Em pessoas com polidactilia, a expressividade da característica é medida pela integridade dos dedos extras — algumas pessoas têm pontas minúsculas de pele e outras têm dedos extras nas mãos e nos pés totalmente funcionais.

Alelos Causando Complicações

A variedade de formas que os genes (enquanto alelos) assumem dá conta da enorme diversidade de características físicas que você vê no mundo ao seu redor. Por exemplo, existem muitos alelos para cor dos olhos e do cabelo. Além disso, diversos locos contribuem para a maioria dos fenótipos. Lidar com os múltiplos locos e com os muitos alelos do mesmo loco complica os padrões de herança e os torna difíceis de se compreender. Para muitas anomalias, os cientistas não entendem por completo a forma de herança porque a expressividade variável e a penetrância incompleta mascaram os padrões. Adicionalmente, múltiplos alelos podem interagir como incompletamente dominantes, codominantes ou dominantes-recessivos (veja "Os Alelos Dominantes Mandam... Às Vezes" anteriormente neste capítulo para a história inteira). Essa seção explica como os diversos alelos de um único gene podem complicar os padrões de herança.

Mais do que dois alelos

Quando o assunto era a pesquisa com as ervilheiras, Mendel escolheu deliberadamente estudar características que apareciam em apenas duas formas. Por exemplo, as flores de suas ervilheiras tinham apenas duas possibilidades de cor: branco e roxo. O alelo para roxo na ervilheira comum é totalmente dominante, logo, ela exibe o mesmo tom de roxo em ambas as plantas heterozigotas e homozigotas. Além de ser totalmente dominante, roxo é completamente penetrante, então cada uma das plantas que herda o gene para flor roxa tem flores roxas.

Se Mendel tivesse sido criador de coelhos ao invés de jardineiro, a sua história, provavelmente, teria sido diferente. Ele talvez não tivesse recebido o título de “Pai da Genética” porque o amplo espectro das cores do pelo do coelho faria qualquer um entrar em pânico.

Para simplificar as coisas, considere o gene para a cor do pelo nos coelhinhos. O gene C tem quatro alelos que controlam a quantidade de pigmento produzido pelo folículo. Esses quatro alelos fornecem quatro padrões de cor de coelho. Os diversos alelos de cor de coelho são designados pela letra c com sobrescritos:

- **Marrom (c+):** Coelhos marrons são considerados *selvagens*, o que geralmente é considerado o fenótipo “normal”. Coelhos marrons são inteiramente marrons.
- **Albino (c):** Coelhos homozigotos para esse alelo de cor não produzem nenhum tipo de pigmento. Portanto, esses coelhos brancos são considerados *albinos*. Eles têm pelos completamente brancos, olhos rosas e pele rosa.
- **Chinchila (c^{ch}):** Chinchilas são cinza sólido (especificamente, eles têm pelos brancos com pontas pretas).
- **Himalaio (c^{h}):** Coelhos himalaios são brancos, mas têm pelos escuros nas suas patas, orelhas e narizes.

Selvagem é um termo um tanto quanto problemático em genética. Geralmente, selvagem é considerado o fenótipo “normal”, e todo o resto é “mutante”. *Mutante* é simplesmente diferente, uma forma alternativa que não necessariamente é nociva. Selvagem tende a ser o fenótipo mais comum e geralmente é dominante sobre todos os alelos. Você provavelmente verá "selvagem" sendo usado em livros de genética para descrever fenótipos como a cor dos olhos em moscas-da-fruta. Embora rara, a cor mutante ocorre em populações naturais de animais. No caso de coelhos selvagens, outras formas de cor que não sejam o marrom são o produto de programas de procriação voltados especificamente para se obter certas cores de pelo.

LEMBRE-SE

Embora certas características possam ser determinadas por um número de alelos diferentes (como nas quatro possibilidades de alelos para a cor do pelo do coelho), qualquer animal carrega apenas dois alelos para um dado loco por vez.

O gene C nos coelhos exibe uma hierarquia de dominância comum entre os genes com múltiplos alelos. Selvagem é completamente dominante sobre os outros três alelos, logo, qualquer coelho tendo o alelo c+ vai ser marrom. Chinchila é incompletamente dominante sobre himalaio e albino. Isso quer dizer que coelhos heterozigotos chinchila/himalaios são cinzas com orelhas, narizes e caudas escuras. Chinchilas/albinos heterozigotos são mais claros que chinchilas homozigotas. Albino é expresso apenas em animais que são homozigotos (cc).

Os alelos da cor em cruzamentos monoíbridos para cor de coelho seguem as mesmas regras da segregação e da segregação independente que se aplicam às ervilheiras que Mendel estudou (veja o Capítulo 3). Os fenótipos para cor de coelho são apenas mais complexos. Por exemplo, se você fosse cruzar um coelho albino (cc) com uma chinchila homozigota ($c^{ch,}c^{ch}$), na geração F2 (cc^{ch} acasalado com cc^{ch}), você obteria a proporção fenotípica esperada 1:2:1 (1 cc para 2 cc^{ch} para 1 $c^{ch}c^{ch}$): os fenótipos iriam mostrar uma proporção 1:2:1 (um albino, duas chinchilas claras e uma chinchila completa).

PAPO DE ESPECIALISTA

Na verdade, um total de cinco genes controlam a cor do pelo nos coelhos. A seção "Genes escondidos", mais adiante nesse capítulo, analisa como múltiplos genes interagem para criar cor de pelo.

Alelos letais

LEMBRE-SE

Muitos alelos expressam características (fenótipos) indesejadas que indiretamente causam sofrimento e morte (tal como a produção excessiva de muco nos pulmões dos pacientes com fibrose cística). Raramente, alelos expressam imediatamente o *fenótipo letal* — ou seja, morte — e, então, nunca serão expressos além do zigoto. Esses alelos produzem uma proporção fenotípica 1:2 porque apenas os heterozigotos e os homozigotos não letais sobrevivem para ser contados.

O primeiro alelo letal que os cientistas descobriram era associado com a cor de pelo amarela em ratos. Ratos amarelos *sempre* eram heterozigotos. Quando ratos amarelos se reproduzem com outros ratos amarelos, eles produzem prole amarela e não amarela na proporção 2:1 porque todos os ratos homozigotos morrem ainda embriões. Amarelo homozigoto não tem um fenótipo real (além de morto) porque esses animais nunca sobrevivem.

Alelos letais são quase sempre recessivos, e, por isso, são expressos apenas em homozigotos. Uma exceção notável é a do gene que causa o mal de Huntington. O mal de Huntington (também conhecido como coreia de Huntington) é herdado como uma anomalia autossômica dominante letal, o que quer dizer que as pessoas com o mal de Huntington desenvolvem uma anomalia progressiva do sistema nervoso que causa movimento involuntário dos músculos e a perda da função mental. O mal de Huntington é expresso na idade adulta e sempre é fatal. Ele não tem cura: o tratamento tem por objetivo aliviar os sintomas da doença.

Tornando a Vida Mais Complicada

Muitos fenótipos são determinados pela ação de mais de um gene por vez. Os genes podem esconder os efeitos uns dos outros, e, às vezes, um gene pode controlar diversos fenótipos de uma só vez. Essa seção do livro se dedica a mostrar como os genes tornam a vida mais complicada (e mais interessante).

Quando os genes interagem

Se você não se incomodar em voltar à seção de hortifruti do seu mercadinho local (chega de berinjelas, eu prometo), você pode observar a interação de múltiplos genes que produzem diversas cores para pimentões. Dois genes (V e C) interagem para fazer com que esses pimentões macios e doces apareçam em vermelho, marrom, amarelo ou verde. Você vê quatro fenótipos como o resultado dos dois alelos em cada loco.

A Figura 4-1 mostra a análise genética dos pimentões. Na geração parental (P), você começa com um pimentão homozigoto dominante (VVCC), que é vermelho, cruzado com um pimentão verde homozigoto recessivo (vvcc). Você pode determinar facilmente as proporções genotípicas esperadas ao se considerar cada loco separadamente. Para a geração F1, isso é realmente fácil de se fazer porque ambos os locos são heterozigotos (VvCc). Assim como os pimentões homozigotos dominantes, pimentões completamente heterozigotos são vermelhos. Quando os pimentões de F1 se autofertilizam, aparecem os fenótipos marrom e amarelo.

Pimentão marrom é produzido pelo genótipo V_cc. Essa lacuna significa que o loco V precisa ter pelo menos um alelo dominante presente para produzir cor, mas o outro alelo pode ser tanto dominante como recessivo. Amarelo é produzido pela combinação vvC_. Para fazer o pigmento amarelo, o alelo C tem que estar em heterozigose ou homozigose dominante com um alelo V em homozigose recessiva. A geração F2 mostra a proporção fenotípica diíbrida familiar 9:3:3:1. Os locos se segregam independentemente, assim como seria de se esperar deles.

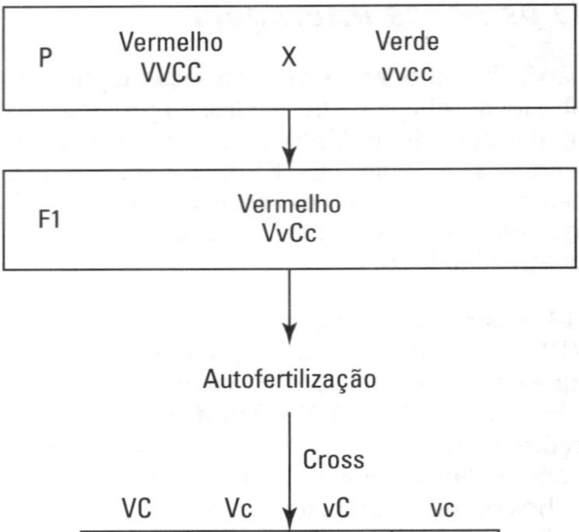

	VC	Vc	vC	vc
VC	VVCC Vermelho	VVCc Vermelho	VvCC Vermelho	VvCc Vermelho
Vc	VVCc Vermelho	VVcc Marrom	VvCc Vermelho	Vvcc Marrom
vC	VvCC Vermelho	VvCc Vermelho	vvCC Amarelo	vvCc Amarelo
vc	VvCc Vermelho	Vvcc Marrom	vvCc Amarelo	vvcc Verde

Conclusão: $\frac{9}{16}$ Vermelho $\frac{3}{16}$ Marrom $\frac{3}{16}$ Amarelo $\frac{1}{16}$ Verde

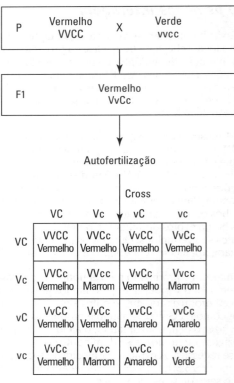

Figura 4-1: Os genes interagem para produzir pigmento nesse cruzamento diíbrido para a cor do pimentão.

Genes escondidos

Conforme a seção precedente explica, na cor do pimentão, os alelos de dois genes interagem para produzir cor. Mas, às vezes, os genes escondem ou mascaram a ação de um outro gene por inteiro. Essa ocorrência é chamada de *epistasia.*

Um bom exemplo de epistasia é o jeito pelo qual a cor é determinada nos cavalos. Assim como a dos cachorros, gatos, coelhos e humanos, a cor do pelo nos cavalos é determinada por numerosos genes. Pelo menos sete locos a determinam. Para simplificar o entendimento da epistasia, imagine as ações de apenas três genes: W, E e A (veja a Tabela 4-1 para um resumo dos genes e seus efeitos). Um loco (W) determina a presença ou ausência de cor. Dois locos (E e A) interagem para determinar a distribuição do pelo vermelho e preto — as cores de pelo mais comuns em cavalos.

Um cavalo que carrega um alelo dominante para W será albino — nenhum pigmento é produzido e o animal tem pele branca, pelo branco e olhos rosa. (Homozigose dominante para o alelo branco é letal; portanto, nenhum cavalo vivo possui o genótipo WW.) Todos os cavalos que são de alguma outra cor que não branco são homozigotos recessivos (ww). (Se você é um criador de cavalos, você sabe que eu estou supersimplificando aqui. Por favor me perdoe.) Portanto, o alelo dominante W mostra *epistasia dominante* porque ele mascara a presença de outros alelos que determinam a cor.

Se um cavalo não é branco (ou seja, não é albino), então dois genes principais provavelmente estão determinando a cor do pelo: E e A. Quando um alelo dominante E está presente, o cavalo tem pelo preto (ele pode não ser todo preto, mas é preto em algum lugar). Pelo preto é expresso porque o loco E controla a produção de dois pigmentos, vermelho e preto. Cavalos EE e Ee produzem tanto pigmentos pretos como vermelhos. Cavalos homozigotos recessivos (ee) são vermelhos: de fato, eles sempre são vermelhos, independente do que esteja acontece no loco A. Eis que ee é *epistático recessivo*, o que significa que no indivíduo homozigoto recessivo, o loco mascara a ação dos outros locos. Neste caso, a produção de pigmentos pretos é bloqueada completamente.

Quando um cavalo tem pelo menos um alelo dominante no loco E, o loco A controla a quantidade de preto produzida. O loco A (também chamado de *aguti*, que é uma cor marrom-escuro) controla a produção de pigmentos pretos. Um cavalo com o alelo dominante A produz apenas preto em certas partes do seu corpo (frequentemente na sua crina, cauda e pernas — um padrão a que se refere como baio). Cavalos que são aa são simplesmente pretos. Contudo, a homozigose recessiva do loco E *(ee)* mascara o loco A inteiramente (independente do genótipo), bloqueando a cor preta completamente.

Tabela 4-1 Genética da Cor do Pelo em Cavalos

Genótipo	*Fenótipo*	*Tipo de Epistasia*	*Efeito*
WW__	Letal	Sem epistasia	Morte
Ww__	Albino	Dominante	Bloqueia todos os pigmentos
wwE_aa	Preto	Recessivo	Bloqueia vermelho
wwE_A_	Baio/ Marrom	Sem epistasia	Tanto vermelho e preto são expressos
wwee__	Vermelho	Recessivo	Bloqueia preto

Esse exemplo da genética na cor do pelo dos cavalos prova que as ações dos genes podem ser complexas. Nesse mesmo exemplo, você vê um alelo letal (W) junto de dois outros locos que podem, cada um, mascarar o outro sob uma combinação certa de alelos. Esse potencial explica por que pode ser tão difícil determinar como certas doenças são herdadas. A epistasia pode agir junto com penetrância incompleta para criar padrões de herança extremamente complexos — padrões que frequentemente podem ser resolvidos ao se examinar o DNA em si (eu cubro os testes genéticos no Capítulo 12).

Genes ligados

Aproximadamente 30 anos depois do trabalho de Mendel ser redescoberto, em 1900, e verificado pela comunidade científica, o geneticista britânico Ronald A. Fisher percebeu que Mendel tinha sido excepcionalmente sortudo — ou isso ou ele tinha trapaceado. Das muitas, muitas características que Mendel poderia ter estudado, ele publicou os seus resultados sobre sete características que davam forma às leis da segregação e da segregação independente, têm dois alelos e mostram padrão de herança dominante-recessiva. Fisher declarou que Mendel deve ter publicado a parte dos seus dados que havia compreendido, tendo deixado o resto de fora. (Depois que Mendel morreu, todas as suas anotações foram queimadas, logo, nunca vamos saber a verdade.) O resto incluiria todas as partes que tornam a herança confusa, como a epistasia e a *ligação*.

LEMBRE-SE

Por causa do jeito que os genes estão situados ao longo dos cromossomos, os genes que estão muito próximos espacialmente (ou seja, menos de 50 milhões de pares de bases aparte; veja o Capítulo 6 para como o DNA é medido em pares de bases) são herdados juntos. Quando os genes estão tão próximos que eles são herdados juntos (sempre ou às vezes), diz-se que os genes estão *ligados* (veja a Figura 4-2). A ocorrência de genes ligados significa que nem todos os genes estão sujeitos à segregação independente. Para se determinar se os genes estão ligados, os geneticistas conduzem um processo chamado *análise de ligação*.

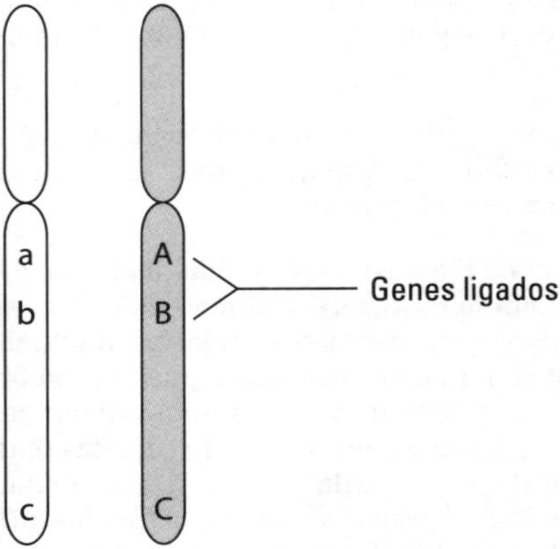

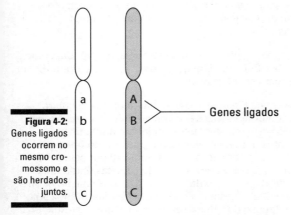

Figura 4-2: Genes ligados ocorrem no mesmo cromossomo e são herdados juntos.

O processo de análise de ligação é, na realidade, a determinação de o quão frequente a *recombinação* (também chamada de *crossing-over*, a mistura de informação contida nos dois cromossomos homólogos; veja o Capítulo 2) ocorre entre dois ou mais genes. Se os genes estão perto o suficiente no mesmo cromossomo, eles acabam estando ligados em mais de 50 por cento das vezes. Contudo, genes no mesmo cromossomo podem se comportar como se eles estivessem em cromossomos diferentes, porque, durante o primeiro estágio da meiose (veja o Capítulo 2), a recombinação ocorre em muitos pontos ao longo dos dois cromossomos homólogos. Se a recombinação separar dois locos mais do que 50 por cento das vezes, os genes no mesmo cromossomo parecem segregar-se independentemente, como se tivessem estado em cromossomos diferentes o tempo todo.

Geralmente, os geneticistas realizam a análise de ligação ao examinar cruzamentos diíbridos (diíbrido significa dois locos) entre um heterozigoto e um homozigoto. Se você quiser determinar a ligação entre duas características em moscas-da-fruta, por exemplo, você vai escolher um indivíduo que seja AaBb e cruzá-lo com um que seja aabb. Se os dois locos, A e B, estão segregando-se independentemente, você pode esperar ver o resultado mostrado na Figura 4-3. O genitor heterozigoto produz quatro tipos de gametas — AB, aB, Ab e ab — com igual frequência. O genitor homozigoto só pode produzir um tipo de gameta — ab. Por isso que, na prole F1, você vê a proporção 1:1:1:1.

Mas e se você vir uma proporção completamente inesperada, como a mostrada na Tabela 4-2? O que isso quer dizer? Os resultados indicam que as características estão ligadas.

Como você pode ver na Figura 4-4, o parental diíbrido faz quatro tipos de gametas. Embora os locos estejam no mesmo cromossomo, os gametas não ocorrem em igual frequência. A maioria dos gametas exatamente como no cromossomo, mas a recombinação ocorre entre os dois locos em aproximadamente 20 por cento das vezes, produzindo os dois tipos mais raros de gametas (cada um é produzido cerca de 10 por cento das vezes). A recombinação ocorre com aproximadamente a mesma frequência no genitor homozigoto também, mas, em função dos alelos serem os mesmos, os resultados daquelas recombinações são invisíveis. Portanto, você pode ignorar aquela parte do problema com segurança.

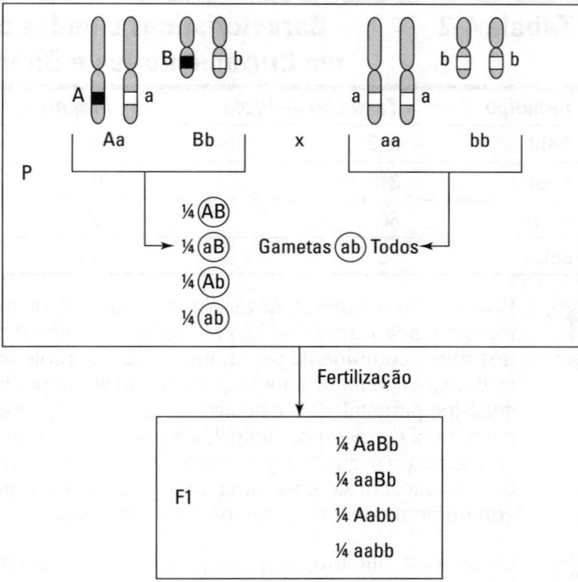

Figura 4-3: Resultados típicos de um cruzamento-teste diíbrido quando as características se segregam independentemente.

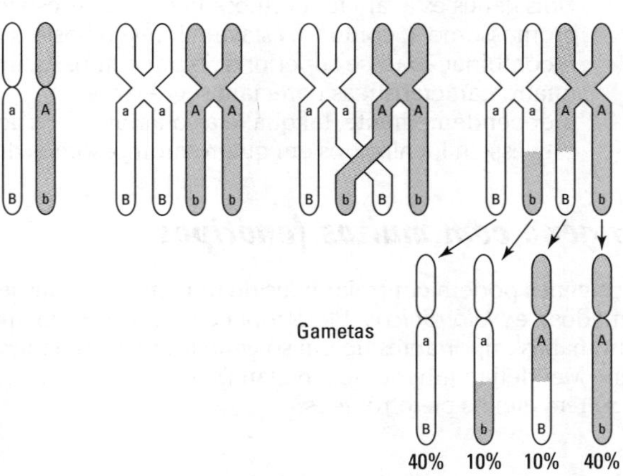

Figura 4-4: Um cruzamento diíbrido com genes ligados.

Tabela 4-2 Características Ligadas em um Cruzamento-teste Diíbrido

Genótipo	*Tamanho da Prole*	*Proporção*
Aabb	320	40%
aaBb	318	40%
AaBb	80	10%
aabb	76	10%

Para montar o *mapa de distância*, ou a quantidade de recombinação entre dois locos, você deve dividir o número total de prole recombinante pelo número total de prole observado. A *prole recombinante* é aquela que tem um genótipo diferente do genótipo parental. Esse cálculo lhe dá uma proporção: o percentual de recombinação. Uma unidade de mapa em um cromossomo é igual a 1 por cento de recombinação. Geralmente, considera-se uma unidade de mapa como tendo o comprimento de um milhão de pares de bases.

Como foi verificado, os genes para quatro características que Mendel estudou estavam situados juntos nos cromossomos. Dois genes estavam no cromossomo 1 e dois estavam no cromossomo 4; contudo, estavam longe o bastante para que a recombinação fosse superior a 50 por cento. Assim, todas as quatro características pareciam segregar-se independentemente, tal qual elas o fariam se os genes estivessem localizados em quatro cromossomos diferentes.

Um gene com muitos fenótipos

Certos genes podem controlar mais de um fenótipo. Tais genes são chamados de *pleiotrópicos*. Pleiotropia é muito comum: quase todas as anomalias importantes de um só gene listadas no banco de dados Online Mendelian Inheritance in Man (`www.ncbi.nlm.nih.gov/omim`) têm efeitos pleiotrópicos.

Tome, por exemplo, a fenilcetonúria (PKU). Essa doença é herdada como um defeito em apenas um gene e é autossômica recessiva. Quando pessoas com o fenótipo homozigoto recessivo consomem substâncias contendo fenilalanina, os seus corpos carecem da via bioquímica adequada para quebrar a fenilalanina em tirosina. Como resultado, a fenilalanina se acumula no corpo, impedindo o desenvolvimento normal do cérebro. O fenótipo primário de pessoas com PKU é retardo mental, mas a via bioquímica prejudicada afeta também outros traços fenotípicos. Assim, pacientes com PKU também exibem cor de cabelo branca, padrões incomuns de andar e de sentar, problemas de pele e convulsões. Todos os traços fenotípicos associados com PKU estão associados com o mau funcionamento de um gene só ao invés de ações de mais de um gene (veja o Capítulo 12 para mais detalhes sobre PKU).

Desvendando Mais Exceções às Leis de Mendel

Conforme a herança das anomalias genéticas é melhor estudada, surgem muitas exceções às regras da herança mendeliana. Essa seção aborda quatro exceções importantes.

Epigenética

Um dos maiores desafios às leis de Mendel advém de um fenômeno chamado *epigenética.* O prefixo *epi-* significa "sobre" ou "acima". Na epigenética, os organismos com alelos idênticos (incluindo gêmeos idênticos) podem exibir fenótipos diferentes.

A diferença nos fenótipos não advém dos genes em si, mas de outro lugar na estrutura química da molécula de DNA (você pode descobrir tudo sobre a estrutura físico-química do DNA no Capítulo 6). O que acontece é que etiquetas minúsculas, chamadas *grupos metil*, estão anexadas ao DNA. Em suma, as etiquetas agem como o sistema operacional do seu computador, que diz aos programas com que frequência, onde e quando trabalhar. No caso da epigenética, as etiquetas podem ligar ou desligar os genes. E não bastasse isso, as etiquetas são também herdadas pela próxima geração.

Alguns efeitos epigenéticos são normais e úteis: eles controlam como as suas diversas células se parecem e se comportam, como as diferenças entre uma célula muscular cardíaca e uma cutânea. Contudo, outras etiquetas agem como mutações e causam doenças como câncer (descubra mais sobre o papel que o DNA desempenha no câncer no Capítulo 14). A epigenética é uma área empolgante da pesquisa genética que vai render respostas para como a informação genética no seu DNA é afetada pelo envelhecimento, pelo seu meio ambiente e muito mais.

Imprinting genômico

O imprinting genômico é um caso especial de epigenética. Quando as características são herdadas em cromossomos autossômicos, elas geralmente são expressas igualmente em machos e fêmeas. Em alguns casos, o sexo do parental que contribui com o alelo particular pode afetar como a característica é expressa: isso é chamado de *imprinting genômico.*

ESTUDO DE CASO

Criadores de ovelhas em Oklahoma descobriram um exemplo divertido de imprinting genômico. Um carneiro de nome Solid Gold (Ouro Maciço, em português) tinha ancas incomumente grandes para a sua raça. Eventualmente, Solid Gold gerou outras ovelhas, as quais também tinham... traseiros muito grandes. A raça foi chamada de Callipyge, que é a palavra grega para *belo traseiro.* Acontece que seis genes afetam o tamanho das ancas em ovelhas. Conforme os criadores acasalavam ovelhas Callipyge, rapidamente se tornou claro que as características não obedeciam às leis de Mendel. Eventualmente, os pesquisadores determinaram que o fenótipo anca grande resultava apenas quando o pai passava o traço adiante. Fêmeas Callipyge não conseguiam passar as suas ancas grandes para a prole.

As razões por trás do imprinting genômico ainda não estão claras. No caso de ovelhas Callipyge, os cientistas pensam que pode haver uma mutação no gene que regula outros genes, mas por que a expressão do gene é controlada apenas por cromossomos paternos ainda permanece um mistério. (O imprinting genômico é um grande problema na clonagem também; veja o Capítulo 20 para mais sobre o tópico.)

Antecipação

Às vezes, as características parecem se intensificar e ganhar mais expressividade de uma geração para a outra. O fortalecimento de uma característica à medida que ela é herdada é chamado de *antecipação.* A esquizofrenia é uma anomalia altamente herdável e frequentemente mostra um padrão de antecipação. Ela afeta o humor de uma pessoa e como ela vê a si mesma e o mundo. Alguns pacientes experimentam alucinações vívidas e delírios que os levam a possuir crenças fortemente arraigadas, como paranoia e megalomania. A idade em que os sintomas esquizofrênicos aparecem tende a diminuir e a força dos sintomas tende a aumentar de uma geração para a outra.

A razão por trás da antecipação em esquizofrenia e outras doenças, como o mal de Huntington, pode ser a de que durante a replicação (abordada no Capítulo 7), segmentos repetidos do DNA dentro do gene são facilmente duplicados por engano. Por isso, em gerações sucessivas, o gene de fato fica mais comprido. Conforme o gene fica mais comprido, os seus efeitos ficam mais fortes também, levando à antecipação. Em doenças que afetam o cérebro, a mutação leva a proteínas mal formadas. As proteínas mal formadas se acumulam nas células cerebrais, fazendo com que as células eventualmente morram. Uma vez que as proteínas mal formadas podem ficar maiores em gerações sucessivas, os efeitos aparecem quando a pessoa é jovem ou se manifestam como uma forma mais severa da doença.

Efeitos ambientais

A maioria das características apresenta pouca evidência de efeito ambiental. Contudo, o ambiente no qual alguns organismos vivem controla o fenótipo que alguns dos seus genes produzem. Por exemplo, o gene que dá ao coelho himalaio o seu fenótipo característico de pés, orelhas, nariz e cauda escuros é um bom exemplo de uma característica que varia na sua expressão baseada no ambiente do animal. O pigmento que produz pelo escuro em qualquer animal resulta da presença de uma enzima que o corpo do animal produz. Mas nesse caso, o efeito da enzima é desativado em temperatura corporal normal. Por isso, o alelo que produz pigmento no pelo do coelho é expresso apenas em partes mais frias do corpo. É por isso que coelhos himalaios são inteiramente brancos quando nascem (eles são mantidos quentes dentro dos corpos de suas mães), mas ganham pés, orelhas, nariz e cauda escuros mais adiante em suas vidas. (Himalaios também mudam de cor sazonalmente e ficam mais claros durante os meses mais quentes).

Fenilcetonúria (veja "Um gene com muitos fenótipos" anteriormente nesse capítulo) e outras anomalias do metabolismo também dependem de fatores ambientais — com a dieta — para a expressão da característica.

Capítulo 5

As Diferenças Importam: A Genética do Sexo

Neste Capítulo

- Como o sexo é determinado em humanos
- Quais tipos de anomalias estão associadas aos cromossomos sexuais
- Como o sexo afeta outras características

Sexo é um termo com muitos significados. Para os geneticistas, sexo geralmente se refere a dois conceitos relacionados: o fenótipo do sexo (seja macho ou fêmea) e reprodução. É difícil de se menosprezar sua importância quando o assunto é genética. O sexo influencia a herança de características de uma geração para a outra e como elas são expressas. A reprodução sexuada permite aos organismos criarem uma quantidade surpreendente de diversidade genética por meio da sua prole, o que é útil, porque populações geneticamente diversas são mais resistentes no caso de doenças e desastres. Ter muitos indivíduos diferentes carregando muitos alelos diferentes dos mesmos genes aumenta a probabilidade de alguns indivíduos serem resistentes às doenças e aos efeitos dos desastres e passarem essa resistência à sua prole (para mais sobre a importância da diversidade genética, vá para o Capítulo 17).

Neste capítulo, você vai descobrir como os cromossomos agem para determinar o sexo em humanos, como o sexo influencia a expressão de diversas características não sexuais (autossômicas) e o que acontece quando estão presentes cromossomos sexuais demais ou de menos.

Não Aconselhável para Menores: Como Você Ficou Tão Sexy

Partindo de um ponto de vista genético, os fenótipos do sexo — macho e fêmea — dependem de qual tipo de gameta um indivíduo produz. Se um indivíduo produz espermatozoide (ou tem o potencial para fazê-lo quando atingir a maturidade), ele é considerado macho. Se um indivíduo pode produzir óvulos, ele é considerado fêmea. Alguns organismos são tanto machos como fêmeas (ou seja, eles são capazes de produzir óvulos e espermatozoides viáveis); a essa situação refere-se como *monoicia*, que significa "uma casa". Muitas plantas, peixes e invertebrados (organismos que carecem de uma coluna vertebral como a sua) são *monoicos*.

Humanos são *dioicos* (literalmente, "duas casas"), o que quer dizer que os indivíduos têm estruturas reprodutivas funcionais de macho ou de fêmea, mas não ambas. A maioria das espécies que você conhece é dioica: mamíferos, insetos, aves, répteis e muitas plantas, todas têm sexos separados.

Organismos com sexos separados obtêm os seus fenótipos sexuais de diversas maneiras.

- A determinação cromossômica do sexo ocorre quando a presença ou ausência de certos cromossomos controlam o fenótipo para sexo.
- A determinação genética do sexo ocorre quando genes particulares controlam o fenótipo para sexo.
- O ambiente em que um organismo se desenvolve pode determinar o seu sexo.

Essa seção examina como os cromossomos, a genética e o ambiente determinam se um organismo é macho ou fêmea.

Determinação do sexo em humanos

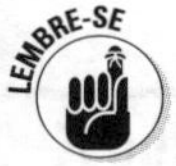

Em humanos e na maioria dos outros mamíferos, machos e fêmeas têm o mesmo número de cromossomos (os humanos tem 46) em pares (o que torna os humanos *diploides*). O fenótipo para sexo é determinado por dois cromossomos: X e Y. (A Figura 5-1 mostra o tamanho básico e a forma desses cromossomos.) Fêmeas humanas têm dois cromossomos X, e machos humanos têm um X e um Y.

O Super Importante X

Durante a metáfase, o cromossomo X tem verdadeiramente a forma de x com o centrômero localizado aproximadamente no meio (veja o Capítulo 2 para mais sobre os cromossomos e suas formas). Geneticamente falando, diferentemente do cromossomo Y, relativamente insignificante, X é bem grande. Dos 23 pares de cromossomos ordenados por tamanho, X ocupa o oitavo lugar, com um pouco acima de 150 milhões de pares de bases. (Veja o Capítulo 6 para mais sobre como o DNA é medido.)

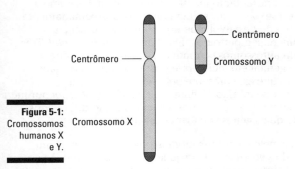

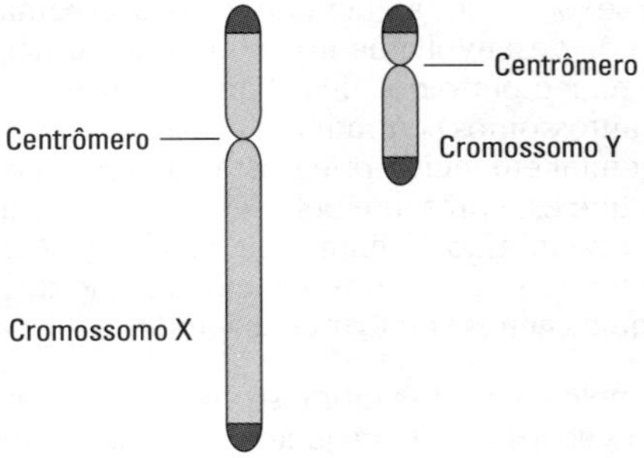

Figura 5-1: Cromossomos humanos X e Y.

O cromossomo X é o lar de 900 a 1.200 genes e é incrivelmente importante para o desenvolvimento humano normal. Quando não há um X presente, o zigoto não consegue começar o desenvolvimento. A Tabela 5-1 lista alguns poucos genes de X que são necessários para o desenvolvimento. Surpreendentemente, apenas um gene em X desempenha um papel na determinação do fenótipo para fêmea: todos os outros genes que agem para fazer fêmeas estão nos cromossomos autossômicos (não sexuais).

Tabela 5-1 Genes Importantes no Cromossomo X

Gene	***Funções***
ALAS2	Rege a formação das células sanguíneas vermelhas
ATP7A	Regula os níveis de cobre no corpo
COL4A5	Necessário para o funcionamento normal dos rins
DMD	Controla as funções musculares e os caminhos entre as células nervosas
F8	Responsável pela coagulação normal do sangue

Em todos os mamíferos (incluindo os humanos), o embrião em desenvolvimento começa no que os biólogos do desenvolvimento chamam de um *estágio indiferenciado*, que quer dizer que o embrião tem o potencial para ser tanto macho quanto fêmea. Eis como a determinação do sexo funciona em mamíferos: aproximadamente na quarta semana de desenvolvimento, o embrião começa a desenvolver uma região perto dos rins chamada *crista genital.* Três genes (todos em autossomos) entram em ação para converter o tecido da crista genital em tecido que possa se tornar os órgãos sexuais. O tecido que está presente pela sétima semana no desenvolvimento do embrião é chamado *gônada bipotencial* porque ele tanto pode se tornar o tecido dos testículos como dos ovários, dependendo de quais genes vão agir em seguida.

Se o embrião tiver pelo menos um cromossomo X e carecer de um cromossomo Y, dois genes trabalham juntos para dar ao embrião o fenótipo fêmea. O primeiro gene, chamado *DAX1*, está no cromossomo X. O segundo gene, *WNT4*, está no cromossomo 1. Juntos, esses genes estimulam o desenvolvimento do tecido do ovário, que excreta o hormônio estrogênio, o qual ativa outros genes que controlam o desenvolvimento das estruturas reprodutivas femininas restantes.

O não muito significante Y

Em comparação ao X, o cromossomo Y é mirrado, antissocial e surpreendentemente descartável. Y contém entre 70 e 300 genes ao longo dos seus 50 milhões de pares de bases de comprimento e geralmente é considerado o menor e o menos rico em genes dos cromossomos humanos. A maior parte de Y parece não codificar gene algum: pouco mais da metade do cromossomo Y é DNA lixo. Indivíduos com apenas um X e nenhum Y podem sobreviver à condição conhecida como Síndrome de Turner (veja a seção "Anomalias de Determinação do Sexo em Humanos" mais adiante neste capítulo), demonstrando que Y não contém nenhum gene necessário para a sobrevivência. Quase todos os genes que Y tem estão envolvidos na determinação do sexo masculino e na função sexual.

Diferentemente de outros cromossomos, a maior parte de Y não se recombina durante a meiose porque Y é muito diferente de X — ele tem apenas pequenas regiões próximas aos *telômeros* (as pontas dos cromossomos) que permitem a X e Y parearem-se durante a meiose. Pares de cromossomos humanos são chamados *homólogos*, que quer dizer que os membros de cada par são idênticos em estrutura e forma e vão conter informação genética similar (embora não idêntica).

X e Y não são homólogos — eles são diferentes em tamanho e forma e carregam conjuntos de genes completamente diferentes. Autossomos homólogos podem trocar informação livremente durante a meiose (um processo a que se dá o nome de *recombinação*), mas X e Y não trocam informação o bastante para permitir que a recombinação ocorra. X e Y na realidade se emparelham como se fossem homólogos para que o número correto de cromossomos seja dividido durante a meiose.

Uma vez que Y não se recombina com outros cromossomos, ele é incomumente bom para se traçar como os homens tem viajado e se estabelecido ao redor do mundo. O cromossomo Y está até ajudando a elucidar a história britânica. Por séculos, as pessoas acreditaram que os anglo-saxões conquistaram a Grã-Bretanha e, de certa forma, puseram todos os outros para correr. Em uma pesquisa feita em 2003 com cerca de 1700 homens britânicos, contudo, os geneticistas encontraram evidências de que partes diferentes das Ilhas Britânicas têm histórias paternas diferentes, refletindo uma história complexa e rica de invasões, imigração e miscigenação.

O mais importante dos genes de Y é o gene *SRY* (Sex-determining Region Y, ou, em uma tradução livre, Região de Determinação do Sexo de Y), que foi descoberto em 1990. O gene *SRY* é o que faz homens. *SRY* codifica uns meros 204 aminoácidos (vá para o Capítulo 10 para ver como o código genético funciona para fazer proteínas a partir de aminoácidos). Diferentemente da maioria dos genes (e da maior parte de Y, nesse sentido), *SRY* é livre de lixo — ele não contém *íntrons* (sequências que interrompem a parte expressa dos genes.

A função mais importante de *SRY* é a de começar o desenvolvimento dos testículos. Embriões que têm pelo menos um cromossomo Y se diferenciam em machos quando o gene *SRY* é ativado durante a sétima semana de desenvolvimento. *SRY* age com pelo menos um outro gene (no cromossomo 17) para estimular a expressão do fenótipo masculino na forma de testículos. Os testículos em si secretam testosterona, um hormônio responsável pela expressão da maioria das características pertencentes aos machos. (Para descobrir como a expressão gênica funciona, vá para o Capítulo 11.)

Anomalias de Determinação do Sexo em Humanos

Cromossomos homólogos se alinham e se afastam durante a primeira fase da meiose, que eu explico no Capítulo 2. A divisão dos pares de cromossomos assegura que cada gameta fique com apenas uma cópia de cada cromossomo, e, por causa disso, os zigotos (criados da fusão dos gametas; veja o Capítulo 2) têm um par de cada cromossomo sem números de cópias incomuns sendo jogadas ali dentro. Mas, às vezes, acidentes acontecem. Xs ou Ys podem ser deixados de fora ou cópias extras podem sobrar. Esses erros de entrega cromossômica são causados por *não disjunção*, que ocorre quando cromossomos falham em se segregar normalmente durante a meiose (o Capítulo 15 tem mais informações sobre não disjunção e outras anomalias dos cromossomos).

Cromossomos extras podem criar todos os tipos de problemas de desenvolvimento. Em organismos que têm determinação sexual cromossômica, como os humanos, machos normalmente têm apenas um X, dando-lhes uma cópia de cada gene em X e permitindo a alguns genes no cromossomo X agirem como genes dominantes quando, na verdade, eles são recessivos (dê uma olhada mais à frente em "Anomalias ligadas ao X" para mais). Fêmeas têm que lidar com duas cópias, ou doses, do cromossomo X e dos seus genes. Se ambas as cópias do X da fêmea estivessem ativas, ela teria o dobro de produto dos genes ligados a X se comparado a um macho (*ligado a X* significa todo e qualquer gene no cromossomo X). A proteína extra produzida pelas duas cópias do gene agindo de uma só vez descarrilha o desenvolvimento normal. A solução para esse problema é um processo chamado *compensação de dose*, quando a quantidade de produto gênico é equalizada em ambos os sexos.

Alcança-se a compensação de dose de dois jeitos:

- O organismo aumenta a expressão gênica em X para conseguir uma dose dupla para machos. É isso que acontece em moscas-da-fruta, por exemplo.
- A fêmea inativa, essencialmente, todos os genes em um X para obter uma meia dose da expressão gênica.

Ambos os métodos equalizam a quantidade de produto gênico em cada sexo. Nos humanos, a compensação de dose é alcançada pela *inativação do cromossomo X*; um cromossomo X é permanente e irreversivelmente desativado em cada célula de um corpo fêmea.

PAPO DE ESPECIALISTA

A inativação do X é controlada nos humanos por um só gene, chamado *XIST (de X Inactive-Specific Transcript*, Inativação Específica da Transcrição do X, traduzindo literalmente para o português), que reside no cromossomo X. Quando um zigoto fêmea começa a se desenvolver, ele passa por muitas rodadas de divisão celular. Quando o zigoto fica um pouquinho maior que 16 células de tamanho, a inativação do cromossomo X ocorre. O gene XIST é ligado e passa pelo processo normal de transcrição (coberto no Capítulo 9). O RNA (um primo próximo do DNA; veja o Capítulo 9 para aprender mais) produzido pela transcrição do XIST não é traduzido em proteína (veja o Capítulo 10 para como a tradução funciona e o que ela faz). Ao invés disso, a transcrição de XIST força diretamente um dos cromossomos X a inativar os seus genes.

A inativação do cromossomo X faz com que todo o cromossomo inativado mude de forma; ele se torna altamente condensado e geneticamente inerte. Cromossomos altamente condensados são fáceis de serem vistos pelos geneticistas porque eles absorvem muito corante (veja o Capítulo 15 para como os geneticistas estudam os cromossomos usando corantes). Murray Barr foi a primeira pessoa a observar os cromossomos altamente condensados e inativados em mamíferos. Portanto, esses cromossomos inativados são chamados de *corpúsculo de Barr*.

LEMBRE-SE

Você deve se lembrar de duas coisas muito importantes sobre a inativação do X:

- Nos humanos, a inativação do cromossomo X é aleatória. Apenas um X permanece ativo. Mas qual X permanecerá ativo depende completamente do acaso.
- Se mais de dois Xs estão presentes, apenas um permanecerá completamente ativo.

O resultado final da inativação do cromossomo X é que os tecidos que surgem de cada célula embrionária tem um X "diferente". Uma vez que fêmeas obtêm um X dos seus pais e outro das suas mães, os Xs delas provavelmente carregam alelos diferentes dos mesmos genes. Portanto, os tecidos delas podem expressar fenótipos diferentes dependendo de qual X (o da mãe ou o do pai) permanece ativo. Essa expressão aleatória dos cromossomos X é melhor ilustrada em gatos.

Gatos cálicos e "cascos de tartaruga" têm pelos com aspecto de uma colcha de retalhos colorida (frequentemente laranja e preto, mas outras combinações são possíveis). Os genes que controlam essas cores de pelo estão nos cromossomos X. Gatos machos geralmente são todos de uma cor só porque eles sempre têm XY. Fêmeas (XX), por outro lado, também têm um cromossomo X ativo, mas a identidade do X ativo (materno ou paterno) varia pelo corpo do gato. Portanto, cálicos fêmea ficam com uma distribuição retalhada da cor dependendo de qual X está ativo (ou seja, desde que os seus pais tenham tidos alelos diferentes nos seus Xs). Se você tem um gato cálico macho, ele possui um X extra e tem o genótipo XXY. Gatos XXY tem fenótipos normais. Diferente dos gatos, os humanos com cromossomos sexuais extras têm uma variedade de problemas de saúde, resumidos mais adiante nesse capítulo.

Xs extras

Tanto homens como mulheres podem ter múltiplos cromossomos X, cada um com consequências genéticas e fenotípicas diferentes. Quando as mulheres têm cromossomos X extras, a condição recebe o nome de *trissomia do X*. Mulheres com trissomia do X tendem a ser mais altas que a maioria e, frequentemente, têm uma constituição magra.

A maioria das mulheres com essa síndrome se desenvolvem normalmente e experimentam uma puberdade, menstruação e fertilidade normais. Raramente, mulheres XXX (também referidas como *triplo-X*) tem retardo mental; a severidade do retardo mental e outros problemas de saúde experimentados pelas mulheres atingidas aumenta com o número de Xs extras. Cerca de uma em cada 1.000 meninas é XXX.

Homens com múltiplos cromossomos X são afetados com a *Síndrome de Klinefelter*. Aproximadamente um em cada 500 meninos são XXY. Mais frequentemente, os homens com Klinefelter são XXY, mas alguns chegam a ter até quatro cromossomos X extras. Como as mulheres, os homens afetados por Klinefelter sofrem inativação do cromossomo X, para que assim apenas um cromossomo X esteja ativo. Contudo, os genes extras de X agem no embrião antes da inativação do cromossomo X ocorrer. Essas doses extras dos genes ligados ao X são responsáveis pelo fenótipo de Klinefelter. Geralmente, homens com Klinefelter são mais altos que a maioria e têm sua fertilidade prejudicada (geralmente são estéreis). Eles frequentemente têm características sexuais secundárias reduzidas (como menos pelos faciais) e, às vezes, têm algum alargamento do peito devido à produção prejudicada de testosterona.

Ys extras

Ocasionalmente, os homens têm dois ou mais cromossomos Y e um cromossomo X. A maioria dos homens XYY tem um fenótipo masculino normal, mas frequentemente são mais altos e, quando crianças, crescem um pouco mais rápido que seus colegas XY. Estudos conduzidos durante as décadas de 1960 e 1970 indicaram que homens XYY tinham uma inclinação maior para atividades criminosas que homens XY. Desde então, as descobertas documentaram problemas de aprendizado (meninos XYY começam a falar mais tarde que meninos XY), mas parece que homens XYY não apresentam uma probabilidade maior de cometer crimes que homens XY.

Um X e nenhum Y

Em alguns casos, os indivíduos possuem apenas um cromossomo X. Tais indivíduos tem *Síndrome de Turner* e são mulheres. Geralmente, pessoas afetadas nunca passam pela puberdade, não adquirem características sexuais secundárias de uma mulher adulta (desenvolvimento dos seios e menstruação) e tendem a ter uma estatura baixa. De resto, meninas e mulheres com Síndrome de Turner são completamente normais. Ocasionalmente, contudo, elas têm problemas nos rins e no coração. A Síndrome de Turner (também referida como *monossomia do cromossomo X*, o que significa que só um X está presente) afeta cerca de uma a cada 2.500 meninas.

Localizados nos Cromossomos Sexuais: Herança Ligada ao Sexo

Sexo não controla apenas as opções reprodutivas de um organismo: ele também controla muito do que tem a ver com quais genes são expressos e como. *Genes ligados ao sexo* são aqueles que, de fato, estão localizados nos próprios cromossomos sexuais. Alguns traços são verdadeiramente ligados ao X (como a hemofilia) ou ao Y (como orelhas cabeludas). Outros traços são expressos diferentemente em machos e fêmeas mesmo que os genes que os controlam estejam localizados em cromossomos não sexuais. Essa seção explica como o sexo influencia (e às vezes controla) os fenótipos de diversas condições genéticas.

Anomalias ligadas ao X

Os genes no cromossomo X controlam características ligadas ao X. Em 1910, Thomas U. Morgan descobriu a herança ligada ao X enquanto estudava as moscas-da-fruta. As observações de Morgan o fizeram duvidar da validade da herança mendeliana (veja o Capítulo 3). Seu ceticismo sobre a herança mendeliana provinha do fato de ele continuar obtendo proporções fenotípicas inesperadas quando cruzava moscas de olhos vermelhos com moscas de olhos brancos. Ele pensava que a característica olhos brancos era simplesmente recessiva, mas quando ele cruzava fêmeas de olhos vermelhos com machos de olhos brancos, todas as moscas que ele obtinha eram de olhos vermelhos — o exato resultado que seria de se esperar de um cruzamento monoíbrido. A geração F2 mostrava a proporção 3:1 também.

Mas quando Morgan cruzava fêmeas de olhos brancos com machos de olhos vermelhos, todas as relações esperadas caiam por terra. A geração F1 tinha a proporção 1:1 de moscas de olhos brancos para as de olhos vermelhos. Em F2, a proporção fenotípica de moscas de olhos brancos para as de olhos vermelhos também era 1:1 — nem de longe o que Mendel iria prever. Morgan ficou perturbado até que ele olhou para qual sexo mostrava qual fenótipo.

Na prole da geração F1 de Morgan, com mães de olhos brancos e pais de olhos vermelhos, todos os filhos tinham olhos brancos (veja a Figura 5-2). As filhas das fêmeas de olhos brancos tinham olhos vermelhos. Em F2, Morgan obteve números iguais de machos e fêmeas de olhos brancos e vermelhos.

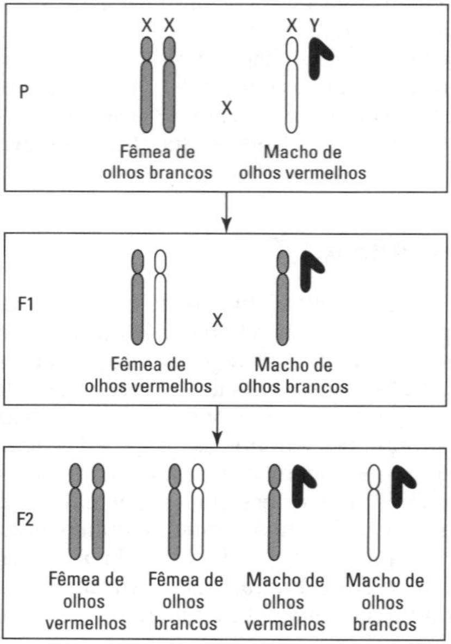

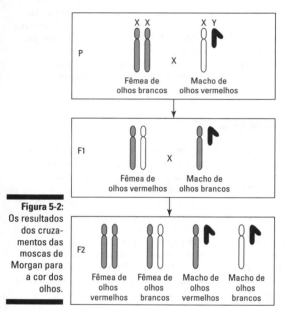

Figura 5-2: Os resultados dos cruzamentos das moscas de Morgan para a cor dos olhos.

Morgan estava bem ciente do trabalho sobre os cromossomos sexuais conduzido por Nettie Stevens e Edmund Wilson em 1905 e sabia que moscas-da-fruta tinham cromossomos sexuais XX-XY. Morgan e seus alunos examinaram os fenótipos de 13 milhões de moscas-da-fruta para confirmar que o gene para a cor dos olhos estava localizado no cromossomo X. (Da próxima vez que você vir uma mosca-da-fruta na sua cozinha, imagine quanto tempo levaria olhar através de um microscópio para examinar 13 milhões delas!)

Conforme foi mostrado, o gene para a cor de olho branca em moscas-da-fruta é recessivo. Ele só é expresso em fêmeas quando ele está em homozigose. Os machos, por outro lado, apresentam a característica quando eles têm apenas uma cópia do gene ligado ao X. Para todas as características recessivas ligadas ao X, o gene age como um gene dominante quando ele está em *hemizigose* (uma cópia). Qualquer macho que herde o cromossomo X afetado apresenta a característica como se o gene dominante estivesse presente em duas cópias (anomalias dominantes ligadas a X também ocorrem; veja o Capítulo 12 para os detalhes).

Nos humanos, anomalias recessivas ligadas ao X raramente aparecem em fêmeas. Ao invés disso, características recessivas ligadas ao X afetam os filhos de mulheres que são portadoras. Para ver a distribuição das anomalias recessivas ligadas ao X, confira a árvore genealógica das famílias reais da Europa no Capítulo 12. A rainha Victoria aparentemente era uma portadora do gene ligado ao X que causa a hemofilia. Nenhum dos ancestrais da dela parece ter tido hemofilia; os geneticistas acham que a mutação se originou com a própria rainha (veja o Capítulo 13 para mais sobre mutações espontâneas como essa). A rainha Victoria teve um filho com hemofilia e duas de suas filhas eram portadoras.

Características limitadas pelo sexo

Características limitadas pelo sexo são herdadas do jeito autossômico normal, mas nunca são expressas em um dos sexos, independentemente de o gene estar em heterozigose ou homozigose. Diz-se que tais características têm 100 por cento de penetrância em um sexo e zero de penetrância no outro. (*Penetrância* é a probabilidade de um indivíduo que tenha um alelo dominante vir a apresentar os seus efeitos; veja o Capítulo 4 para mais.) Características como as diferenças de cor entre aves macho e fêmea são limitadas pelo sexo; machos e fêmeas herdam os genes para cor, mas eles apenas são expressos em um sexo (geralmente o macho). Nos mamíferos, tanto machos como fêmeas possuem os genes necessários para a produção de leite, mas apenas as fêmeas os expressa, eles são controlados por níveis hormonais no corpo da fêmea (veja o Capítulo 11 para mais sobre como a expressão gênica é controlada).

Uma característica nos humanos que é limitada aos homens é a puberdade precoce. O gene correspondente, localizado no cromossomo 2, faz com que os meninos sofram as mudanças associadas com os anos de adolescência, tais como uma voz mais grave, barba e crescimento do pelo corporal, em idades muito tenras (às vezes até em crianças de 3 anos de idade). O alelo responsável pela puberdade precoce age como um dominante autossômico, expresso apenas em homens. As mulheres, independentemente do genótipo, nunca exibem esse tipo de puberdade precoce.

Características influenciadas pelo sexo

Características influenciadas pelo sexo são codificadas pelos genes nos autossomos, mas o fenótipo depende do sexo do indivíduo que carrega o gene afetado. Características influenciadas pelo sexo se resumem à questão da penetrância; os traços são mais penetrantes em machos do que em fêmeas. Chifres, pelo e outras características que fazem os machos parecerem diferentes das fêmeas geralmente são características influenciadas pelo sexo.

Nos humanos, calvície de padrão masculino é uma característica influenciada pelo sexo. O gene associado à calvície masculina está no cromossomo 15. A calvície é autossômica dominante nos homens, e mulheres apenas apresentam o fenótipo de calvície quando são homozigotas para o gene. O gene para calvície também está envolvido na síndrome do ovário policístico em mulheres. Mulheres com síndrome do ovário policístico experimentam fertilidade reduzida e outras anomalias do sistema reprodutivo. O gene parece agir como um autossômico dominante para doenças ovarianas em mulheres de um jeito muito similar ao que ele age na calvície em homens, logo, mulheres com doenças ovarianas geralmente são heterozigotas para a condição (e, por isso, não são carecas).

Características ligadas ao Y

O cromossomo Y carrega uns poucos genes, e os tais que ele de fato carrega são todos relacionados à determinação do sexo masculino. Portanto, a maioria das características ligadas ao Y descobertas até agora tem algo a ver com a função sexual masculina e a fertilidade. Como seria de se esperar, características ligadas ao Y são passadas estritamente de pai para filho. Todas as características ligadas ao

Y são expressas porque Y está em hemizigose (tendo apenas uma cópia) e, portanto, não tem nenhum outro cromossomo para desligar a expressão gênica. A quantidade de penetrância e expressividade que características ligadas ao Y mostram varia (veja o Capítulo 4 para mais detalhes sobre penetrância e expressividade de características autossômicas dominantes).

Uma característica que parece ser ligada a Y, mas não é realmente relacionada à função sexual, é a de orelhas cabeludas. Homens com orelhas cabeludas têm quantidades variáveis de pelos na sua orelha externa ou saindo dos canais auriculares. A característica parece ter penetrância incompleta, o que significa que nem todos os filhos de pais de orelhas cabeludas apresentam a característica. Orelhas cabeludas também mostram expressividade variável desde muito cabeludo a apenas uns poucos fios perdidos. Você não está feliz de os geneticistas terem concentrado os poderes da ciência à sua disposição para fazer tais descobertas importantes? Confira a seção "O não muito significante Y" anteriormente nesse capítulo para um resumo de outros genes ligados ao Y em humanos e outros mamíferos.

Parte II

DNA: O Material Genético

A 5ª Onda Por Rich Tennant

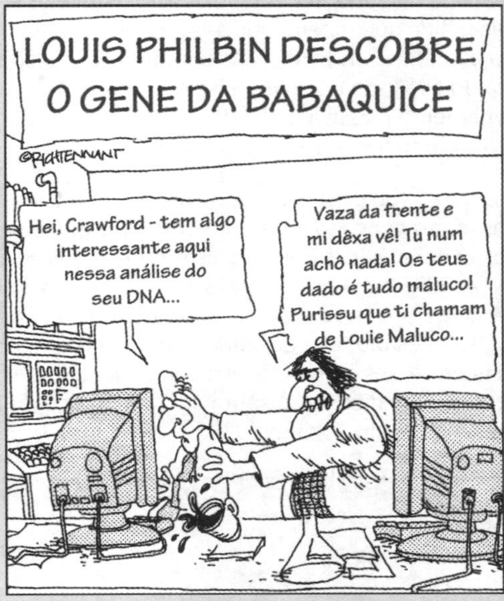
LOUIS PHILBIN DESCOBRE O GENE DA BABAQUICE
Hei, Crawford - tem algo interessante aqui nessa análise do seu DNA...
Vaza da frente e mi dêxa vê! Tu num achô nada! Os teus dado é tudo maluco! Purissu que ti chamam de Louie Maluco...

Nesta parte...

Toda a vida na Terra depende da essencialmente icônica dupla-hélice que detém toda a informação genética de todo e qualquer indivíduo. As composições física e química do DNA são responsáveis pela capacidade de armazenamento massiva do DNA e controlam como ele é copiado e como a sua mensagem é passada adiante.

Nesta parte, eu vou explicar como o DNA é montado e como as mensagens são lidas e, finalmente, expressas como as características dos organismos que você vê todos os dias. O código genético conta com o primo próximo do DNA, o RNA, para carregar as mensagens importantes dos genes. O destino final das mensagens do DNA é criar proteínas, os blocos construtores da vida. Os capítulos seguintes vão lhe dizer tudo sobre como o código do DNA é montado do início ao fim.

Capítulo 6

DNA: A Base da Vida

Neste Capítulo

- Identificando os componentes químicos do DNA
- Compreendendo a estrutura da dupla-hélice
- Olhando para as diferentes variedades de DNA

Está na hora de encontrar a estrela do show da genética: o *ácido desoxirribonucleico*, também conhecido como DNA. Se o título desse capítulo não o impressionou quanto à importância e à magnitude daquelas três letrinhas, considere que o DNA também é conhecido como "o material genético" ou "a molécula da hereditariedade". E você pensava que o seu título era impressionante!

Todos os seres vivos da Terra, desde as menores bactérias à maior baleia, usam DNA para armazenar informação genética e transmiti-la de uma geração para a próxima; uma cópia de algum (ou de todo o) DNA de todo organismo é passada adiante para a sua prole. Os organismos em desenvolvimento usam, então, o DNA como uma planta baixa para fazer todas as suas partes do corpo (alguns seres não vivos também usam o DNA para transmitir informação; veja o box "DNA e os mortos-vivos: O mundo dos vírus" para detalhes).

Para se ter uma ideia de quanta informação o DNA armazena, pense sobre quão complexo é o seu corpo. Você tem centenas de tipos de tecidos que realizam, cada um, uma função diferente. Precisa-se de muito DNA para catalogar isso tudo.

DNA e os mortos-vivos: O mundo dos vírus

Vírus contêm DNA, mas eles não são considerados seres vivos. Para se reproduzir, um vírus tem que se prender a uma célula viva. Assim que o vírus encontra uma célula hospedeira, ele injeta o seu DNA nela e a força a reproduzir o vírus. Um vírus não consegue crescer sem roubar a energia de uma célula viva e ele não pode se mover de um organismo para outro por conta própria. Embora se apresentem em todos os tipos de formas fabulosas, eles não têm todos os componentes que as células têm; em geral, um vírus é apenas DNA cercado por uma cápsula de proteína. Logo, um vírus não está vivo, mas também não está exatamente morto. Assustador, hein?

A estrutura do DNA provê um jeito simples para que a molécula copie a si mesma (veja o Capítulo 7) e proteja as mensagens genéticas de serem deturpadas (veja o Capítulo 13). A estrutura também está no cerne dos métodos forenses usados para resolver crimes (veja o Capítulo 18). Mas, antes que você possa começar a explorar a informação genética e as aplicações do DNA, você vai precisar ter um entendimento da sua composição química e da sua estrutura física. Neste capítulo, explorarei a composição essencial do DNA e dos diversos tipos de DNA presentes nos seres vivos.

Desconstruindo a Dupla-hélice

Se você for como a maioria das pessoas, quando você pensa em DNA, pensa na dupla-hélice. Mas o DNA não é apenas uma dupla-hélice; ele é uma molécula *enorme* — tão enorme que é chamado de *macromolécula*. Ele pode até ser visto a olho nu! (Confira o box "Loucura molecular: Extraindo DNA em casa" para um experimento que você pode fazer para ver DNA de verdade.) Se você fosse estender de ponta a ponta todo o DNA de apenas uma das suas células, a linha teria um pouco mais de 1,83 m de comprimento! Você tem aproximadamente 100.000.000.000.000 células no seu corpo (dá 100 trilhões, se você não estiver afim de contar os zeros). Posto de outra forma, se ele fosse estendido ponta a ponta, o DNA no seu corpo iria facilmente se esticar até o sol e voltar — aproximadamente 100 vezes!

Você provavelmente está se perguntando como uma molécula tão enorme pode se encaixar em uma célula tão pequena que você não consegue ver a olho nu. Eis como: o DNA é firmemente empacotado em um processo chamado *superenovelamento.* Muito parecido com o fio de um telefone que foi retorcido ao redor de si mesmo vez após vez, o superenovelamento pega o DNA e o envolve ao redor das proteínas para formar *nucleossomos.* Outras proteínas, chamadas *histonas,* mantêm as torções firmes. Juntos, os nucleossomos e as histonas formam uma estrutura similar a miçangas em um fio. O "colar" inteiro se retorce ao redor de si mesmo tão firmemente, que quase 1,83 m de DNA é comprimido em apenas alguns milésimos de uma polegada.

Embora a ideia de um caminho de DNA até o sol funcione muito bem para se visualizar o tamanho da molécula de DNA, o DNA de um organismo geralmente não existe como um único pedaço longo. Ao contrário, filamentos de DNA são divididos em *cromossomos,* que são pedaços relativamente pequenos (eu introduzo os cromossomos no Capítulo 2 e discuto as anomalias relacionadas no Capítulo 15). Em humanos e todos os outros *eucariotos* (organismos cujas células têm núcleo; veja o Capítulo 2 para mais), um conjunto completo de cromossomos é armazenado no núcleo de cada célula. Isso significa que praticamente cada célula contém um conjunto completo de instruções para construir um organismo inteiro! As instruções são empacotadas na forma de *genes.* Um gene determina exatamente como uma característica específica vai ser expressa. Os genes e como eles funcionam são tópicos que eu discuto em detalhes no Capítulo 11.

Células com núcleo são encontradas apenas em eucariotos; contudo, nem toda célula eucariótica tem um núcleo. Por exemplo, humanos são eucariotos, mas células sanguíneas vermelhas humanas não têm núcleo. Para mais sobre células, volte para o Capítulo 2.

O tutorial oferecido em `www.umass.edu/molvis/tutorials/dna/` (conteúdo em inglês) fornece um complemento excelente à informação sobre a estrutura do DNA que eu cubro na seção seguinte. Você pode acessar imagens incríveis e interativas de como o DNA é precisamente montado para formar a dupla-hélice. Uma opção clique-e-arraste lhe permite girar a molécula em qualquer direção para melhor compreender a estrutura do material genético, destacar as partes diferentes da molécula e ver exatamente como todas as partes se encaixam.

Loucura molecular: Extraindo DNA em casa

Usando essa receita simples, você pode ver o DNA bem no conforto da sua casa! Você vai precisar de um morango, sal, água, duas jarras claras ou dois copos de suco, um saco para sanduíches, um copo de medida, um filtro de café branco, sabão líquido claro e álcool isopropílico (outras comidas como cebolas, bananas, quiuís e tomates também vão funcionar bem se não houver morangos disponíveis). Depois de ter reunido esses ingredientes, siga esses passos:

1. **Ponha ligeiramente menos de *3/8* de um copo de água no copo de medida. Adicione *1/4* de colher de chá de sal e sabonete líquido claro o suficiente para completar *3/8* de líquido total no copo medidor. Mexa gentilmente até o sal se dissolver na solução.**

   O sal provê íons de sódio, necessários para a reação química que lhe permite ver o DNA no Passo 6. O sabão faz com que as paredes celulares arrebentem, liberando o DNA de dentro.

2. **Remova a haste do morango, ponha o morango no saco para sanduíche e o sele. Amasse o morango exaustivamente até esmagá-lo por completo (eu rolo um copo de suco sobre o meu morango repetidas vezes para esmagá-lo). Assegure-se de não perfurar o saco.**

3. **Adicione duas colheres de chá da solução líquida sabão-sal dentro do saco com o morango e sele-o novamente. Misture gentilmente ao comprimir o saco ou balançá-lo para frente e para trás por, pelo menos, 45 segundos a um minuto.**

4. **Despeje a mistura de morango através do filtro de café em uma jarra clara. Deixe a mistura desaguar na jarra por 10 minutos.**

   A filtragem elimina a maior parte dos restos celulares (um termo sofisticado para meleca), deixando para trás o DNA na solução clara.

5. **Enquanto a mistura de morango está filtrando, despeje *1/4* de álcool isopropílico em uma jarra clara e ponha a jarra no freezer. Depois de decorridos 10 minutos, jogue fora o filtro de café e o morango esmagado. Ponha a jarra com o álcool frio em uma superfície plana onde ele fica em repouso e despeje o líquido do morango filtrado no álcool.**

6. **Deixe a jarra parada por pelo menos cinco minutos e, então, confira o resultado do seu experimento de DNA. A substância nebulosa que se forma na superfície do álcool é o DNA do morango. O álcool frio ajuda a remover as moléculas de água do exterior da molécula de DNA, fazendo com que a molécula desmorone sobre si e "saia" da solução.**

Ingredientes químicos do DNA

O DNA é uma molécula excepcionalmente resistente; ele pode permanecer armazenado no gelo ou em ossos fossilizados por milhares de anos. O DNA pode até permanecer intacto por 100.000 anos sob as condições certas. Essa durabilidade é o porquê de os cientistas poderem recuperar DNA de mamutes de 14.000 anos de idade e aprender que o mamute é muito próximo dos elefantes asiáticos dos dias de hoje (os cientistas recuperaram DNA antigo de uma variedade surpreendente de organismos — confira o box "Ainda aqui depois de todos esses anos: DNA resistente" para mais). A raiz da durabilidade extrema do DNA reside nas suas composições química e estrutural.

LEMBRE-SE

Quimicamente falando, o DNA é realmente muito simples. Ele é feito de três componentes: bases ricas em nitrogênio, desoxirribose (açúcares) e fosfatos. Os três componentes, que explico nas seções seguintes, se combinam para formar um *nucleotídeo* (veja a seção "Montando a dupla-hélice: A estrutura do DNA" mais à frente nesse capítulo). Milhares de nucleotídeos formam pares para originar uma única molécula de DNA.

Cobrindo as bases

Cada molécula de DNA contém milhares de cópias de quatro bases específicas, ricas em nitrogênio:

- Adenina (A)
- Guanina (G)
- Citosina (C)
- Timina (T)

Como você pode ver na Figura 6-1, as bases são compostas de átomos de carbono (C), hidrogênio (H), nitrogênio (N) e oxigênio (O).

ESTUDO DE CASO

Ainda aqui depois de todos esses anos: DNA resistente

Quando um organismo morre, ele começa a se decompor e o seu DNA começa a se degradar (para o DNA, isso quer dizer se quebrar em pedaços cada vez menores). Mas se um organismo morto seca ou congela imediatamente após a morte, a decomposição desacelera ou até mesmo para. Por causa desse tipo de interferência na decomposição, os cientistas têm sido capazes de recuperar DNA de animais e humanos que andaram pela Terra até 100.000 anos atrás. Esse DNA recuperado diz muito aos cientistas sobre a vida e as condições do mundo de muito tempo atrás. Mas mesmo essa molécula resistente tem seus limites — cerca de um milhão de anos mais ou menos.

Em 1991, alpinistas descobriram um corpo humano congelado em uma geleira nos Alpes italianos. Conforme o gelo derretia, deixava para trás um segredo escondido por cerca de cinco mil anos: um humano antigo. A descoberta do Homem do Gelo, renomeado Otzi, produziu insights surpreendentes sobre como a vida era no norte da Itália há milhares de anos atrás. Os cientistas recuperaram DNA desse pastor solitário, sua roupa e até mesmo a comida em seu estômago. Aparentemente, carne de veado e cabra íbex fizeram parte da sua última refeição. Sua comida estava coberta de pólen de árvores próximas, então, até mesmo a floresta pela qual ele andou pôde ser identificada!

Ao analisar o DNA mitocondrial (mt) de Otzi, que ele herdou da sua mãe (veja a seção "DNA mitocondrial" mais à frente neste capítulo), os cientistas descobriram que ele não era relacionado a qualquer população europeia moderna estudada até então. Uma equipe de investigadores da Austrália, liderada pelo falecido Thomas Loy, examinou o sangue encontrado nas roupas e pertences de Otzi. Assim como os cientistas forenses modernos, a equipe de Loy determinou que os perfis de DNA de quatro pessoas diferentes estavam presentes, além do perfil do próprio Otzi (para descobrir como perfis de DNA são usados para resolver crimes modernos, confira o Capítulo 18). A equipe encontrou sangue de duas pessoas diferentes na flecha de Otzi, o sangue de uma terceira pessoa na sua faca e o sangue de uma quarta pessoa nas suas roupas. Esses achados levaram as pessoas a especular que ele esteve envolvido em uma luta imediatamente antes de morrer.

Otzi não é o único humano antigo cujo DNA os cientistas estão analisando. Os neandertais eram humanos que andaram pela Terra há cerca de 30.000 anos (com alguns séculos a mais ou a menos). Usando o DNAmt de 38.000 anos de idade, os pesquisadores descobriram que os neandertais tinham um perfil de DNAmt substancialmente diferente daquele dos humanos modernos, o que sugere que enquanto humanos modernos e neandertais viveram na mesma época, eles provavelmente não miscigenaram (ou, se o fizeram, nenhum dos descendentes sobreviveu para ser representado nas populações humanas de agora). Além disso, neandertais eram intolerantes à lactose; eles careciam do gene que codifica a enzima que quebra a lactose presente no leite em açúcar. Os neandertais provavelmente eram capazes de falar do mesmo jeito que nós — eles carregavam uma versão do gene associada à fala humana.

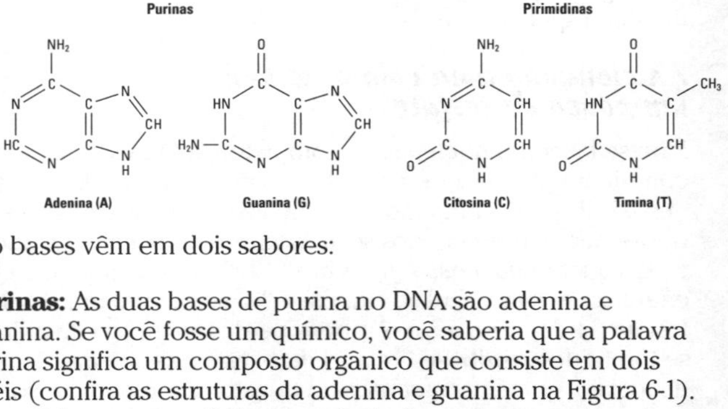

Figura 6-1: As quatro bases do DNA.

As quatro bases vêm em dois sabores:

- **Purinas:** As duas bases de purina no DNA são adenina e guanina. Se você fosse um químico, você saberia que a palavra purina significa um composto orgânico que consiste em dois anéis (confira as estruturas da adenina e guanina na Figura 6-1). Se você for como eu (não um químico), você provavelmente está familiarizado com uma purina comum: *cafeína*.
- **Pirimidinas:** As duas bases de pirimidina no DNA são citosina e timina. O termo *pirimidina* se refere aos produtos químicos que têm uma estrutura anelar de seis lados (veja as estruturas da citosina e da timina na Figura 6-1).

LEMBRE-SE

Uma vez que elas são anéis, todas as quatro bases são moléculas planas. E como as moléculas planas, elas são capazes de se empilhar no DNA do mesmo jeito que uma pilha de moedas. O arranjo de empilhamento realiza duas coisas: ele torna a molécula compacta e muito forte.

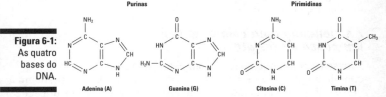

Minha experiência diz que alunos e outras pessoas ficam confusas com conceitos espaciais que dizem respeito ao DNA. Para ver as estruturas químicas mais facilmente, o DNA frequentemente é desenhado como se fosse uma escada plana. Mas no seu estado verdadeiro, o DNA não é plano — ele é tridimensional. Como o DNA é disposto em filamentos, ele também é linear. Um jeito de se pensar sobre sua estrutura é olhar para um fio de telefone (isso se você conseguir encontrar um telefone que não seja sem fio). Um fio de telefone se enrola em três dimensões, ainda que seja linear (com aspecto de corda) em sua forma. Esse é o mesmo tipo de formato que o DNA tem.

As bases carregam a informação do DNA, mas elas não conseguem ficar ligadas por si mesmas. Dois outros ingredientes são necessários: um tipo especial de açúcar e um fosfato.

Adicionando uma colher de açúcar e um pouco de fosfato

Para se fazer um nucleotídeo completo (milhares deles se combinam para fazer uma molécula de DNA), as bases se prendem à desoxirribose e a uma molécula de fosfato. *Desoxirribose* é um açúcar ribose que perdeu um dos seus átomos de oxigênio. Quando seu corpo quebra *adenosina trifosfato* (ATP), a molécula que ele usa para energizar as suas células, a ribose é liberada com uma molécula de fosfato ainda presa a ela. A ribose perde um átomo de oxigênio para se tornar desoxirribose (veja a Figura 6-2) e se segura à sua molécula de fosfato, que é necessária para transformar uma base solitária em um nucleotídeo.

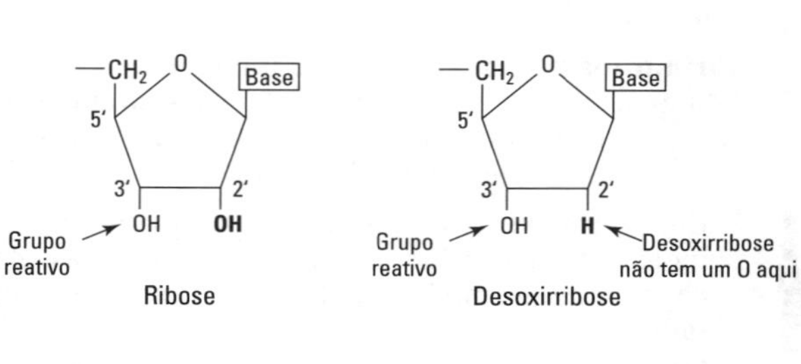

Figura 6-2: A estrutura química da ribose e desoxirribose.

A ribose é o precursor da desoxirribose e é a base química para o RNA (veja o Capítulo 9). A única diferença entre açúcares ribose e desoxirribose é a presença ou ausência de um átomo de oxigênio no carbono 2'.

Montando a dupla-hélice: A estrutura do DNA

Nucleotídeos são os verdadeiros tijolos do DNA. Para se fazer uma molécula de DNA completa, nucleotídeos isolados se juntam para formar cadeias que vêm juntas, como pares combinados, e formam filamentos duplos longos.

A forma helicoidal cria dois sulcos do lado de fora da molécula 9 (veja a Figura 6-3). O sulco maior, na verdade, deixa as bases um tanto acessíveis, o que é importante quando for a hora de ler a informação que o DNA contém (veja o Capítulo 10).

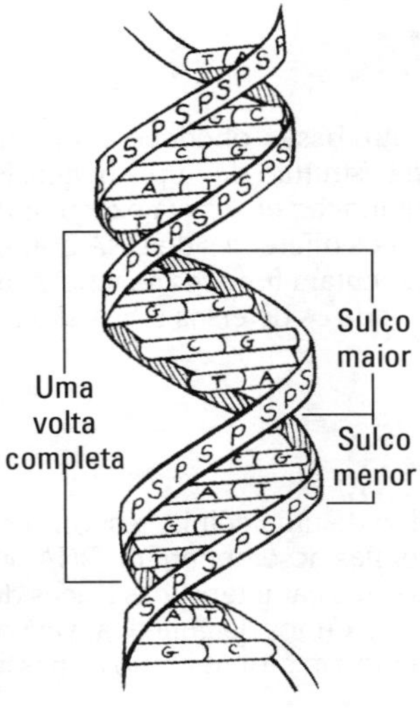

Figura 6-3: A dupla-hélice do DNA.

LEMBRE-SE

Eis aqui alguns detalhes adicionais sobre o DNA que você precisa saber:

- **O filamento de DNA é medido pelo número de pares de bases que ele tem.**
- **A sequência de bases no DNA não é aleatória.** A informação genética no DNA é lida na ordem dos pares de bases. De fato, os genes são codificados em sequências de bases. O Capítulo 10 explica como as sequências são lidas e codificadas.
- **O DNA usa um filamento de DNA preexistente como padrão ou molde no processo de montagem.** O DNA não se forma simplesmente por conta própria. O processo de fazer um novo filamento de DNA usando um filamento preexistente é chamado de *replicação*. Eu abordo a replicação em detalhes no Capítulo 7.

Examinando Variedades Diferentes de DNA

Todo DNA tem as mesmas quatro bases, obedece às mesmas regras de pareamento e tem a mesma estrutura de dupla-hélice. Não importa onde ele é encontrado ou que função ele esteja executando. DNA é DNA. Dito isso, existem conjuntos diferentes de DNA dentro de um organismo. Esses conjuntos executam funções genéticas diferentes. Nessa seção, eu vou explicar onde os diversos DNAs são encontrados e descrever o que eles fazem.

DNA nuclear

DNA nuclear é o DNA no núcleo de uma célula, responsável pela maioria das funções que as células desempenham. DNA nuclear carrega códigos para *fenótipo* — as características físicas de um organismo (para uma revisão de termos de genética, veja o Capítulo 3). O DNA nuclear é empacotado em cromossomos e passado dos pais para a prole (veja o Capítulo 2). Quando os cientistas falam sobre sequenciar o genoma humano, eles querem dizer DNA nuclear humano. (Um *genoma* é um conjunto completo de instruções genéticas; veja o Capítulo 11 para mais sobre o genoma humano.) O genoma nuclear dos humanos é composto do DNA de todos os 24 cromossomos (22 autossomos mais um X e um Y; veja o Capítulo 2 para o jargão dos cromossomos).

DNA mitocondrial

Animais, plantas e fungos, todos têm *mitocôndrias* (para uma revisão de partes da célula, volte para o Capítulo 2). Essas usinas de força da célula vêm com o seu próprio DNA, que é bem diferente em forma (e herança) do DNA nuclear (veja a seção anterior). Cada *mitocôndria* tem muitas moléculas de DNA mitocondrial —*DNAmt* para simplificar.

Enquanto o DNA nuclear humano é linear, o DNAmt é circular (com formato de argola). O DNAmt humano é muito curto (ligeiramente menos de 17.000 pares de bases) e tem 37 genes, que correspondem a quase toda a molécula de DNAmt. Os genes controlam o metabolismo celular — o processamento de energia dentro da célula.

Mitocôndrias poderosas

Uma vez que o DNAmt é herdado apenas da mãe (veja a seção "DNA mitocondrial" para uma explicação), os cientistas compararam DNAmt de pessoas do mundo todo para investigar as origens dos humanos modernos. Essas comparações levaram alguns cientistas a acreditar que todos os humanos modernos têm um determinado ancestral feminino em comum, uma mulher que viveu no continente africano há cerca de 200.000 anos atrás. Essa mulher hipotética foi chamada de "Eva mitocondrial" , mas ela não foi a única mulher do seu tempo. Houve muitas mulheres, mas, aparentemente, nenhum dos descendentes delas sobreviveu, tornando Eva aquilo que os cientistas se referem como o nosso "ancestral comum mais recente" ou ACMR (MRCA, em inglês). Algumas evidências sugerem que todos os humanos descenderam de uma população um tanto pequena, de cerca de 100.000 indivíduos, o que significa que todas as pessoas na Terra têm ascendência comum.

Metade do seu DNA nuclear veio da sua mãe, e a outra metade veio do seu pai (veja o Capítulo 2 para uma noção de como a meiose divide os cromossomos). Mas *todo* o seu DNAmt veio da sua mãe. Todo o DNAmt da sua mãe veio da mãe dela e assim por diante. Todo o DNAmt é herdado da mãe no citoplasma do óvulo (vá para o Capítulo 2 para uma revisão sobre a célula).

Essencialmente falando, espermatozoides não têm citoplasma e, portanto, virtualmente nenhuma mitocôndria. Elementos químicos especiais no óvulo destroem as poucas mitocôndrias que o espermatozoide possui.

Capítulo 7

Replicação: Copiando o Seu DNA

Neste Capítulo

- Descobrindo o padrão para a cópia do DNA
- Montando uma nova molécula de DNA

Tudo em genética depende da *replicação* — o processo de copiar o DNA com precisão, velocidade e eficiência. A replicação é parte da reprodução (produção de óvulos e espermatozoides), do desenvolvimento (produção de todas as células necessárias para o crescimento do embrião) e da manutenção da vida normal (repôr células cutâneas, sanguíneas e musculares).

Antes que a meiose possa ocorrer (veja o Capítulo 2), o genoma inteiro precisa ser replicado para que os pais em potencial possam, assim, fazer os óvulos e espermatozoides necessários para criar a prole. Depois que a fertilização ocorre, o embrião em crescimento precisa ter as instruções genéticas certas em cada célula para fazer todos os tecidos necessários para a vida. Conforme a vida fora do útero segue em frente, quase cada uma das células do seu corpo precisam de uma cópia do genoma inteiro para assegurar que os genes que realizam atividades vitais estejam presentes e prontos para ação. Por exemplo, uma vez que você está constantemente repondo as suas células cutâneas e células sanguíneas brancas (leucócitos), o seu DNA está sendo replicado neste exato momento para que as suas células tenham, assim, os genes necessários para funcionar apropriadamente.

Este capítulo explica a fantástica fotocopiadora molecular que permite ao DNA — a molécula da vida — fazer o seu trabalho.

Descompactado: Criando o Molde para Mais DNA

O DNA é o material ideal para carregar a informação genética porque ele:

- Armazena vastas quantidades de informação complexa *(genótipo)* que pode ser "traduzido" em características físicas *(fenótipo)*.
- Pode ser copiado com rapidez e precisão.
- É passado de uma geração para a outra (em outras palavras, ele é *herdável*).

Quando James D. Watson e Francis Crick propuseram a dupla-hélice como a estrutura do DNA (veja o Capítulo 6 para uma cobertura do DNA), eles encerraram o seu artigo de 1953 com uma frase sentenciosa sobre a replicação. Aquela frase abriu o caminho para a sua próxima importante publicação, que tecia hipóteses sobre como a replicação poderia funcionar. Não foi por acidente que Watson e Crick ganharam o Prêmio Nobel: a genialidade deles era incomum e surpreendentemente precisa. Sem a sua descoberta da dupla-hélice, eles nunca poderiam ter descoberto a replicação, porque o truque que o DNA faz durante a replicação depende, em primeiro lugar, inteiramente de como a dupla-hélice é montada.

Se você pulou o Capítulo 6, que se concentra em como o DNA é montado, você pode querer dar uma olhada nesse material agora. Os pontos principais sobre o DNA que você precisa saber para entender a replicação são:

- O DNA é uma cadeia dupla.
- Os nucleotídeos, tijolos do DNA, sempre se combinam de um modo complementar: A (adenosina) com T (timina) e C (citosina) com G (guanina).
- Os filamentos de DNA correm antiparalelos (ou seja, em direções opostas) uns aos outros.

Se você fosse descompactar uma molécula de DNA, quebrando todas as ligações de hidrogênio entre as bases, você teria duas fitas, e cada uma delas forneceria o padrão para criar uma outra. Durante a replicação, ajudantes químicos especiais chamados *enzimas* trazem elementos essenciais dos nucleotídeos combinantes (complementares) para se parearem com as bases em cada fita. O resultado são duas cópias exatas construídas a partir de *moldes* que as fitas originais descompactadas fornecem.

A Figura 7-1 mostra como o DNA original de duas fitas fornece um molde para fazer cópias de si mesmo. Esse modo de replicação é chamado *semiconservativo*. Nesse caso, semiconservativo significa que apenas metade da molécula é "conservada" ou deixada em seu estado original (*conservativo*, no sentido genético, significa manter algo protegido em seu estado original).

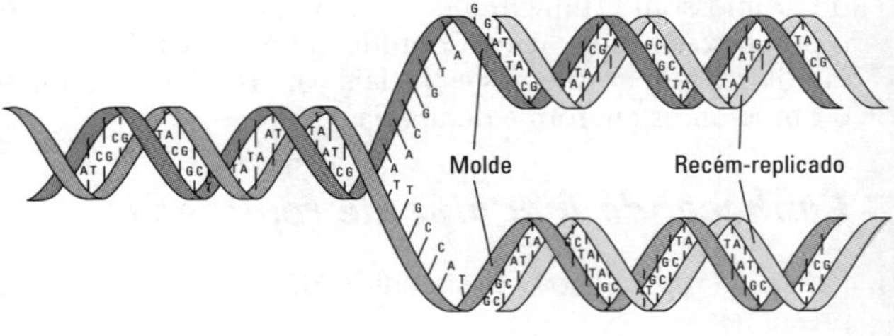

Figura 7-1: O DNA fornece o seu próprio molde para copiar a si mesmo usando replicação semiconservativa.

Como o DNA Copia a Si Mesmo

A replicação ocorre durante a intérfase de cada ciclo celular, bem antes da prófase tanto na mitose como na meiose. Se você pulou o Capítulo 2, você pode querer dar uma rápida olhada nele para ter uma ideia de quando a replicação ocorre no que diz respeito à vida de uma célula.

O processo de replicação segue uma ordem muito específica:

1. A hélice é aberta para expôr as fitas de DNA isoladas.

2. Os nucleotídeos são unidos para fazer novas fitas complementares para as duas fitas originais.

A replicação do DNA foi estudada pela primeira vez em bactérias, que são *procariotos* (carecem de um núcleo celular). Todas as formas de vida não bacterianas (incluindo os seres humanos) são *eucariotos* (compostas de células com núcleo). A replicação de DNA procariótico e eucariótico difere de muitos modos. Basicamente, as bactérias usam versões ligeiramente diferentes das mesmas enzimas que as células eucarióticas usam, e a maioria destas enzimas tem nomes similares. Se você compreende a replicação procariótica, a qual eu explico nesta seção, você tem conhecimento o bastante para compreender também os detalhes da replicação eucariótica.

A maior parte do DNA eucariótico é linear, enquanto a maior parte do DNA bacteriano (e de seu DNA mitocondrial) é circular. A forma do cromossomo (um círculo ou um filamento) não afeta em nada o processo de replicação. Contudo, a forma significa que os DNAs circulares têm problemas especiais para resolver quando replicam os cromossomos em forma de argola.

Conhecendo a equipe de replicação

Para uma replicação bem-sucedida, diversas peças têm que estar presentes:

- **O DNA molde**, uma molécula de cadeia dupla que fornece um molde para cópia
- **Os nucleotídeos**, os tijolos necessários para se fazer DNA novo
- **As enzimas e diversas proteínas** que fazem o trabalho de descompactação e montagem da replicação, chamado *síntese de DNA*

Abrindo a hélice

A replicação do DNA começa em locais muito específicos, chamados *origens*, ao longo da molécula molde de cadeia dupla. Os cromossomos bacterianos são tão curtos (apenas cerca de quatro milhões de pares de bases; veja o Capítulo 11) que apenas uma origem é necessária para a replicação. Copiar genomas maiores iria demorar muito se cada cromossomo tivesse apenas uma origem, então, para tornar o processo de cópia mais rápido, os cromossomos humanos têm, cada um, milhares de origens. (Veja a seção "Replicação em Eucariotos", mais à frente neste capítulo, para mais detalhes sobre como o DNA humano é replicado).

Proteínas especiais, chamadas *iniciadoras*, se movem ao longo do DNA molde de cadeia dupla até que eles encontrem um grupo de bases que estão em uma ordem específica. Essas bases representam a origem para a replicação; pense nelas como um sinal de trânsito com a mensagem "comece a replicação aqui". As proteínas iniciadoras se prendem ao molde na origem ao se enrolarem ao redor da hélice do mesmo jeito que se enrola um fio ao redor de um dedo. As proteínas iniciadoras, então, fazem uma abertura muito especial na dupla-hélice.

A *helicase* (a enzima que abre a dupla-hélice) encontra essa abertura e começa a quebrar as ligações de hidrogênio entre as fitas moldes complementares para expôr umas poucas centenas de bases e abrir a hélice ainda mais largamente. O DNA tem uma tendência tão forte a formar cadeias duplas que se uma outra proteína não aparecesse para segurar as cadeias simples expostas pela helicase, elas voltariam imediatamente a se juntar de novo. Essas proteínas, chamadas proteínas *single stranded-binding* (SSB ou, em tradução livre, proteínas ligadoras de fita simples), mantêm as duas fitas separadas para que a replicação possa ocorrer. A Figura 7-2 mostra todo o processo de replicação. Por hora, concentre-se na parte que mostra como a helicase abre as fitas, separando-as, conforme ela se move ao longo da dupla-hélice, e como as fitas são mantidas separadas e destorcidas.

Se você tem qualquer experiência com fios ou linha de pesca, você sabe que se o fio ficar torcido e você tentar puxar os fios para separá-los, se forma um nó. Esse mesmo problema ocorre quando se abre a dupla-hélice de DNA. Quando a helicase começa a separar as duas fitas uma da outra, a abertura da hélice envia voltas extras ao longo da hélice intacta. Para impedir que o DNA acabe em uma bagunça cheia de nós, uma enzima chamada *girase* aparece para aliviar a tensão. Exatamente como a girase faz isso ainda não está claro, mas alguns pesquisadores acreditam que a girase de fato corta o DNA, separando-o temporariamente para deixar as partes torcidas relaxarem, e, então, sela a molécula de volta.

Dando partida na bomba

Quando a helicase abre a molécula, um Y se forma na abertura. Esse Y é chamado de *forquilha de replicação*. Você pode ver uma forquilha de replicação na Figura 7-2, onde a helicase partiu a hélice de DNA, separando-a. Para cada abertura na molécula de fita dupla, duas forquilhas se formam em lados opostos da abertura. A replicação do DNA é muito peculiar, já que ela só pode avançar em um sentido: de 5-linha para 3-linha (5'→3'). Na Figura 7-2, a fita de cima corre no sentido 3'→5', da esquerda para a direita, e a fita de baixo corre no sentido 5'→3' (ou seja, as fitas moldes são *antiparalelas*).

A replicação tem que prosseguir antiparalela ao molde, correndo no sentido de 5' para 3'. Portanto, a replicação na fita de cima segue da direita para a esquerda; na fita de baixo, segue da esquerda para a direita.

Depois de a helicase abrir a molécula, deixando-a aberta, conforme eu expliquei na seção anterior, restam duas fitas nuas de DNA molde. A replicação não pode acontecer nas fitas moldes nuas porque ela ainda não começou (soa meio como a Vicente Matheus dizendo "O jogo só acaba quando termina", não soa?). Brincadeiras à parte, os nucleotídeos só podem formar cadeias se um nucleotídeo já estiver presente com uma cauda reativa livre na qual se liga o futuro dNTP. O DNA resolve o problema de começar a replicação inserindo *iniciadores*, pequenas fitas iniciadoras complementares feitas de RNA (volte à Figura 7-2).

A *primase*, a enzima que manufatura os iniciadores de RNA para a replicação, põe iniciadores em cada forquilha de replicação para que a síntese de DNA possa prosseguir de 5' para 3' em ambas as fitas. Os iniciadores de RNA feitos pela primase têm cerca de 10 a 12 nucleotídeos de comprimento. Eles são complementares às cadeias simples de DNA e terminam com o mesmo tipo de cauda de OH encontrada em um nucleotídeo de DNA (para descobrir mais sobre o RNA, vá para o Capítulo 8). O DNA usa as caudas de OH livres dos iniciadores para adicionar nucleotídeos na forma de dNTPs; os iniciadores são, posteriormente, removidos e substituídos por DNA (veja "Juntando todos os pedaços", mais à frente neste capítulo).

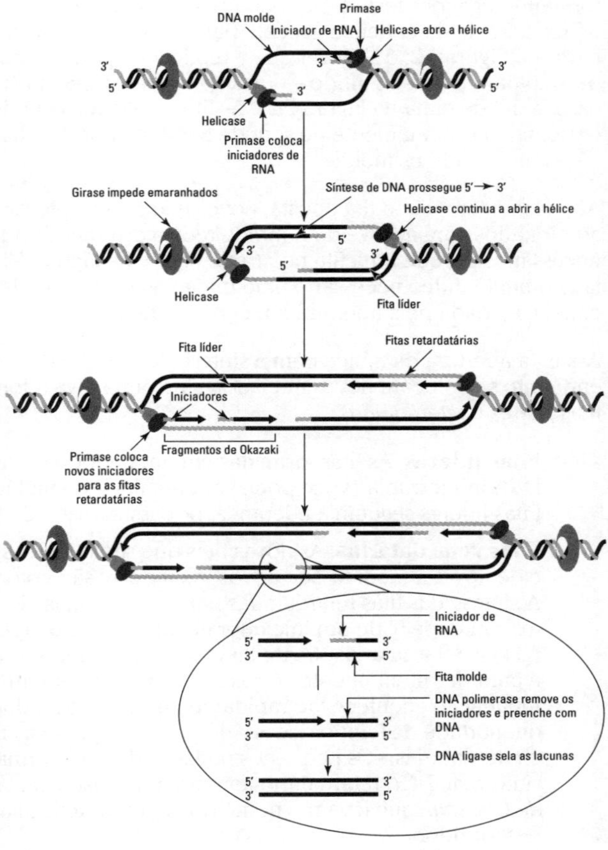

Figura 7-2: O processo de replicação.

Liderando e retardando

Assim que os iniciadores estão posicionados, a replicação propriamente dita pode ter início. *A DNA polimerase* é a enzima que faz todo o trabalho de replicação. Na cauda OH de cada iniciador, a DNA polimerase adiciona os dNTPs, eliminando dois fosfatos e formando ligações fosfodiéster. Enquanto isso, a helicase abre a hélice à frente da cadeia crescente para expôr mais fitas moldes. A partir da Figura 7-2, é fácil ver que a replicação pode simplesmente passar voando nesse sentido — mas apenas em uma fita (neste caso, a fita de cima na Figura 7-2). As fitas replicadas continuam crescendo continuamente no sentido 5'→3' conforme a helicase vai disponibilizando os moldes.

Ao mesmo tempo, na fita oposta, novos iniciadores precisam ser adicionados para aproveitar o molde recém-disponibilizado. Eles são necessários porque uma fita nua (a de baixo, na Figura 7-2), na qual falta o nucleotídeo necessário para iniciar a construção de uma nova cadeia, é criada pela abertura em curso da hélice.

Assim, a abertura da hélice com a síntese de DNA 5'→3' em uma fita enquanto se colocam novos iniciadores na outra leva à formação de fitas *líderes* e *retardatárias*.

- **Fitas líderes**: As fitas formadas em um período de síntese de DNA ininterrupta (você pode ver uma fita líder na Figura 7-3). Fitas líderes seguem a liderança, por assim dizer, da helicase.
- **Fitas retardatárias**: As novas fitas que são iniciadas de novo e de novo, à medida que novos iniciadores são colocados. A síntese das fitas retardatárias para quando elas alcançam a extremidade 5' de um iniciador em algum outro lugar da fita. As fitas retardatárias "ficam atrás" das fitas líderes: começar e parar frequentemente versus replicar-se continuamente. (A replicação acontece tão rapidamente que não há diferença na quantidade de tempo necessário para se replicar as fitas líderes e retardatárias.) Os pequenos pedaços de DNA formados pela síntese de DNA retardatário têm um nome especial: *Fragmentos de Okazaki*, que levam o nome do cientista Reiji Okazaki, seu descobridor.

Juntando todos os pedaços

Depois das fitas molde serem replicadas, as fitas recém-sintetizadas têm que ser modificadas para serem completas e inteiras:

- Os iniciadores de RNA precisam ser removidos e substituídos por DNA.
- Os fragmentos de Okazaki formados pela síntese de DNA retardatário precisam ser unidos.

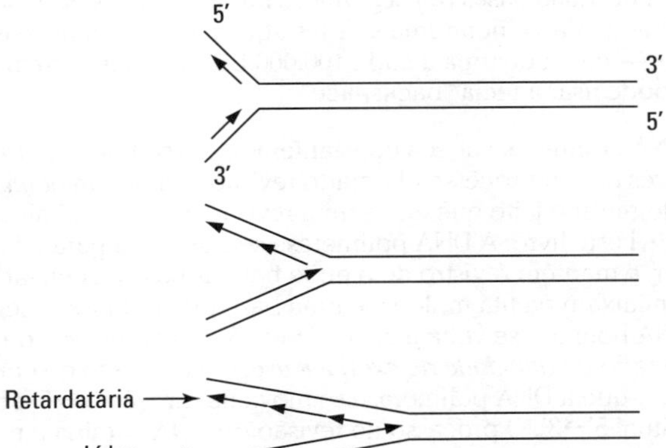

Figura 7-3: Fitas líder e retardatária.

Conforme a helicase continua a abrir a molécula à frente da fita líder, novos iniciadores precisam ser inseridos para continuar a replicação na fita retardatária.

Um tipo especial de DNA polimerase se move ao longo das fitas recém-sintetizadas, buscando os iniciadores de RNA. Quando a DNA polimerase encontra os pequenos pedaços de RNA, ela os corta fora e os substitui por DNA (volte à Figura 7-2 para uma ilustração deste processo). O corte e a substituição dos iniciadores de RNA prosseguem no sentido habitual de replicação 5'→3' e seguem os mesmos procedimentos da síntese normal de DNA (adicionando dNTPs e formando ligações fosfodiéster).

Depois que os iniciadores são removidos, fica faltando uma ligação fosfodiéster entre os fragmentos de Okazaki. *A ligase* é a enzima que sela essas pequenas lacunas. Ela tem a habilidade especial de formar ligações fosfodiéster sem adicionar um novo nucleotídeo.

Fazendo a revisão da replicação

Apesar da sua complexidade, a replicação é inacreditavelmente rápida. Nos seres humanos, a velocidade de replicação é de cerca de 2.000 bases por minuto. A replicação bacteriana é ainda mais rápida, cerca de 1.000 bases por *segundo!* Trabalhando a essa velocidade, realmente não é nenhuma surpresa que a DNA polimerase cometa erros — cerca de uma a cada 100.000 bases está incorreta. Felizmente, ela pode usar a tecla "backspace"!

A DNA polimerase checa constantemente o seu próprio trabalho através de um processo chamado revisão (ou *proofreading*, em inglês) — do mesmo jeito que eu fiz uma revisão do meu trabalho quando escrevi este livro. A DNA polimerase sempre olha para trás, por assim dizer, e mantém registro de o quão bem as bases recém-adicionadas se encaixam na fita molde. Se uma base incorreta for adicionada, a DNA polimerase volta a ela e a corta fora. O processo de corte é chamado de *atividade de exonuclease*, e o processo de correção requer que a DNA polimerase se mova na direção 3'→5' ao invés da habitual 5'→3'. O processo de revisão do DNA elimina a maioria dos erros cometidos pela DNA polimerase, e o resultado é uma síntese de DNA quase livre de erros. Geralmente, a replicação (depois da revisão) tem uma taxa de erros espantosamente baixa, um a cada 10 milhões de pares de bases.

Se a DNA polimerase ignorar uma base incorreta, enzimas especiais aparecem depois que a replicação está completa para realizar outro processo, chamado *reparo de mau pareamento* (muito parecido com o meu editor conferindo a minha revisão). As enzimas de reparo de mau pareamento detectam as protuberâncias que ocorrem ao longo da hélice quando bases não complementares estão pareadas e removem da fita recém-sintetizada a base incorreta. Essas enzimas substituem a base incorreta por uma correta e, como a ligase, selam as lacunas para terminar o trabalho de reparo.

A replicação é um processo complicado que usa uma variedade estonteante de enzimas. Os pontos-chave a se lembrar são:

- A replicação sempre começa em uma origem.
- A replicação só pode ocorrer quando o DNA molde for de fita simples.
- Os iniciadores de RNA precisam ser colocados antes que a replicação possa prosseguir.
- A replicação sempre se move no sentido 5´→3'.
- Fitas recém-sintetizadas são combinações complementares exatas das fitas moldes ("velhas").

Replicação em Eucariotos

Embora a replicação em procariotos e eucariotos seja muito similar, você precisa saber de quatro diferenças:

- Para cada um dos seus cromossomos, os eucariotos têm muitas, muitas origens para a replicação. Os procariotos geralmente têm uma origem para cada cromossomo circular.
- As enzimas que os procariotos e eucariotos usam para a replicação são similares, mas não idênticas. Comparados aos procariotos, os eucariotos têm muitas DNA polimerases a mais e essas DNA polimerases executam outras funções além da replicação.
- Os cromossomos lineares, encontrados em eucariotos, requerem enzimas especiais para replicar os *telômeros* — as extremidades dos cromossomos.
- Cromossomos eucarióticos são firmemente enrolados ao redor de proteínas especiais a fim de empacotar grandes quantidades de DNA em núcleos celulares muito pequenos.

Freando com tudo: Telômeros

Quando cromossomos lineares se replicam, as extremidades dos cromossomos, chamadas *telômeros*, apresentam desafios especiais. Esses desafios são tratados de modos diferentes, dependendo de que tipo de divisão celular esteja ocorrendo (ou seja, mitose versus meiose).

Na conclusão da replicação para células em mitose, uma parte pequena das pontas dos telômeros é deixada sem replicação e com cadeias simples. Uma enzima especial aparece e corta fora a parte não replicada do telômero. A perda desse pedacinho de DNA na extremidade do cromossomo não é algo tão importante quanto possa parecer, porque os telômeros, além de serem as extremidades dos cromossomos, são longos fios de *DNA lixo*. DNA lixo não contém genes, mas pode ter outras funções importantes (veja o Capítulo 11 para os detalhes).

Para os telômeros, ser DNA lixo é bom porque quando os telômeros são cortados fora, os cromossomos não são muito danificados e os genes ainda funcionam bem — até um certo ponto. Depois de muitas rodadas de replicação, todo o DNA lixo nas extremidades dos cromossomos é cortado fora (essencialmente, os cromossomos ficam sem DNA lixo) e os próprios genes de verdade são afetados. Portanto, quando os cromossomos de uma célula mitótica (como uma célula cutânea, por exemplo) ficam muito curtos, a célula morre através de um processo chamado *apoptose* (eu cubro a apoptose com detalhes no Capítulo 14). Paradoxalmente, a morte celular através de apoptose é uma coisa boa, porque ela protege você da devastação das mutações, que podem causar câncer.

Se uma célula está sendo dividida como parte da meiose, seus telômeros não podem ser encurtados. Os telômeros precisam ser replicados completamente para que cromossomos perfeitamente completos e de tamanho integral sejam passados à prole. Uma enzima chamada *telomerase* é responsável por replicar as extremidades dos cromossomos. A Figura 7-4 lhe dá uma ideia de como a telomerase replica os telômeros. A primase coloca um iniciador bem na ponta do cromossomo como parte do processo normal de replicação. A síntese de DNA prossegue no sentido 5'→3' como de costume, e, então, uma

DNA polimerase aparece e corta fora o iniciador de RNA no sentido 5'→3'. Sem a telomerase, o processo para, deixando uma cauda de DNA não replicada e de cadeia simples andando por aí (isso é o que acontece durante a mitose).

A telomerase detecta facilmente o telômero não replicado porque os telômeros têm seções longas de guaninas (ou Gs). A telomerase contém um guia de RNA rico em citosina, permitindo à enzima se ligar ao telômero rico em guanina não replicado. A telomerase usa, então, o seu próprio RNA para estender o molde de DNA não replicado em cerca de 15 nucleotídeos. Os cientistas suspeitam de que o molde de cadeia simples se dobra, então, sobre si mesmo para fornecer uma cauda de OH livre para replicar o resto do telômero na ausência de um iniciador (veja "Dando partida na bomba", anteriormente nesse capítulo).

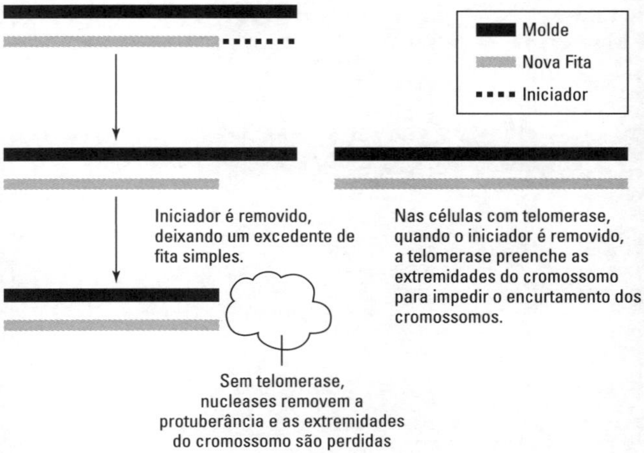
Molde
Nova Fita
Iniciador
Iniciador é removido, deixando um excedente de fita simples.
Nas células com telomerase, quando o iniciador é removido, a telomerase preenche as extremidades do cromossomo para impedir o encurtamento dos cromossomos.
Sem telomerase, nucleases removem a protuberância e as extremidades do cromossomo são perdidas

Figura 7-4: Os telômeros requerem ajuda especial para se replicar durante a meiose.

Capítulo 8

Sequenciando o Seu DNA

Neste Capítulo

- Descobrindo os genomas de outras espécies
- Avaliando as contribuições do Projeto Genoma Humano
- Sequenciando o DNA para determinar a ordem das bases

Imagine-se sendo o dono de uma biblioteca com 22.000 livros. Eu não estou falando de qualquer livro; essa coleção contém conhecimento inimaginável, como soluções para doenças que assolaram a humanidade por séculos, instruções básicas de construção para simplesmente qualquer organismo na Terra e até mesmo a explicação de como os pensamentos são formados dentro do seu cérebro. Essa biblioteca fabulosa tem apenas um problema — ela está escrita em uma língua misteriosa, um código composto de apenas quatro letras que são repetidas em padrões secretos. Os segredos mais secretos da vida sobre a Terra foram guardados dentro dessa biblioteca desde a aurora das eras, mas ninguém conseguia ler esses livros — até agora.

Os 22.000 livros são os genes que carregam a informação que faz você. A biblioteca que armazena esses livros é o genoma humano. Sequenciar *genomas* (ou seja, todo o DNA em um conjunto de cromossomos de um organismo), tanto os genomas humanos como aqueles de outros organismos, significa descobrir a ordem das quatro bases (C, G, A e T) que compõem o DNA. A ordem das bases no DNA é incrivelmente importante, porque ela é a chave da linguagem do DNA, e compreender a língua é o primeiro passo para ler os livros da biblioteca. A maioria dos seus genes é idêntica àqueles em outras espécies, logo, sequenciar o DNA de outros organismos, como moscas-da-fruta, nematelmintos, galinhas e até leveduras, fornece aos cientistas uma grande quantidade de informações sobre o genoma humano e como os genes humanos funcionam.

Experimentando Alguns Genomas

Os seres humanos são organismos incrivelmente complexos, mas quando se trata de genética, eles não estão no topo da montanha. Muitos organismos complexos têm genomas enormemente maiores que o dos seres humanos. Os genomas geralmente são medidos pelo número de pares de bases que eles contêm (volte ao Capítulo 6 para mais sobre como o DNA é montado em pares de bases). O tamanho do genoma dos seres humanos está em um distante quinto lugar, atrás das salamandras, amebas e gafanhotos. É desconcertante, mas é verdade — uma ameba unicelular tem um genoma gigantesco de cerca de 670 bilhões de pares de bases. Se tamanho de genoma e complexidade estivessem relacionados (e eles, obviamente, não estão) seria de se esperar que a ameba tivesse um genoma pequeno quando comparado a organismos mais complexos. Pelo contrário, não é preciso uma grande quantidade de DNA para se ter um grande impacto no mundo. Por exemplo, o vírus HIV, que causa a AIDS, tem meras 9.700 bases de comprimento e é responsável pela morte de cerca de 25 milhões de pessoas pelo mundo todo. Com apenas nove genes, o HIV não é muito complexo, mas ainda assim é muito perigoso.

Mesmo organismos muito parecidos têm tamanhos de genoma enormemente diferentes. Moscas-da-fruta têm aproximadamente 180 milhões de pares de bases de DNA. Compare isso ao genoma do gafanhoto, que tem nada menos que 180 *bilhões* de pares de bases. Mas moscas-da-fruta e gafanhotos não são *tão* diferentes. Então, se não é a complexidade do organismo, o que causa as diferenças no tamanho dos genomas entre eles?

Parte do que responde pela variação no tamanho do genoma de um organismo para o outro é o número de cromossomos. Particularmente em plantas, o número de conjuntos de cromossomos (chamado *ploidia*; veja o Capítulo 15) explica o porquê de algumas espécies de plantas terem tamanhos de genomas muito grandes. Por exemplo, o trigo é *hexaploide* (seis cópias de cada cromossomo) e tem um genoma gigantesco de 16 bilhões de pares de bases. O arroz, por outro lado, é *diploide* (duas cópias de cada cromossomo) e tem meros 430 milhões de pares de bases.

O número de cromossomos não conta a história toda, contudo. O número de genes dentro do genoma não revela o quão grande ele é. Possivelmente, os camundongos são um tanto mais complexos que o milho, mas eles têm, no mínimo, 27.000 genes a menos! Além disso, o genoma dos camundongos é maior que o genoma do milho em cerca de um milhão de pares de bases. O que o genoma humano tem que pode faltar ao genoma da erva da mostarda é muita repetição.

As sequências de DNA caem em duas categorias maiores:

- Sequências únicas encontradas nos genes (eu dou conta dos genes no Capítulo 11)
- Sequências repetitivas que compõem o DNA não codificante

A presença de sequências repetitivas de DNA em alguns organismos parece explicar da melhor forma o tamanho do genoma — ou seja, genomas maiores têm muitas sequências repetidas que faltam aos genomas menores. Sequências repetitivas variam de 150 a 300 pares de bases de comprimento e são repetidas milhares e milhares de vezes. Esses pedaços grandes de sequências, contudo, não codificam proteínas. Uma vez que, pelo menos inicialmente, todo esse DNA repetitivo não parecia fazer coisa alguma, ele foi apelidado de *DNA lixo*.

Ao DNA lixo tem se atribuído uma fama injusta. Durante anos, ele foi achincalhado de perdedor genético, vindo apenas de carona, não fazendo nada, apenas sendo passado de uma geração para a outra. Mas não mais. Finalmente, o assim chamado DNA lixo está conseguindo o devido respeito. Os cientistas perceberam há bastante tempo que uma grande quantidade de DNA, além dos genes, era transcrita em RNA (veja o Capítulo 9 para mais sobre o processo de transcrição). Mas depois de ser transcrito, esse "lixo" não codificante parecia não ser traduzido em proteínas (veja o Capítulo 10 para mais sobre o processo de tradução). Novas evidências sugerem que as sequências repetidas controlam a transcrição. Um estudo recente identificou 200.000 sítios de início da transcrição dentro do DNA repetitivo no genoma do ser humano e dos camundongos, sugerindo que o DNA "lixo" pode acabar sendo a parte mais importante do genoma, controlando tudo, desde como os organismos se desenvolvem como embriões até a cor dos seus olhos.

Sequenciando o Seu Caminho até o Genoma Humano

Um dos modos pelos quais os cientistas descobrem quais funções diversos tipos de sequências executam, é através da comparação de genomas de organismos diferentes. Para fazer essas comparações, os projetos que eu descrevo nesta seção usam os métodos que eu vou explicar na seção "Sequenciando: Lendo a Linguagem do DNA", mais à frente neste capítulo. Os resultados dessas comparações nos dizem muito sobre nós mesmos e sobre o mundo à nossa volta.

O DNA de todos os organismos detém uma vasta quantidade de informação. Surpreendentemente, a maioria das funções celulares ocorre do mesmo modo, independentemente de qual animal a célula vem. Leveduras, elefantes e seres humanos, todos eles replicam DNA do mesmo modo, usando genes quase idênticos. Uma vez que a natureza usa a mesma maquinaria genética de novo e de novo, descobrir sobre as sequências de DNA em outros organismos nos diz muito sobre o genoma humano (e é muito mais fácil realizar experimentos com leveduras e nematelmintos do que com seres humanos). A Tabela 8-1 é uma linha do tempo dos principais marcos dos projetos de sequenciamento de DNA até agora. Nessa seção, você vai descobrir sobre diversos desses projetos, incluindo o vovozinho deles todos, o Projeto Genoma Humano.

Tabela 8-1 Principais Marcos do Sequenciamento de DNA

Ano	*Evento*
1985	O Projeto Genoma Humano é proposto.
1990	O Projeto Genoma Humano começa oficialmente.

Tabela 8-1 Principais Marcos do Sequenciamento de DNA

Ano	*Evento*
1992	O primeiro mapa de todos os genes de todo o genoma humano é publicado.
1995	A primeira sequência completa de um organismo vivo — Haemophilus influenzae, uma bactéria da gripe — é concluída.
1997	O genoma da Escherichia coli, a bactéria intestinal mais comum, é concluído.
1999	O primeiro cromossomo, o cromossomo 22, é completamente sequenciado. O Projeto Genoma Humano ultrapassa o marco de 1 bilhão de pares de bases.
2000	O genoma da mosca-da-fruta é concluído. O primeiro genoma completo de uma planta — Arabidopsis thaliana, a planta da mostarda comum — é sequenciado.
2001	O primeiro "rascunho" do trabalho de todo o genoma humano é publicado.
2002	O genoma do camundongo é concluído.
2004	O genoma da galinha é concluído, assim como é concluído o sequenciamento da eucromatina (porção que contém genes) do genoma humano.
2006	O Projeto Atlas do Genoma do Câncer é lançado.
2008	O primeiro mapa em alta resolução da variação genética entre seres humanos é publicado.

O Projeto Genoma Humano

Em 2001, a publicação triunfante da sequência do genoma humano foi alardeada como um dos grandes feitos da ciência moderna. A sequência foi considerada um esboço e, de fato, era um esboço realmente *grosseiro*. A sequência de 2001 estava lamentavelmente incompleta (ela representava apenas cerca de 60 por cento do total do genoma humano) e cheia de erros que limitavam sua utilidade. Em

2004, a sequência *eucromática* (ou que contém genes) tinha apenas algumas lacunas, e a maioria dos erros tinha sido corrigida. Por volta de 2008, novas tecnologias permitiram comparações entre pessoas, fixando as bases para uma melhor compreensão de como os genes variam para criar os infinitos fenótipos que você vê ao seu redor.

O Projeto Genoma Humano (PGH) é análogo a algumas das maiores aventuras de todos os tempos — não é diferente de levar uma pessoa até a Lua. Contudo, diferente das grandes conquistas tecnológicas da exploração espacial, que custam dezenas de bilhões de dólares e requerem uma tecnologia que se torna obsoleta ou que se desgasta, o PGH leva uma etiqueta de preço de meros 3 bilhões de dólares e tem utilidade ilimitada. Quando foi proposto pela primeira vez em 1985, o PGH foi considerado totalmente impossível. Naquela época, a tecnologia de sequenciamento era lenta, sendo necessários vários dias para se gerar apenas uns poucos pares de bases (veja o box "Acesso livre e o Projeto Genoma Humano" para descobrir como esse processo foi acelerado). James Watson, um dos descobridores da estrutura do DNA nos idos da década de 1950, foi um dos primeiros a tirar o projeto (em 1988) do plano das ideias para a realidade durante seu mandato como diretor do National Institutes of Health (Institutos Nacionais de Saúde dos Estados Unidos). Quando o projeto decolou, em 1990, uma equipe global de cientistas de 20 instituições participou dele (o artigo de 2001 sobre a sequência do genoma humano tinha assombrosos 273 autores).

Os enormes benefícios do PGH permanecem menosprezados. A maioria das aplicações genéticas não existiria sem o PGH. Eis aqui apenas algumas delas:

- Desenvolvimento da bioinformática, um campo inteiramente novo concentrado em fazer a capacidade tecnológica avançar para gerar dados genéticos, catalogar resultados e comparar genomas.
- Desenvolvimento de medicamentos e terapia gênica (veja o Capítulo 16).

- Diagnóstico e tratamento de anomalias genéticas (abordadas no Capítulo 12).
- Aplicações forenses, como a identificação de criminosos e a determinação da identidade depois de desastres de grandes proporções (vá para o Capítulo 18).
- Geração de milhares de empregos e benefícios econômicos de cerca de 25 bilhões de dólares em um só ano (2001).
- Identificação de bactérias e vírus para o tratamento específico de doenças. Alguns antibióticos, por exemplo, têm como alvo algumas cepas de bactérias mais do que outras. A identificação genética de bactérias é rápida e barata, permitindo aos médicos identificarem rapidamente e prescreverem o antibiótico certo.
- Conhecimento sobre quais genes controlam quais funções e como eles são ativados e desativados (veja o Capítulo 11).
- Compreensão das causas do câncer (tratadas no Capítulo 14).

Listar e explicar todas as descobertas do PGH encheriam este livro todo e mais um pouco. Como você pode ver na Tabela 8-1, todos os outros projetos genoma — camundongo, mosca-da-fruta, levedura, nematelminto, planta da mostarda e assim por diante — foram iniciados como resultado do PGH.

Conforme o PGH progredia, a contagem de genes no genoma humano ia caindo a uma velocidade constante. Originalmente, os pesquisadores pensaram que os seres humanos tinham por volta de 100.000 genes. Mas, conforme informações novas e mais precisas eram disponibilizadas ao longo dos anos, eles determinaram que o genoma humano tem apenas cerca de 22.000 genes. Em termos de total de pares de bases, os genes são, com frequência, relativamente pequenos (aproximadamente 3.000 pares de bases), o que significa que menos de 2 por cento do seu DNA codifica de fato alguma proteína. O número de genes em cromossomos diferentes varia enormemente, de cerca de 3.000 genes no cromossomo 1 (o maior) a 231 genes no cromossomo Y (o menor).

O Projeto Genoma Humano revelou a natureza surpreendentemente dinâmica e ainda em mudança do genoma humano. Uma das descobertas surpreendentes do PGH é que o genoma humano ainda está "crescendo". Os genes se duplicam e, então, ganham novas funções, um processo que produziu cerca de 1.100 novos genes. De forma similar, os genes também perdem funções e "morrem". Graças a esse processo de morte, 37 genes no genoma humano que já foram funcionais existem agora como *pseudogenes*, que têm a estrutura de sequência de genes normais, mas não codificam mais proteínas (veja o Capítulo 11 para saber mais sobre os genes).

Dos genes humanos identificados, os pesquisadores compreendem o que apenas cerca da metade deles faz. As comparações com os genomas de outros organismos ajudam a identificar o que os genes fazem, pois a maior parte das proteínas que os genes humanos produzem têm contrapartes em outros organismos. Assim, os seres humanos compartilham muitos genes com, até mesmo, os organismos mais simples como as bactérias e os vermes. Cerca de 99 por cento do seu DNA é idêntico àquele de qualquer outra pessoa na Terra, e cerca de 98 por cento do seu DNA é idêntico às sequências encontradas no genoma do camundongo. Talvez a mensagem mais importante do PGH seja o quão parecida é toda a vida na Terra.

Sequenciando: Lendo a Linguagem do DNA

A natureza química do DNA (da qual eu trato no Capítulo 6) e o processo de replicação (que você pode descobrir no Capítulo 7) são essenciais para o sequenciamento de DNA. O sequenciamento de DNA também faz uso de uma reação que é similar à reação em cadeia da polimerase (PCR, do inglês, polymerase chain reaction) usada na investigação forense: se você quiser mais detalhes sobre PCR, dê uma conferida no Capítulo 18.

Acesso livre e o Projeto Genoma Humano

Antes do Projeto Genoma Humano (PGH), o sequenciamento era uma empreitada muito difícil e que consumia muito tempo. Obter uma sequência de mil bases de comprimento requeria cerca de três dias de trabalho e usava produtos químicos radioativos ao invés de cores. As sequências eram lidas a mão e deviam ser executadas de novo e de novo para preencher as lacunas e corrigir os erros. Cada uma das sequências tinha que ser digitada no computador — imagine digitar milhares de As, Gs, Ts e Cs! Sequenciar o genoma humano teria demorado séculos usando os métodos antigos. A mera magnitude do PGH requeria técnicas mais rápidas e mais fáceis.

Inúmeras companhias, laboratórios do governo e universidades pesquisaram soluções para tornar o sequenciamento mais rápido, melhor e mais barato. Quando o PGH começou, um sequenciador automatizado produzia 1.500 sequências (de mil pares de bases cada) em cerca de 24 horas. Muitos laboratórios trabalharam juntos usando sequenciadores automatizados funcionando 24 horas por dia para processar o genoma humano inteiro. Ainda assim, o PGH levou cerca de 15 anos para ficar completo!

As novas tecnologias estão fazendo o outrora grande PGH comer poeira, uma vez que o sequenciamento de genomas inteiros está mais rápido e mais barato do que nunca. Por exemplo, o genoma de um micróbio que precisou de três meses de trabalho em 1995 foi inteiramente sequenciado em apenas quatro horas em 2006. Usando sequenciamento de larga escala, uma equipe de quatro pessoas precisa de cerca de um mês para obter a sequência de um genoma humano inteiro ao custo de 50.000 dólares (comparando-se ao PGH original, cujo preço era de aproximadamente 500 milhões de dólares). Essas novas tecnologias estão abrindo o caminho para a medicina personalizada, a rápida detecção de doenças, a terapia gênica e muito mais.

Capítulo 9

RNA: O Primo Próximo do DNA

Neste Capítulo

- Distinguindo os componentes químicos do RNA
- Transcrevendo a mensagem do DNA em RNA

O DNA é a molécula da vida. Praticamente todo organismo na Terra depende do DNA para armazenar a informação genética e transmiti-la de uma geração para outra. A estrada que parte do *genótipo* (plantas de construção) e vai para o *fenótipo* (características físicas) começa com a *transcrição* — o ato de fazer um tipo especial de cópia de DNA. O DNA é tão precioso e vital para os *eucariotos* (organismos compostos de células com núcleos) que é mantido empacotado no núcleo celular, como se fosse um documento raro que é copiado, mas nunca removido da biblioteca. Uma vez que ele não pode deixar a segurança do núcleo celular, o DNA dirige todas as atividades celulares ao delegar responsabilidades a um outro composto químico, o RNA. O RNA carrega as mensagens para fora do núcleo celular, para o citoplasma (visite o Capítulo 2 para mais sobre a navegação da célula), a fim de dirigir a produção de proteínas durante a *tradução*, um processo sobre o qual você descobrirá mais no Capítulo 10.

Você Já Sabe Muito sobre RNA

Se você leu o Capítulo 6, no qual eu trato do comprimento do DNA, você já sabe muito sobre o *ácido ribonucleico* ou RNA. De um ponto de vista químico, o RNA é muito simples. Ele é composto de:

- Açúcar ribose (ao invés de desoxirribose, que é encontrada no DNA)

- Quatro bases nucleotídicas (três das quais você já conhece do DNA — adenina, guanina e citosina — e mais uma que não lhe é familiar, chamada *uracila*)
- Fosfato (o mesmo fosfato encontrado no DNA)

O RNA tem três características principais que o tornam diferente do DNA:

- O RNA é muito instável e se degrada rapidamente
- O RNA contém uracila no lugar de timina
- O RNA é quase sempre de fita simples

Transcrição: Copiando a Mensagem do DNA na Linguagem do RNA

Uma *transcrição* é um registro de algo, não exatamente uma cópia. Em genética, a *transcrição* é o processo de gravar parte da mensagem do DNA em uma linguagem relacionada, mas diferente — a linguagem do RNA (para rever as diferenças entre o DNA e o RNA, dê um pulo de volta à seção "Você Já Sabe Muito sobre RNA", anteriormente neste capítulo). A transcrição é necessária porque o DNA é muito valioso para ser movido ou alterado. A molécula de DNA é *a* planta, e qualquer erro que for introduzido na planta (como uma mutação, à qual eu me refiro no Capítulo 13) causa muitos problemas. Se perder uma parte da molécula de DNA, ou mesmo ela toda, a célula morreria (vá para o Capítulo 14 para mais sobre morte celular). A transcrição mantém o DNA a salvo ao deixar uma cópia temporária do RNA assumir os riscos de deixar o núcleo celular e sair em direção ao citoplasma.

Os RNAs mensageiros (RNAm) são o tipo específico de RNA responsável por carregar a mensagem do DNA do núcleo celular ao citoplasma (confira o Capítulo 2 para uma revisão das partes da célula).

Com a *transcrição*, o DNA dentro do núcleo passar por um processo similar à *replicação* (veja o Capítulo 7) para fazer com que a mensagem saia na forma de RNA. Quando o DNA é replicado, o resultado é outra molécula de DNA exatamente como a original em todos os aspectos. Mas, na transcrição, muitos RNAm são criados porque, ao invés de transcrever a molécula de DNA inteira, apenas as mensagens dos genes são transcritas em RNAm. A transcrição tem diversas etapas:

1. As enzimas identificam a parte correta da molécula de DNA a ser transcrita.

2. A molécula de DNA é aberta para tornar a mensagem acessível.

3. As enzimas constroem a fita de RNAm.

4. A molécula de DNA se fecha para liberar o RNAm recém-sintetizado.

Capítulo 10

Traduzindo o Código Genético

Neste Capítulo

- Explorando as características do código genético
- Traduzindo a informação genética em fenótipo

Das plantas de construção até a implementação, a mensagem que o DNA carrega segue um caminho previsível. Primeiramente, o DNA fornece o molde para a transcrição da mensagem em RNA. Em seguida, o RNA (na forma de RNA mensageiro) se move para fora do núcleo celular e para dentro do citoplasma para fornecer as plantas de construção das *proteínas*. Cada ser vivo é feito de proteínas, que são longas cadeias de aminoácidos chamadas *polipeptídeos*, que se dobram de formas complexas e se prendem umas às outras de maneiras intrincadas.

Todas as características físicas (ou seja, os *fenótipos*) do seu corpo são compostas de milhares de proteínas diferentes. Claro, o seu corpo também é composto de outras coisas, como água, minerais e gorduras. Mas as proteínas fornecem a estrutura básica para organizar todos aqueles outros elementos essenciais e executam todas as suas funções corporais fundamentais, como a digestão, a respiração e a excreção.

Neste capítulo, eu vou explicar como o RNA fornece o projeto para se produzir proteínas — o passo final na transformação do *genótipo* (a informação genética) em fenótipo. Antes de você mergulhar no processo de tradução, você precisa saber algumas coisas sobre o código genético — a informação que o RNAm carrega — e como o código é lido. Se você pulou o Capítulo 8, você pode querer voltar e revisar a parte dele que trata do RNA antes de seguir adiante.

Descobrindo o Bom em um Degenerado

Quando Watson e Crick (junto com Rosalind Franklin) descobriram que o DNA é feito de duas fitas compostas de quatro bases, a grande questão com a qual eles se depararam foi: como apenas quatro bases contêm informação suficiente para codificar fenótipos complexos?

Os fenótipos complexos (como a sua estrutura óssea, cor dos olhos e sua habilidade de digerir comida picante) são o resultado de combinações de proteínas. O código genético (ou seja, o DNA transcrito como RNA; veja o Capítulo 9) fornece as instruções para fazer essas proteínas (via tradução). As proteínas são compostas de aminoácidos ligados em diversas combinações para criar cadeias chamadas polipeptídeos (o que é um modo chique de dizer "proteína"). As cadeias de polipeptídeos podem variar de 50 a mil aminoácidos de comprimento. Uma vez que existem 20 aminoácidos diferentes e que as cadeias frequentemente têm mais que 100 aminoácidos de comprimento, a variedade de combinações é enorme. Por exemplo, um polipeptídeo que tem apenas cinco aminoácidos de comprimento apresenta 3.200.000 combinações!

Depois de experimentos mostrarem que o DNA era verdadeiramente o material genético (veja o Capítulo 6), os céticos continuaram a apontar para a simplicidade das quatro bases no RNA e argumentaram que um código de quatro bases não funcionaria para se codificar peptídeos complexos. Ler o código genético uma base por vez — U, C, A e G — significa que simplesmente não haveria bases suficientes para fazer 20 aminoácidos. Então, era óbvio para os cientistas que o código tinha que ser composto de bases múltiplas lidas juntas. Um código de duas bases não funcionaria porque ele produziria apenas 16 combinações — muito pouco para dar conta dos 20 aminoácidos. Um código de três bases (também conhecido como *código de trincas*) parecia exagerado, uma vez que um *códon*, que é uma combinação de três nucleotídeos em série usando uma das quatro bases em cada posição, produz 64 combinações possíveis. Os céticos argumentaram que um código de trincas contém redundância demais — afinal de contas, há apenas 20 aminoácidos.

Como se provou, o código genético é *degenerado*, o que é um modo chique de dizer "muita informação". Normalmente, degenerado significa algo como "mau e piorando" (e é geralmente usado para descrever algumas pessoas — eu não vou citar nomes). No sentido genético, a degenerescência do código de trincas quer dizer que o código é altamente flexível e tolera alguns erros — o que é uma coisa boa.

Diversas características do código genético são importantes de se ter em mente. O código é:

- **Em trincas**, querendo dizer que as bases são lidas três por vez nos códons.
- **Degenerado**, querendo dizer que 18 dos 20 aminoácidos são especificados por dois ou mais códons (veja a próxima seção "Considerando as Combinações").
- **Ordenado**, querendo dizer que cada códon é lido de apenas um modo e em apenas um sentido, assim como o português é lido da esquerda para a direita (veja "Enquadrado! Lendo o código" mais à frente neste capítulo).
- **Praticamente universal**, querendo dizer que simplesmente quase todos os organismos na Terra interpretam a linguagem do código exatamente do mesmo modo (veja "Nem tão universal" para as exceções).

Considerando as combinações

Apenas 61 dos 64 códons são usados para especificar os 20 aminoácidos encontrados nas proteínas. Os três códons que não codificam nenhum aminoácido simplesmente soletram "parar", dizendo ao ribossomo para cessar o processo de tradução. Em contrapartida, aquele códon que diz ao ribossomo que um RNAm está pronto para a tradução — o códon de "iniciação" — codifica um aminoácido, a metionina (o aminoácido de iniciação vem em uma forma especial. Na Figura 10-1, você pode ver o código inteiro com todas as grafias alternativas para os 20 aminoácidos.

Primeira Letra ↓	Segunda Letra U	C	A	G	Terceira Letra ↓
U	fenilalanina	serina	tirosina	cisteína	U
	fenilalanina	serina	tirosina	cisteína	C
	leucina	serina	PARAR	PARAR	A
	leucina	serina	PARAR	triptofano	G
C	leucina	prolina	histidina	arginina	U
	leucina	prolina	histidina	arginina	C
	leucina	prolina	glutamina	arginina	A
	leucina	prolina	glutamina	arginina	G
A	isoleucina	treonina	asparagina	serina	U
	isoleucina	treonina	asparagina	serina	C
	isoleucina	treonina	lisina	arginina	A
	metionina & COMEÇAR	treonina	lisina	arginina	G
G	valina	alanina	aspartato	glicina	U
	valina	alanina	aspartato	glicina	C
	valina	alanina	glutamato	glicina	A
	valina	alanina	glutamato	glicina	G

Figura 10-1: Os 64 códons do código genético, conforme foram escritos pelo RNAm.

Para muitos dos aminoácidos, a grafia alternativa difere apenas em uma base — a terceira base do códon. Por exemplo, quatro das seis grafias para a leucina começam com as bases CU. Essa flexibilidade na terceira posição do códon é chamada de *oscilação*. A terceira base do RNAm pode variar, ou oscilar, sem mudar o significado *do* códon (e, por isso mesmo, do aminoácido que ele codifica). A oscilação é possível por causa do modo pelo qual os *RNAt (RNAs transportadores)* e os RNAm se emparelham durante o processo de tradução. As duas primeiras bases do código no RNAm e no RNAt parceiro (o que está carregando o aminoácido especificado pelo códon) têm que ser combinações exatas. Contudo, a terceira base do RNAt pode quebrar as regras do pareamento de bases, permitindo ligações com as bases do RNAm diferentes dos complementos usuais. Essa violação da regra, ou oscilação, permite a grafias diferentes codificarem o mesmo aminoácido. Contudo, alguns códons, como um dos três códons de parada (que se soletra UGA), têm apenas um significado; oscilações nesse códon de parada mudam o significado de parar para cisteína (que se soletra UGU ou UGC) ou para triptofano (UGG).

Enquadrado! Lendo o código

Além das suas possibilidades de combinação, outra característica importante do código genético é o modo pelo qual os códons são lidos. Cada códon está separado, sem sobreposição. E o código não tem nenhum sinal de pontuação — ele é lido direto e sem pausas.

Os códons do código genético correm sequencialmente, como você pode ver na Figura 10-2. Cada códon é lido apenas uma vez usando-se um *quadro de leitura*, uma série de códons sequenciais e que não se sobrepõem. O códon de iniciação define a posição do quadro de leitura. No RNAm da Figura 10-2, a sequência AUG, a que soletra a metionina, é um códon de iniciação. Depois do códon de iniciação, as bases são lidas três por vez sem uma parada até que o códon de parada seja alcançado (as mutações frequentemente alteram o quadro de leitura ao inserir ou remover uma base; veja o Capítulo 13 para mais detalhes).

Figura 10-2: O código genético é não sobreposto e usa um quadro de leitura.

Sequência de nucleotídeos	A U G C G A G U C U U G C A G . . .					
Código não sobreposto	A U G	C G A	G U C	U U G	C A G	. . .
	1	2	3	4	5	

Nem tão universal

O significado do código genético é praticamente universal. Isso quer dizer que praticamente todo organismo na Terra usa a mesma grafia no código de trincas. O DNA mitocondrial soletra algumas palavras diferentemente do DNA nuclear, o que pode explicar (ou pode pelo menos ter relação com) as origens incomuns das mitocôndrias.

Plantas, bactérias e alguns poucos microrganismos também usam grafias incomuns para um ou mais aminoácidos. Por outro lado, o modo pelo qual o código é lido — influenciado pela sua natureza degenerada, com oscilações, sem sinais de pontuação e usando um quadro de leitura específico — é o mesmo. Conforme os cientistas realizam o sequenciamento de DNA para diversos organismos (veja o Capítulo 8), mais grafias incomuns provavelmente virão à tona.

Capítulo 11

Expressão Gênica: Que Par de Genes Fofos!

Neste Capítulo

- Limitando as atividades dos genes aos seus devidos lugares
- Controlando os genes antes e depois da transcrição

Cada célula no seu corpo (com muito poucas exceções) carrega o conjunto inteiro de instruções genéticas para fazer, bem, tudo sobre você. Suas células oculares contêm os genes para o crescimento do cabelo. Suas células nervosas contêm os genes para ativar a divisão celular — mesmo assim, as suas células nervosas não se dividem (sob condições normais; veja o Capítulo 14 para saber o que acontece quando as coisas dão errado). Os genes que supostamente estão ativos em certas células são ativados apenas quando necessários e então desativados novamente, assim como a luz em uma sala quando você sai dela.

Então por que os globos oculares não são cabeludos? A resposta se resume à expressão gênica. *A expressão gênica* é como os genes fazem os seus produtos no momento certo e no lugar certo. Este capítulo examina como os seus genes funcionam e o que os controla.

Deixando Seus Genes sob Controle

LEMBRE-SE

A expressão gênica ocorre por toda a vida de um organismo, iniciando bem no seu começo. Quando um organismo se desenvolve — primeiro como um *zigoto* (o óvulo fertilizado) e mais tarde como um embrião ou feto — os genes são ativados para regular o processo. Primeiramente, todas as células são exatamente as mesmas, mas as características mudam rapidamente (as células que têm a habilidade de se tornar qualquer tipo de tecido são *totipotentes*; veja o Capítulo 20 para mais sobre totipotência). As células recebem as instruções do seu DNA para se tornar certos tipos de tecidos, como pele, coração e ossos. Depois que o tipo de tecido é decidido, certos genes em cada célula se tornam ativos e outros são desativados permanentemente. Isso porque a expressão gênica é altamente *tecido-específica*, o que quer dizer que os genes estão ativos apenas em certos tecidos ou em estágios particulares do desenvolvimento.

Em parte, a natureza tecido-específica da expressão gênica é por causa da localização — os genes nas células respondem a sinais das células ao seu redor. Além da localização, alguns genes respondem a sinais do ambiente; outros genes estão programados para serem ativados e, então, desativados em um certo estágio do desenvolvimento. Considere, por exemplo, os genes que codificam a hemoglobina.

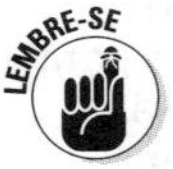

O seu genoma (o seu conjunto completo de informação genética) contém um grande grupo de genes no qual todos codificam diversos componentes da grande proteína chamada *hemoglobina*, que carrega oxigênio no seu sangue. A hemoglobina é uma estrutura complexa que consiste de dois tipos diferentes de proteínas que são dobradas e unidas em pares. Durante o seu desenvolvimento, nove genes para a hemoglobina interagiram em momentos diferentes para fazer três tipos de hemoglobina. As mudanças no ambiente fazem com que seja necessário você ter três tipos diferentes de hemoglobina em estágios diferentes da sua vida.

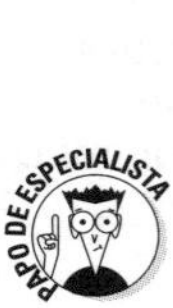

Quando você ainda era um embrião, a sua hemoglobina era composta principalmente de hemoglobina épsilon (usa-se letras gregas para se identificar os diferentes tipos de hemoglobina). Depois de cerca de três meses de desenvolvimento, o gene da hemoglobina épsilon foi desativado em prol dos genes da hemoglobina fetal (alfa e gama). *(A hemoglobina fetal* consiste de duas proteínas — duas alfas e duas gamas — dobradas e unidas em uma unidade funcional.) Quando você nasceu, o gene que produzia a hemoglobina gama foi desativado, e o gene da hemoglobina beta, que funciona pelo resto da sua vida, foi ativado.

Luz e calor

Os organismos têm que responder rapidamente às mudanças no ambiente a fim de sobreviver. Quando as condições externas ativam os genes, trata-se de um processo chamado *indução*. As respostas à luz e ao calor são dois tipos de indução que os cientistas compreendem particularmente bem.

Quando um organismo é exposto a temperaturas altas, uma variedade de genes entra imediatamente em ação para produzir *proteínas de choque térmico* (ou *heat-shock proteins*, em inglês). O calor tem o desagradável efeito de desfigurar as proteínas, tornando-as incapazes de funcionar adequadamente, referindo-se a isso como *desnaturação*. Proteínas de choque térmico são produzidas por aproximadamente 20 genes diferentes e agem para impedir que outras proteínas também se tornem desnaturadas. Proteínas de choque térmico também podem reparar proteínas danificadas e dobrar as proteínas novamente para trazê-las de volta à vida. Respostas ao choque térmico são melhor estudadas em moscas-das-frutas, mas os seres humanos têm um grande número de genes de choque térmico também. Esses genes protegem você dos efeitos do estresse e dos poluentes.

Os seus ritmos diários de dormir e acordar são controlados, em parte, pela luz. Até mesmo o câncer pode ter uma conexão com a luz. Quando você é exposto à luz durante a noite, a sua produção normal de melatonina (um hormônio que regula o sono, entre outras coisas) é perturbado. Como resposta, um gene chamado *period* (em português, literalmente, ponto final, assim chamado porque controla os ritmos circadianos) é desativado. A atividade alterada do gene period está ligada ao câncer de mama, assim como à função alterada do sistema imune. A incidência crescente de câncer de mama em mulheres que trabalham em turnos noturnos foi tão dramática que os pesquisadores consideraram o turno de trabalho noturno como um provável carcinogênico.

Os genes que controlam a produção de todas essas hemoglobinas estão em dois cromossomos, 11 e 16 (veja a Figura 11-1). Esses genes, em ambos os cromossomos, são ativados em ordem, começando na extremidade 5' do grupo da hemoglobina embrionária. A hemoglobina adulta é produzida pelo último conjunto de genes na extremidade 3'.

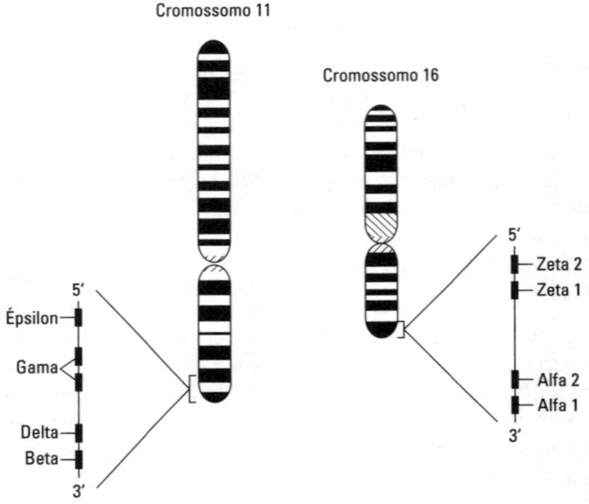

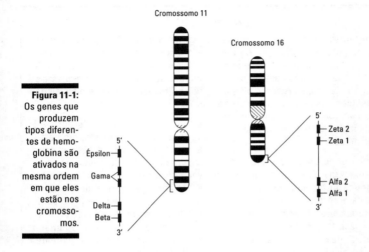

Figura 11-1: Os genes que produzem tipos diferentes de hemoglobina são ativados na mesma ordem em que eles estão nos cromossomos.

Controle Transcricional da Expressão Gênica

LEMBRE-SE

A maior parte do controle gênico nos eucariotos, como você e eu, ocorre durante a transcrição. Quando um gene está "ligado", ele está sendo transcrito. Quando um gene está "desligado", a transcrição está suspensa. O único modo pelo qual as proteínas (a matéria da qual o fenótipo é feito; veja o Capítulo 10) podem ser produzidas durante a tradução é através do trabalho do RNA mensageiro (RNAm). A transcrição produz os RNAm usados na tradução, portanto, quando a transcrição está acontecendo, a tradução está agindo e a expressão gênica está ligada. Quando a transcrição é parada, a expressão gênica também é desligada. O momento da transcrição pode ser controlado por vários fatores, incluindo:

- Acessibilidade ao DNA
- Regulação de outros genes
- Sinais enviados aos genes a partir de outras células por meio de hormônios

LEMBRE-SE

O DNA precisa se descompactar um pouco da sua forma superempacotada para estar disponível para que a transcrição ocorra.

Hormônios ativam os genes

LEMBRE-SE

Os *hormônios* são produtos químicos complexos que controlam a expressão gênica. Eles são secretados por uma ampla variedade de tecidos no cérebro, gônadas (órgãos ou glândulas, assim como os ovários e os testículos, que produzem células reprodutivas) e outras glândulas por todo o corpo. Os hormônios circulam na corrente sanguínea e podem afetar tecidos muitos distantes dos sítios de produção deles. Desse modo, eles podem afetar os genes em muitos tecidos diferentes simultaneamente. Essencialmente, os hormônios agem como um interruptor principal para a regulação dos genes pelo corpo todo. Dê uma olhada no box "Hormônios fazem os seus genes ficarem malucos" para mais sobre os efeitos que os hormônios têm sobre o seu corpo.

Alguns hormônios são moléculas tão grandes que elas frequentemente não conseguem atravessar diretamente para dentro das células. Essas moléculas grandes de hormônios dependem de proteínas receptoras dentro das células para transmitir suas mensagens por elas em um processo chamado *transdução de sinal*. Outros hormônios, como os esteroides, são solúveis em gordura e pequenos; assim, eles passam com facilidade diretamente para dentro das células para se prenderem às proteínas receptoras. As proteínas receptoras (e os hormônios pequenos o bastante para entrar nas células por conta própria) formam um complexo que se move para dentro do núcleo celular para agir como um fator de transcrição a fim de ativar genes específicos.

Hormônios fazem os seus genes ficarem malucos

Dioxinas são produtos químicos de vida longa que são liberados no ambiente através da incineração de lixos, queima de carvão em usinas termoelétricas, produção de papel e operações de fundição de metais, só para citar alguns. Acontece que a dioxina consegue imitar estrogênios e ativar genes por conta própria. Isso é assustador porque significa que a dioxina pode causar câncer e defeitos de nascença.

A dioxina é um produto químico com uma infeliz afinidade por gordura. Os animais armazenam dioxina em suas células adiposas, assim, a maior parte da dioxina a qual você é exposto vem da comida que você come. Carnes e laticínios são os piores infratores, mas peixes gordurosos às vezes também contêm níveis elevados. Já se sabe há muito tempo que as dioxinas afetam os estrogênios, os hormônios que controlam a reprodução em mulheres e, até certo ponto, também nos homens. A boa notícia é que os níveis de dioxina estão diminuindo. As emissões de dioxina têm caído em 90 por cento nos últimos 18 anos. Infelizmente, a dioxina que já está presente no ambiente se decompõe tão devagar que provavelmente ela vai continuar a existir por mais um bom tempo.

Os genes que reagem aos sinais hormonais são controlados por sequências de DNA chamadas *elemento de resposta hormonal* (HREs, do inglês Hormone Response Elements). Os HREs estão alojados perto dos genes que regulam e se ligam ao complexo hormônio-receptor. Diversos HREs podem influenciar o mesmo gene — de fato, quanto mais HREs estiverem presentes, mais rápido ocorre a transcrição naquele gene particular.

Controle Genético Perdido na Tradução

A tradução do RNAm em aminoácidos é um passo crítico na expressão gênica. Mas, às vezes, os genes são regulados durante ou até mesmo depois da tradução.

Modificando onde a tradução ocorre

Um modo pelo qual a regulação gênica ocorre é através da restrição espacial de RNAm à certas partes do citoplasma. Desse modo, as proteínas produzidas pela tradução são encontradas apenas em algumas partes da célula, limitando a sua utilidade. Os embriões usam essa estratégia para guiar o seu próprio desenvolvimento. As proteínas são produzidas em sítios diferentes do óvulo para criar a parte de frente e de trás, por assim dizer, do embrião.

Modificando quando a tradução ocorre

Só porque um RNAm consegue chegar ao citoplasma não quer dizer que ele é automaticamente traduzido. A expressão de alguns genes é limitada por certas condições que impedem a tradução de acontecer. Por exemplo, um óvulo não fertilizado contém muitos RNAm fornecidos pela fêmea. A tradução ocorre de fato no óvulo não fertilizado, mas ela é seletiva e lenta. Tudo isso muda quando aparece o espermatozoide e ele fertiliza o óvulo: RNAm preexistentes são incorporados pelos ribossomos em espera, que são sinalizados pelo processo de fertilização. Novas proteínas são, então, produzidas rapidamente a partir dos RNAm maternos.

Existem dois modos de controlar a expressão gênica através do controle da tradução:

- A maquinaria que executa a tradução, tais como as proteínas iniciadoras que interagem com os ribossomos, é modificada para aumentar ou diminuir o quão efetivamente a tradução ocorre.
- O RNAm carrega uma mensagem que controla quando e como ele é traduzido.

Todos os RNAm carregam sequências curtas nas suas extremidades 5' que não são traduzidas, e essas sequências podem carregar mensagens sobre o momento certo para a tradução. As sequências não traduzidas são reconhecidas com ajuda dos fatores de iniciação da tradução que ajudam a montar o ribossomo no códon de iniciação do RNAm. Algumas células produzem RNAm, mas atrasam a tradução até que certas condições sejam cumpridas. Algumas células respondem aos níveis dos produtos químicos aos quais a célula é exposta. Por exemplo, a proteína que se liga ao ferro no sangue é produzida por tradução apenas quando o ferro está disponível, mesmo que os RNAm estejam sendo produzidos o tempo todo. Em outros casos, a condição do organismo envia a mensagem que controla o momento para a tradução. Por exemplo, a insulina, o hormônio que regula os níveis de açúcar no sangue, controla a tradução, mas, quando a insulina está ausente, os fatores de tradução trancam os RNAm necessários e impedem que a tradução ocorra. Quando a insulina chega em cena, os fatores de tradução liberam os RNAm, e a tradução continua acontecendo sem impedimentos.

Modificando a forma da proteína

As proteínas produzidas pela tradução são a forma final da expressão gênica. A função das proteínas, e, portanto, a expressão gênica, pode ser modificada de dois modos: ao se alterar a forma da proteína ou ao se adicionar componentes à proteína. Os produtos da tradução, as cadeias de aminoácidos, podem ser dobrados de diversos modos para afetar as suas funções. Diversos componentes — cadeias de carboidratos, fosfatos e metais como o ferro — podem ser adicionados à cadeia, alterando também a sua função. Ocasionalmente, o processo de se dobrar as proteínas pode dar horrivelmente errado: para uma explicação de um dos produtos mais assustadores desse tipo de erro, a doença da vaca louca, confira o box "Proteínas que deram errado".

Proteínas que deram errado

A doença de Cruetzfeldt-Jakob (DCJ) é uma anomalia assustadora do cérebro. Os doentes primeiro experimentam perda de memória e ansiedade, e, finalmente, desenvolvem tremores e perdem as funções intelectuais. A DCJ é a forma humana do que é popularmente conhecido como *doença da vaca louca*. O patógeno não é uma bactéria, vírus ou parasita — é uma proteína infecciosa chamada *príon*. Um dos aspectos mais assustadores dos príons é que eles parecem ser capazes de se replicarem por conta própria ao sequestrar proteínas normais e dobrá-las novamente.

O gene que codifica a proteína príon é encontrado em muitos organismos diferentes, incluindo humanos. Depois que ele sofre mutação (e o que a versão sem mutação faz não está realmente claro), a proteína produzida por ele se dobra em uma forma incomum e achatada. Depois que uma proteína príon é adquirida, o príon pode sequestrar produtos normais de genes príon sem mutação, tornando-os também monstros mal dobrados. As proteínas príon se grudam no cérebro do organismo afetado e, eventualmente, há resultados fatais. Como se esse resultado não fosse assustador o bastante, parece que os príons podem pular de uma espécie para outra.

Os cientistas estão bastante certos de que algumas das vacas originalmente infectadas pela doença da vaca louca a contraíram ao comer ração contaminada com carne de ovelhas. As ovelhas mortas estavam infectadas com um príon que causa mais uma doença asquerosa, chamada *scrapie* (ou paraplexia enzoótica dos ovinos), que destrói o cérebro dos animais infectados. Os cientistas acreditam que quando humanos consomem produtos de carne de vacas afetadas pela doença da vaca louca, os príons na carne podem migrar para o corpo humano e continuar a fazer o seu trabalho sujo.

Parte III

A Genética e a Sua Saúde

A 5ª Onda Por Rich Tennant

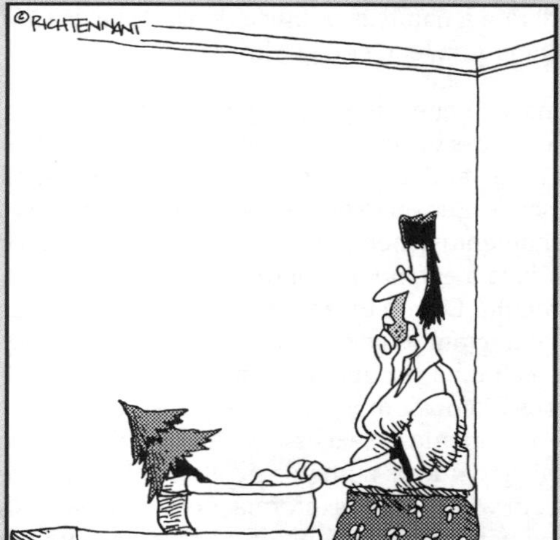

"Você pode fazer todos os exames de DNA que quiser, Pinóquio, mas eu ainda tenho a sensação de que esse filho é seu ".

Nesta parte...

A genética afeta a sua vida de forma cotidiana. Vírus, bactérias, parasitas e doenças hereditárias, todos elas têm origem no DNA. É por isso que, assim que os cientistas desvendaram a natureza química do DNA, havia sido dada a largada para se ler o código diretamente.

A informação genética é usada para rastrear, diagnosticar e tratar doenças genéticas. Os capítulos nesta parte o ajudam a desvendar as misteriosas conexões entre o DNA e a sua saúde. Eu vou explicar como os profissionais do aconselhamento genético leem a sua árvore genealógica para ajudá-lo a entender melhor o histórico médico da sua família. Eu vou tratar dos modos pelos quais as mutações alteram os genes e as consequências dessas mudanças. E uma vez que sérios problemas surgem quando os cromossomos não são repartidos do modo usual — resultando no excesso ou na falta deles —, eu vou explicar o que os números significam. Finalmente, vou dividir com você algumas informações empolgantes sobre como a genética pode algum dia remodelar os tratamentos médicos na forma de terapias gênicas.

Capítulo 12

Aconselhamento Genético

Neste Capítulo

- Compreendendo o que os profissionais do aconselhamento genético fazem
- Examinando árvores genealógicas para tipos diferentes de herança
- Explorando opções de exames genéticos

Se você está pensando em começar uma família ou acrescentar mais um membro à sua ninhada, você pode estar se perguntando como os seus baixinhos vão ser. Eles vão ter os seus olhos ou o seu tipo de cabelo? Se você souber o seu histórico médico familiar, também pode ter preocupações significativas sobre doenças como a fibrose cística, Tay-Sachs ou anemia falciforme. Você pode estar preocupado com a sua própria saúde também, conforme você conhece novas histórias tratando de câncer, doenças cardíacas e diabetes, por exemplo. Todas essas preocupações giram em torno da genética e da herança de uma predisposição a uma determinada doença, ou da herança de uma anomalia em si.

Os profissionais do aconselhamento genético são especial e rigorosamente treinados para ajudar as pessoas a entenderem os aspectos genéticos dos seus históricos médicos familiares. Este capítulo explica o processo de aconselhamento genético, incluindo como os profissionais geram árvores genealógicas e estimam a probabilidade de herança e como os exames genéticos são feitos quando se suspeita de anomalias genéticas.

Conhecendo os Profissionais do Aconselhamento Genético

Goste ou não, você tem uma família. Você tem uma mãe e um pai, avós e talvez até seus próprios filhos. Você pode não pensar neles, mas você também tem centenas de ancestrais — pessoas que você nunca viu — cujos genes você carrega e pode passar aos descendentes nos séculos que estão por vir.

Os profissionais do aconselhamento genético ajudam pessoas como você e eu a examinar os nossos históricos médicos familiares e identificar condições hereditárias. Eles trabalham com uma equipe médica, incluindo médicos e enfermeiros, para interpretar os históricos médicos dos pacientes e suas famílias. Embora não sejam treinados como geneticistas, eles geralmente têm um mestrado em aconselhamento genético e um conhecimento extenso em genética (e podem resolver problemas da área em um piscar de olhos), para que possam apontar padrões que sinalizam uma anomalia hereditária (para mais sobre aconselhamento genético e outras carreiras em genética, veja o Capítulo 1).

Os profissionais do aconselhamento genético realizam diversas funções, incluindo:

- Construir e interpretar árvores genealógicas, algumas vezes chamadas de *genealogias ou heredogramas*, para avaliar a probabilidade de diversas condições hereditárias serem (ou terem sido) passadas a uma geração em particular.
- Aconselhar famílias sobre as opções de diagnóstico e tratamento de condições genéticas.

Os médicos geralmente encaminham ao aconselhamento genético pessoas ou pacientes com o seguinte perfil:

- Casais que estão preocupados quanto à exposição a substâncias conhecidas por causar defeitos congênitos (como radiação, vírus, medicamentos e produtos químicos).
- Casais que passaram por mais de um aborto ou parto de natimorto, ou que têm problemas de fertilidade.

- Os pais de uma criança que apresenta sintomas de uma anomalia genética.
- Pessoas com histórico familiar de uma determinada anomalia, como a fibrose cística, que estão planejando ter filhos.
- Pessoas com um histórico familiar de doenças hereditárias como o mal de Parkinson ou certos cânceres como o de mama, de ovário ou de cólon, que podem querer realizar exames genéticos para determinar o seu risco de desenvolver a doença.
- Mulheres acima dos 35 que estão grávidas ou planejando uma gravidez.
- Mulheres que tiveram um exame de rastreamento (como o ultrassom) anormal durante a gravidez.

Eu trato de muitas razões científicas para a herança de anomalias genéticas em outras partes deste livro. As mutações dentro dos genes são a raiz de muitas anomalias genéticas (incluindo a fibrose cística, a doença de Tay-Sachs e a anemia falciforme), e eu vou tratar da mutação em detalhes no Capítulo 13. Eu vou discutir as causas e os mecanismos genéticos do câncer no Capítulo 14. Vou explicar as anomalias cromossômicas como a síndrome de Down, a trissomia do cromossomo 13 e a Síndrome do X frágil no Capítulo 15. Finalmente, vou abordar os tratamentos com terapia gênica para as anomalias hereditárias no Capítulo 16.

Construindo e Analisando uma Árvore Genealógica

Frequentemente, o primeiro passo no aconselhamento genético é desenhar uma árvore genealógica. A árvore geralmente começa com a pessoa para quem a árvore é desenhada: essa pessoa é chamada *probando*. O probando pode ser uma criança recém-diagnosticada, uma mulher planejando uma gravidez ou até mesmo uma pessoa saudável que está curiosa quanto aos riscos de doenças hereditárias. Frequentemente, o probando é simplesmente a pessoa que se encontra com o profissional do aconselhamento genético e fornece as informações usadas para desenhar a árvore genealógica. A posição do probando na árvore genealógica é sempre indicada por uma seta, e ele ou ela pode ou não ser afetado por uma anomalia hereditária.

Os profissionais do aconselhamento genético usam uma variedade de símbolos nas árvores genealógicas para indicar traços e características pessoais. Por exemplo, certos símbolos indicam sexo, portadores de genes, se a pessoa está morta e se o histórico médico familiar é desconhecido. A maneira pela qual os símbolos estão conectados mostra relações entre as pessoas, como qual prole pertence a quais pais, se alguém é adotado e se alguém é um gêmeo. Confira a Figura 12-1 para mais detalhes dos símbolos tipicamente usados na análise de heredogramas.

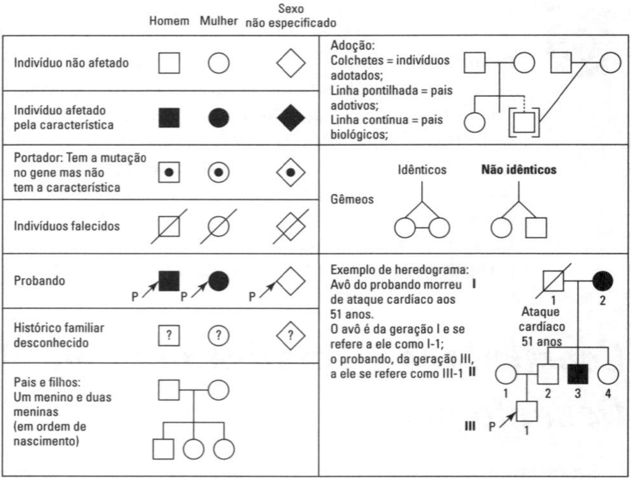

Figura 12-1: Símbolos comumente usados na análise de heredogramas.

Em um heredograma típico, a idade ou data de nascimento de cada pessoa é anotada na árvore. Se falecida, a idade da pessoa à época da morte e a causa da morte são listadas. Algumas características genéticas são mais comuns em algumas regiões do mundo, logo, é útil incluir todos os tipos de detalhes sobre o histórico da família no heredograma, como de quais países as pessoas emigraram ou qual é a relação entre elas. Cada membro da família deve ser listado, juntamente com qualquer informação médica conhecida sobre cada pessoa, incluindo a idade na qual certos problemas médicos ocorreram. No exemplo da Figura 12-1, o avô do probando morreu de ataque cardíaco aos 51 anos. Incluir essa informação cria um registro de todas as anomalias relacionadas à árvore genealógica tornando mais provável o profissional detectar toda e qualquer doença hereditária presente na família (informações médicas não aparecem na Figura 12-1, mas geralmente são uma parte da árvore).

Problemas médicos frequentemente listados nos heredogramas incluem:

- Alcoolismo ou vício em drogas
- Asma
- Defeitos congênitos, abortos ou natimortos
- Câncer
- Doenças cardíacas, pressão sanguínea alta ou derrame
- Doenças renais
- Doença ou retardo mental

Casais humanos têm poucos filhos se comparados a outros animais e começam a produzir sua prole depois de uma infância um tanto longa. Os geneticistas raramente observam nos seres humanos proporções exatas de prole (como quatro irmãos, sendo três afetados e um não afetado) que correspondem àquelas observadas nos animais (dê uma olhada nos Capítulos 3 e 4 para saber mais sobre as proporções de prole). Portanto, os profissionais do aconselhamento genético precisam procurar por sinais muito sutis para detectar padrões particulares de herança nos seres humanos.

Quando o profissional do aconselhamento genético sabe que tipo de anomalia ou traço está envolvido, ele pode determinar a probabilidade de uma pessoa possuir a característica e de passá-la aos seus filhos (às vezes, a anomalia não é identificada, como quando uma pessoa tem um histórico familiar de "problema cardíaco", mas não tem um diagnóstico preciso). Os profissionais usam os seguintes termos para descrever os indivíduos em um heredograma:

- **Afetado:** Qualquer pessoa que tenha a anomalia investigada.
- **Heterozigoto:** Qualquer pessoa que possua uma cópia do gene mutado que condiciona a anomalia (um alelo; veja o Capítulo 2 para mais detalhes). Um heterozigoto não afetado é chamado *portador*.
- **Homozigoto:** Qualquer pessoa que possua duas cópias do alelo para uma anomalia. Essa pessoa também pode ser descrita como *homozigota*.

O modo pelo qual a maioria das anomalias genéticas humanas é passada às gerações posteriores — o *modo de herança* — está bem estabelecido. Depois que um profissional de aconselhamento genético determina quais membros da família são afetados ou são prováveis portadores, é relativamente fácil determinar a probabilidade de uma outra pessoa ser um portador ou de herdar a anomalia.

Nas seções seguintes, vou explorar os modos de herança para as anomalias genéticas humanas, como os profissionais do aconselhamento genético mapeiam esses modos e como você (e o profissional) pode descobrir a probabilidade de passar essas características aos seus filhos. Para conhecimentos adicionais sobre cada um desses modos de herança e a questão da herança em geral, veja os Capítulos de 3 a 5.

Características autossômicas dominantes

Uma característica ou anomalia *dominante* é aquela que é expressa (ou que se manifesta) em qualquer um que herde a mutação para aquela característica. *Autossômico dominante* quer dizer que o gene é carregado em um cromossomo que não o cromossomo sexual (o que significa não ser X ou Y; veja o Capítulo 3 para mais detalhes). Nos heredogramas humanos, traços autossômicos dominantes têm algumas características típicas:

- Crianças afetadas nascem de um pai ou mãe afetado.
- Tanto homens como mulheres são afetados na mesma proporção.
- Se nenhum dos pais for afetado, geralmente nenhum dos filhos é.
- O traço não pula gerações.

A Figura 12-2 mostra o heredograma de uma família com uma característica autossômica dominante. Na figura, as pessoas afetadas estão sombreadas e você pode ver claramente como apenas os pais afetados têm crianças afetadas. A característica pode ser passada a uma criança tanto pelo pai quanto pela mãe. Geralmente, pais afetados têm 50 por cento de chance de passar uma característica ou anomalia autossômica dominante para cada criança.

Algumas anomalias autossômicas dominantes comuns são:

- Acondroplasia, uma forma de nanismo.
- Doença de Huntington, uma doença progressiva e fatal que afeta o cérebro e o sistema nervoso.
- Síndrome de Marfan, uma anomalia que afeta o sistema esquelético, coração e olhos.
- Polidactilia, ou dedos extras nas mãos e nos pés.

O padrão normal de herança autossômica dominante tem três exceções:

- **Penetrância reduzida:** *A penetrância* é a porcentagem de indivíduos que têm um determinado gene (genótipo) e que de fato apresenta a característica física ditada pelo gene (ou, cientificamente falando, que expressa o gene como fenótipo; veja o Capítulo 3 para um resumo de termos genéticos). Muitas características autossômicas dominantes têm penetrância completa, o que significa que cada pessoa que herde o gene vai apresentar a característica. Mas algumas características têm *penetrância reduzida*, o que quer dizer que apenas uma certa porcentagem dos indivíduos que herdam o gene vai apresentar o fenótipo. Quando uma anomalia autossômica dominante apresenta penetrância reduzida, o fenótipo pula gerações.
- **Mutações novas:** No caso de mutações novas que sejam autossômicas dominantes, as características aparecem pela primeira vez em uma certa geração e podem aparecer em todas as gerações a partir daquela. Você pode ir para o Capítulo 13 para descobrir mais detalhes sobre as mutações — como elas ocorrem e como são passadas adiante.

- **Expressividade variável:** A expressividade é o grau em que uma característica é expressa. Algumas condições podem não ser diagnosticadas em gerações anteriores porque a condição é tão branda que passa despercebida. Volte ao Capítulo 4 para descobrir mais sobre expressividade.

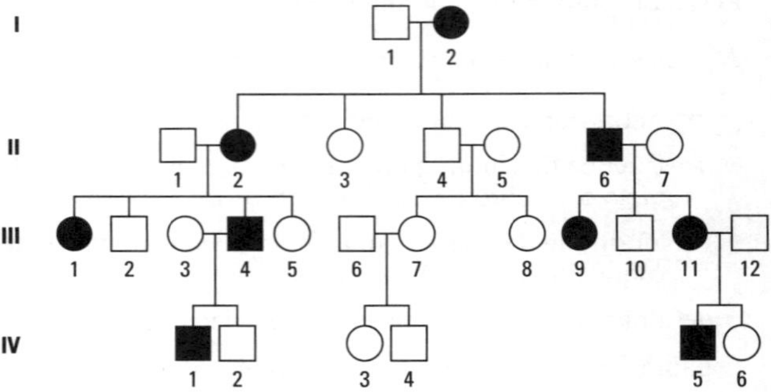

Figura 12-2: Uma árvore genealógica típica com um padrão de herança autossômico dominante.

Características autossômicas recessivas

Anomalias recessivas são expressas apenas quando um indivíduo herda duas cópias identicamente alteradas (ou mutadas) do gene que causa a anomalia. Diz-se então que o indivíduo é *homozigoto* para aquele gene (veja o Capítulo 3 para mais detalhes sobre herança). Assim como as anomalias autossômicas dominantes, as anomalias autossômicas recessivas são codificadas em genes encontrados em cromossomos que não os sexuais. Nos heredogramas, como o apresentado na Figura 12-3, as anomalias autossômicas recessivas têm tipicamente as seguintes características:

- Crianças afetadas nascem de pai ou mãe não afetados.
- Tanto homens quanto mulheres são afetados na mesma proporção.
- As crianças que nascem de pais aparentados têm maior probabilidade de serem afetadas do que aquelas cujos pais têm origens diferentes.
- A anomalia ou característica pula uma ou mais gerações, ou está presente em uma só geração (irmãos).

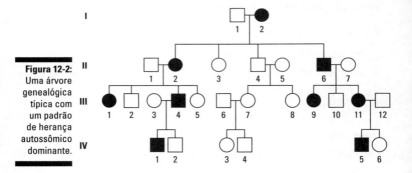

A probabilidade de se herdar uma anomalia autossômica recessiva varia dependendo de quais alelos os pais carregam (veja o Capítulo 3 para todos os detalhes de como as probabilidades da herança são calculadas).

- **Quando ambos os pais são portadores,** cada criança nascida desse casal tem 25 por cento de chance de ser afetada.
- **Quando um dos pais é portador e o outro não,** cada criança tem 50 por cento de chance de ser portadora. Nenhuma criança será afetada.
- **Quando um dos pais é portador e o outro é afetado,** cada criança tem 50 por cento de chance de ser afetada. Todas as crianças não afetadas dessa união serão portadoras.
- **Quando um dos pais é afetado e o outro não (e não é portador),** todas as crianças nascidas desse casal serão portadoras. Nenhuma criança será afetada.

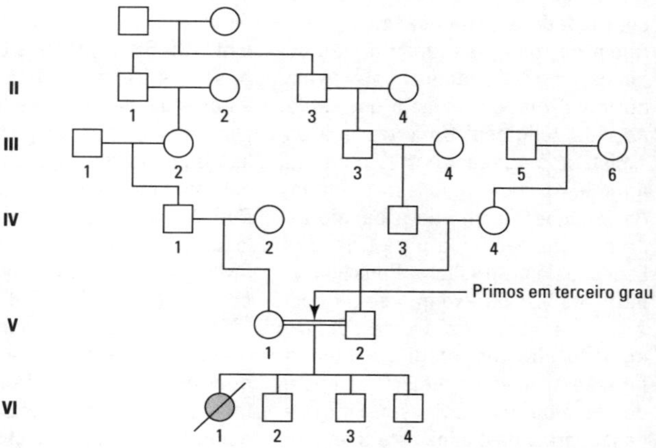

Figura 12-3: Uma anomalia autossômica recessiva típica em uma árvore genealógica.

A fibrose cística (FC) é uma anomalia autossômica recessiva que causa problemas pulmonares e digestivos graves em pessoas afetadas. Assim como em todas as anomalias autossômicas recessivas, se ambos os membros de um casal forem portadores para fibrose cística, eles têm 25 por cento de chance de terem um filho afetado a cada gravidez. Isso ocorre porque tanto o homem quanto a mulher são heterozigotos para o alelo que codifica a fibrose cística, e cada um tem 50 por cento de probabilidade de transmitir o alelo FC. Você pode calcular a probabilidade de *ambos* os membros do casal contribuírem com alelos FC em uma fertilização ao multiplicar a probabilidade de cada evento independente. A probabilidade de o pai transmitir o seu alelo FC é de 50 por cento, ou 0,5; a probabilidade de a mãe transmitir o seu alelo FC também é de 50 por cento, ou 0.5. A probabilidade de ambos transmitirem seus alelos FC é de 0,5 x 0,5 = 0,25 ou 25 por cento. Para mais detalhes sobre como calcular as probabilidades de herança, volte para os Capítulos 3 e 4.

ESTUDO DE CASO

Anomalias genéticas em populações pequenas

Os Amish da Pensilvânia não têm eletricidade em suas casas, não dirigem carros e não usam e-mail ou celulares. Eles simplesmente vivem no mundo moderno com um estilo de vida religioso. Uma vez que os Amish só se casam entre si, certas anomalias genéticas são comuns. As famílias Amish vão a cavalo ou de carroça à Clínica para Crianças Especiais em Strasburg, Pensilvânia, para realizar os exames genéticos. Ao se conveniarem a uma companhia de alta tecnologia, a clínica fornece exames genéticos rápidos e de baixo ou nenhum custo. Entre as descobertas da clínica está o fato de os Amish da Velha Ordem do sudeste da Pensilvânia sofrerem de uma síndrome de morte súbita infantil (SMSI). No total, a comunidade Amish de Belleville amargou a perda de mais de 21 bebês (uma família perdeu seis crianças para a anomalia). Os pesquisadores do Translational Genomics Research Institute, em Phoenix, Arizona, foram capazes de localizar o gene mutado que causa a SMSI usando uma tecnologia de microarranjo. Infelizmente, não existe ainda um tratamento para esse tipo de SMSI, mas a terapia gênica (da qual eu trato no Capítulo 16) pode oferecer esperança para populações pequenas como os Amish.

Algumas anomalias autossômicas recessivas são mais comuns entre pessoas de certos grupos étnicos ou religiosos porque as pessoas que pertencem a esses grupos tendem a se casar entre si. Depois de muitas gerações, todos dentro do grupo compartilham da mesma ascendência. Quando primos ou outros parentes próximos se casam, refere-se a essas relações como sendo *consanguíneas* (que significa "mesmo sangue"). Geralmente, as pessoas que são mais distantemente aparentadas do que primos em quarto grau não são consideradas como "aparentadas", mas, na verdade, essas pessoas ainda compartilham alelos de um ancestral comum. Quando as populações são fundadas por um grupo um tanto pequeno de pessoas, esses grupos frequentemente têm maiores proporções de determinadas anomalias genéticas do que a população em geral; para mais detalhes, dê uma olhada no box "Anomalias genéticas em populações pequenas". Nesses casos, as anomalias autossômicas recessivas podem não mais pular gerações, pois muitas pessoas são heterozigotas e, portanto, portadoras da anomalia.

Características recessivas ligadas ao X

Os homens são XY e, portanto, têm apenas uma cópia do cromossomo X; eles não têm um segundo X para compensar a expressão de um alelo mutante no X afetado. Assim, de modo similar às anomalias autossômicas dominantes, as anomalias recessivas ligadas ao X expressam a característica por completo nos homens, embora eles não sejam homozigotos. As mulheres raramente apresentam anomalias recessivas ligadas ao X porque ser homozigoto para a anomalia é muito raro. Nos heredogramas, as anomalias recessivas ligadas ao X têm as seguintes características:

- Filhos afetados nascem de mães não afetadas.
- Muito mais homens do que mulheres são afetados.
- A característica *nunca* é passada de pai para filho.
- A anomalia pula uma ou mais gerações.

Casais não afetados podem ter filhas não afetadas e um ou mais filhos afetados. As mulheres que são portadoras frequentemente têm irmãos com a doença, mas se as famílias forem pequenas, um portador pode não ter familiares próximos afetados. Filhos de pais afetados nunca são afetados, mas as filhas de pais afetados sempre são portadoras porque precisam herdar um de seus cromossomos X do pai. Nesse caso, este cromossomo X sempre vai carregar o alelo para a anomalia. O heredograma na Figura 12-4 é um exemplo clássico de uma família bem pesquisada que possui muitos portadores para a hemofilia, uma anomalia devastadora ligada ao X que impede a coagulação normal do sangue. Para mais sobre as famílias reais cujo histórico é representado na Figura 12-4, veja o box "Uma dor real nos genes".

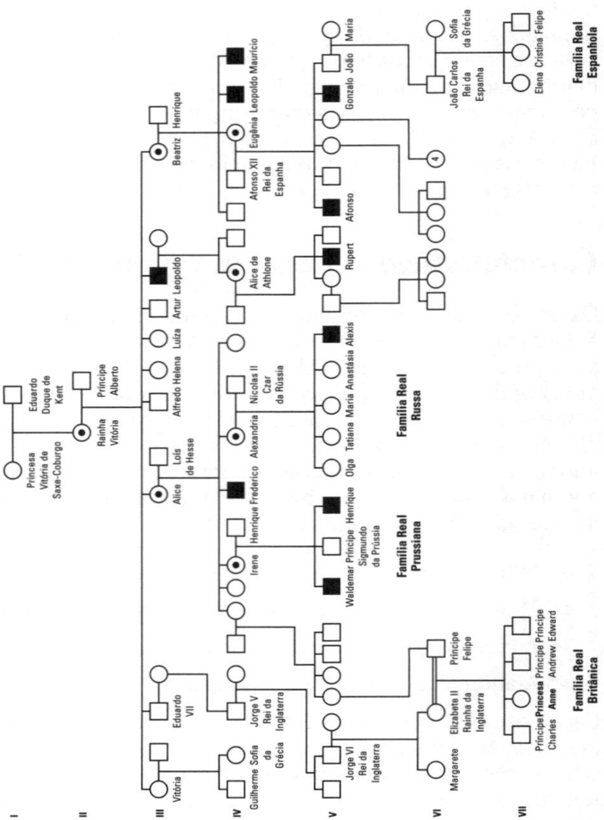

Figura 12-4: A hemofilia, uma anomalia recessiva ligada ao X, percorre o seu caminho através do heredograma das famílias reais da Europa e Rússia.

ESTUDO DE CASO

Uma dor real nos genes

Um dos exemplos mais famosos de uma genealogia ligada ao X é o das famílias reais da Europa e Rússia, que você pode ver na Figura 12-4. A Rainha Vitória da Inglaterra teve um filho afetado com hemofilia. Não está claro de quem a Rainha Victória herdou o alelo; ela pode ter sido vítima de uma mutação genética nova. De qualquer forma, duas das suas filhas eram portadoras e um filho era afetado, Leopoldo. A neta da Rainha Vitória, Alexandra, também era uma portadora. Alexandra se casou com Nicolas Romanov, que se tornou czar da Rússia e eles tiveram cinco filhos: quatro meninas e um menino. O filho, Alexis, sofria de hemofilia.

O papel que a doença de Alexis desempenhou no destino final da sua família é discutível. Claramente, contudo, um dos homens que influenciou a queda da família real russa estava ligado à família como o "médico" de Alexis. Grigori Rasputin era um autoproclamado curandeiro da fé; nas fotografias, ele aparece de olhos bem abertos e profundamente intenso. Costuma-se dizer que ele foi uma fraude, mas, ao mesmo tempo, ele tinha a reputação de ter realizado curas milagrosas, incluindo ter ajudado Alexis a se recuperar de uma crise de sangramento. Apesar do talento de Rasputin para curandeiro, Alexis não viveu até a idade adulta. Pouco tempo depois de a Revolução Russa ter estourado, a família real russa inteira foi assassinada (o próprio Rasputin fora assassinado uns dois anos antes).

Em uma reviravolta final bizarra para o conto dos Romanov, uma equipe de reparos de estradas encontrou os corpos da família em 1979. Curiosamente, estavam faltando dois dos membros da família. Onze pessoas foram supostamente assassinadas por um pelotão de fuzilamento na noite de 16 de julho de 1918: a família real russa (Alexandra, Nicolas e seus cinco filhos), juntamente com três servos e o médico da família. Contudo, os corpos de Alexis e sua pequena irmã, Anastásia, nunca foram encontrados. Usando o perfil de DNA, os pesquisadores confirmaram as identidades de Alexandra e seus filhos ao comparar o DNA mitocondrial destes àquele do descendente vivo da Rainha Vitória, o Príncipe Felipe da Inglaterra. (Para descobrir mais sobre os usos forenses do DNA, vá para o Capítulo 18.)

LEMBRE-SE

A probabilidade da herança de anomalias ligadas ao X depende do sexo. As mulheres têm 50 por cento de probabilidade de passar o gene para cada criança. Os homens determinam o sexo da sua prole, fazendo com que a chance de que qualquer uma de suas crianças seja um menino seja de 50 por cento. Portanto, a probabilidade de uma mãe portadora ter um filho afetado é de 25 por cento (chance de ter um filho = 0,5; chance de um filho herdar o X afetado = 0,5; portanto, 0,5 x 0,5 = 0,25 ou 25 por cento).

Características dominantes ligadas ao X

Assim como as anomalias autossômicas dominantes, as características dominantes ligadas ao X não pulam gerações. Toda pessoa que herda o alelo expressa a anomalia. A árvore genealógica na Figura 12-5 mostra muitas das características das anomalias dominantes ligadas ao X:

- Mães afetadas têm tanto filhos quanto filhas afetadas
- Tanto homens quanto mulheres são afetados
- Todas as filhas de pais afetados são afetadas
- A característica não pula gerações

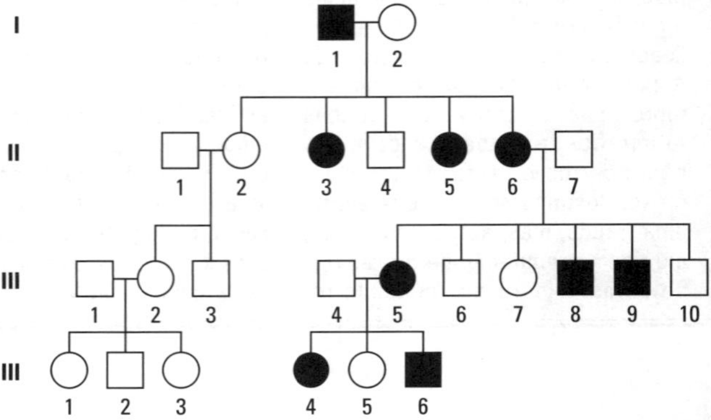

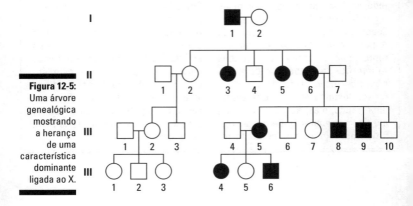

Figura 12-5: Uma árvore genealógica mostrando a herança de uma característica dominante ligada ao X.

LEMBRE-SE

Características dominantes ligadas ao X aparecem mais frequentemente em mulheres do que em homens porque as mulheres podem herdar o X afetado tanto do pai quanto da mãe. Além disso, algumas anomalias são letais em homens que são *hemizigotos* (que têm apenas uma cópia do cromossomo, e não duas; veja o Capítulo 5). Mulheres afetadas têm 50 por cento de chance de ter uma criança afetada de qualquer sexo. Homens nunca passam o seu X afetado aos filhos, portanto, os filhos de pais afetados e mães não afetadas *não* têm chance de serem afetados, em contraste às filhas, que sempre são afetadas. A probabilidade de um homem afetado ter uma criança afetada é de 50 por cento (ou seja, igual à probabilidade de ter uma filha).

Características ligadas ao Y

O cromossomo Y é passado estritamente de pai para filho. Por definição, as características do cromossomo Y são consideradas hemizigóticas. As características do cromossomo Y são expressas como se elas fossem dominantes porque há apenas uma cópia do alelo por homem, não havendo nenhum outro alelo para compensar o efeito do gene. As características ligadas ao Y são fáceis de se reconhecer quando vistas em um heredograma, como o da Figura 12-6, porque elas têm os seguintes padrões:

- Homens afetados passam a característica a todos os seus filhos
- Mulheres jamais serão afetadas
- A característica não pula gerações

LEMBRE-SE

Uma vez que o cromossomo Y é minúsculo e tem relativamente poucos genes, as características ligadas ao Y são muito raras. A maioria dos genes envolvidos controla apenas características masculinas, como a produção de espermatozoides e a formação dos testículos. Se você for mulher e seu pai tiver orelhas cabeludas, você pode relaxar — orelhas cabeludas também são consideradas uma característica ligada ao Y.

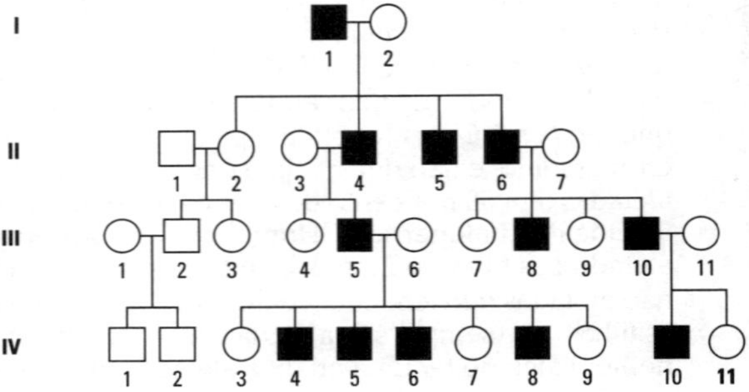

Figura 12-6: Heredograma de uma característica ligada ao Y.

Exames Genéticos para Aviso Prévio

Com o advento de muitas tecnologias novas (algumas das quais nasceram do Projeto Genoma Humano, do qual eu trato no Capítulo 8), os exames genéticos estão mais fáceis e mais baratos do que nunca. Os exames genéticos e o aconselhamento genético frequentemente andam lado a lado. O profissional do aconselhamento genético trabalha para identificar quais anomalias ocorrem na família e, então, os testes genéticos examinam o DNA diretamente para determinar se o gene causador da anomalia está presente. O seu médico pode encaminhar você ou um membro da sua família para a realização de exames genéticos por várias razões, particularmente se você:

- For uma pessoa saudável preocupada com certas anomalias hereditárias no seu grupo étnico ou na sua família, como o câncer de mama ou a doença de Huntington.
- For uma pessoa saudável com um histórico familiar de uma anomalia recessiva e estiver pensando em ter um filho.
- For uma mulher grávida acima de 35 anos.
- For uma pessoa acometida e precisar confirmar um diagnóstico.
- Tiver um bebê que esteja em risco (porque os pais são portadores ou suspeitos de serem).

Exames gerais

Cada pessoa ao redor do mundo carrega um ou mais alelos que causam doenças genéticas. A maioria de nós nunca sabe quais ou quantos alelos carrega. Se você tiver um membro na família afetado por uma anomalia genética rara, particularmente uma anomalia autossômica dominante com penetrância incompleta ou de início tardio, você pode estar vitalmente preocupado sobre qual(is) alelo(s) você carrega. Pessoas não afetadas até o presente momento por certas anomalias podem realizar exames genéticos para saber se elas são portadoras. A maioria dos exames envolve uma amostra de sangue, mas alguns são feitos com uma haste flexível de algodão esfregada contra a parte de dentro das bochechas para obter algumas células cutâneas. Você pode descobrir mais sobre os exames genéticos *para* anomalias hereditárias no Capítulo 13, e sobre os exames para formas hereditárias de câncer no Capítulo 14. Os exames genéticos têm muitas implicações éticas, as quais eu trato no Capítulo 21.

Exame pré-natal

O diagnóstico pré-natal é comumente usado para crianças que ainda não nasceram e cujas mães estejam acima dos 35 anos porque tais mulheres são muito mais propensas do que mulheres mais jovens a terem crianças com anomalias cromossômicas (veja o Capítulo 15). O exame pré-natal é realizado para permitir aos casais terem tempo de decidir sobre os tratamentos a serem administrados tanto durante a gravidez quanto depois do parto de uma criança afetada.

Biópsia de vilo corial e amniocentese

Para um diagnóstico definitivo de uma anomalia genética, o exame necessita de um tecido da pessoa afetada. Dois testes pré-natais comuns usados para se obter um tecido fetal são a *biópsia do vilo corial* (BVC) e a *amniocentese.* Ambos os testes requerem ultrassom para guiar os instrumentos usados para se obter as amostras (veja a seção seguinte para mais informações sobre ultrassom).

- O **BVC** geralmente é feito no final do primeiro trimestre de gravidez (10ª à 12ª semana). Um cateter é inserido pela vagina e guiado à camada externa da placenta, chamada *córion*. Uma suave sucção é usada para coletar uma pequena amostra de tecido corial. O tecido da placenta surge a partir do feto, não da mãe, então as células coletadas permitem estabelecer o número preciso de cromossomos e o perfil genético do feto. As vantagens do BVC são que ele pode ser feito mais cedo do que a maioria dos exames genéticos pré-natais, é extremamente preciso e, uma vez que uma amostra relativamente grande é obtida, os resultados são rapidamente produzidos. O BVC é associado a uma taxa de aborto espontâneo ligeiramente mais alta.
- A **amniocentese** geralmente é feita no início do segundo trimestre de gravidez (a partir da 15ª semana). A amniocentese é usada para obter uma amostra do fluido amniótico que cerca o feto em crescimento, porque o fluido amniótico contém células fetais (células cutâneas que se desprenderam) que podem ser examinadas no teste pré-natal. O fluido é retirado diretamente do útero usando-se uma agulha inserida através do abdômen. Uma vez que as células fetais no fluido estão em uma concentração muito baixa, as células precisam ser cultivadas em laboratório a fim de fornecer tecido suficiente para o exame, o que faz com que os resultados demorem mais (cerca de uma a duas semanas). Mas os resultados são precisos e são raras as complicações (como o aborto) associadas ao procedimento.

Ultrassom

A tecnologia de ultrassom permite aos médicos examinarem visualmente um feto em crescimento, juntamente com a medula espinhal, cérebro e todos os seus órgãos. O ultrassom pode ser feito muito mais cedo na gravidez de uma mulher do que o BVC e a amniocentese.

O ultrassom emite ondas sonoras de frequência extremamente altas através da parede abdominal da mulher. As ondas sonoras batem no feto e voltam para o receptor que, então, converte a "foto" de ondas sonoras em uma imagem visual. Novas tecnologias de ultrassom incluem computadores poderosos que montam uma imagem tridimensional, dando imagens surpreendentemente precisas de características faciais e partes do corpo. O ultrassom geralmente é usado para detectar anomalias genéticas associadas a características físicas e deformidades. O ultrassom pode ser usado a qualquer momento durante a gravidez e é totalmente não invasivo, com muito pouco ou nenhum risco à mãe ou ao bebê.

Triagem de recém-nascidos

Algumas anomalias genéticas são altamente tratáveis usando-se restrições alimentícias. Portanto, todos os recém-nascidos nos Estados Unidos são testados para duas anomalias genéticas comuns e altamente tratáveis: *fenilcetonúria* e *galactosemia*. Ambas as anomalias são autossômicas recessivas.

- A **fenilcetonúria** causa retardo mental devido ao acúmulo de *fenilalanina* (um aminoácido que é parte de uma dieta normal) no cérebro das pessoas afetadas. Uma dieta baixa em fenilalanina permite a essas pessoas viverem suas vidas livres dos sintomas (essa anomalia e o potencial de controlá-la são as razões pelas quais certos refrigerantes dietéticos têm avisos no rótulo quanto a presença de fenilalanina). A fenilcetonúria ocorre em uma a cada 10.000 a 20.000 crianças.
- A **galactosemia** é uma anomalia similar à fenilcetonúria que resulta de uma incapacidade de digerir um dos produtos da lactose (açúcar do leite). Uma dieta livre de lactose permite às pessoas afetadas viverem suas vidas livres dos sintomas. Se não for tratada, a galactosemia resulta em dano cerebral, falha renal e hepática e, frequentemente, morte. A galactosemia ocorre em uma a cada 45.000 crianças.

PAPO DE ESPECIALISTA

O exame que detecta essas duas anomalias não é de fato um exame genético; ao invés disso, os testes são concebidos para procurar pela presença de quantidades anormais de fenilalanina ou galactose — os fenótipos das anomalias. Conforme as tecnologias avançam, esses testes podem ser substituídos por exame direto do DNA por microarranjos.

Capítulo 13

Mutação e Doenças Hereditárias: Coisas que Você Não Pode Mudar

Neste Capítulo

- Considerando os diferentes tipos e causas de mutações
- Percebendo as consequências das mutações e os modos de repará-las
- Olhando para algumas doenças hereditárias comuns

Apesar do que você pode pensar, a mutação é uma coisa boa. *A mutação*, simplesmente uma mudança genética, é responsável por toda a variação fenotípica. A variação nas cores das flores e na altura das plantas, o sabor das diferentes variedades de maçãs, as diferenças entre as raças de cachorros, você escolhe — o processo natural que criou todos esses fenótipos diferentes é a mutação. A mutação ocorre o tempo todo, espontânea e aleatoriamente.

Mas, assim como muitas coisas boas, a mutação também pode ser ruim. Ela pode interromper a atividade normal dos genes e causar doenças como o câncer (vá para o Capítulo 14 para mais detalhes) e defeitos de nascença (veja o Capítulo 15). Neste capítulo, você vai descobrir o que causa as mutações, como o DNA pode se reparar em face à mutação e quais são as consequências quando a tentativa de reparo falha.

Separando os Tipos de Mutações

As mutações são classificadas em duas categorias principais, e é importante ter em mente a distinção entre elas:

- **Mutações somáticas:** As mutações nas células que não geram óvulos ou espermatozoides. As mutações que ocorrem nas células somáticas não são herdáveis — ou seja, as mudanças não podem ser passadas de um genitor para a sua prole —, mas afetam, sim, a pessoa portadora.
- **Mutações em células germinativas:** As mutações em células sexuais (células germinativas, como os óvulos e os espermatozoides; veja o Capítulo 2 para uma geral dos tipos de células) que levam à formação do embrião. Diferente das mutações somáticas, as mutações em células germinativas não afetam os pais. Ao invés disso, elas afetam os filhos da pessoa com a mutação e são herdáveis daquele ponto em diante.

Algumas anomalias têm elementos tanto de mutações somáticas como de mutações em células germinativas (herdáveis). Muitos cânceres que ocorrem em famílias surgem como resultado de mutações somáticas em pessoas que já são suscetíveis à doença por causa das mutações que elas herdaram de um ou de ambos os pais. (Você pode descobrir mais sobre cânceres hereditários no Capítulo 14.)

Tanto mutações somáticas quanto mutações em células germinativas ocorrem, de um modo geral, por causa de:

- **Substituições de uma base por outra:** As substituições às vezes são chamadas mutações de ponto. Geralmente, apenas uma base errada está envolvida, embora, às vezes, tanto a base quanto o seu complemento são alterados. Esse tipo de mutação apresenta ainda duas categorias:
  - Mutação de transição: Quando uma base purina é substituída por outra purina, ou uma pirimidina é substituída por outra pirimidina. As mutações de transição são a forma mais comum de erros de substituição.

- Mutação de transversão: Quando uma purina substitui uma pirimidina (ou vice-versa).

- **Inserções e deleções de uma ou mais bases:** Quando uma base extra é adicionada à fita, o erro é chamado inserção. Quando uma base é perdida da fita, o erro é chamado deleção. As inserções e deleções são a forma de mutação mais comum. Quando a mudança acontece dentro de um gene, tanto as inserções quanto as deleções levam a uma mudança no modo pelo qual o código genético é lido durante a tradução (volte para o Capítulo 10 para uma revisão da tradução). A tradução envolve ler o código genético em grupos de três letras, assim, quando uma ou duas bases são adicionadas ou perdidas, o quadro de leitura é alterado. Essa mutação por deslocamento do quadro de leitura resulta em uma interpretação completamente diferente daquilo que o código diz e produz uma fita de aminoácidos inteiramente diferente. Como você pode imaginar, esses efeitos têm consequências desastrosas, porque o produto gênico esperado não é produzido. Se três bases são adicionadas ou perdidas, o quadro de leitura não é afetado. O resultado de uma inserção ou deleção de três bases, chamado mutação in frame, é que um aminoácido é ou adicionado (inserção) ou perdido (deleção). Mutações in frame podem ser tão ruins quanto as mutações por deslocamento de quadro de leitura. Eu trato das consequências desses tipos de mutações na seção "Encarando as Consequências da Mutação" mais à frente neste capítulo.

O que Causa Mutação?

As mutações podem ocorrer por todo um conjunto de razões. Em geral, contudo, as causas das mutações são ou aleatórias ou por causa da exposição a agentes externos, como produtos químicos ou radiação. Nas seções seguintes, eu me aprofundo em cada uma dessas causas.

Mutações espontâneas

As *mutações espontâneas* ocorrem aleatoriamente e sem qualquer necessidade de alguma causa externa. É uma ocorrência natural e normal. Uma vez que a vasta maioria do seu DNA não codifica coisa alguma, a maioria das mutações espontâneas passa despercebida (confira o Capítulo 8 para mais detalhes sobre o seu DNA "lixo" não codificante). Mas quando a mutação ocorre dentro de um gene, a função do gene pode ser alterada ou perdida. Estas alterações podem resultar em efeitos colaterais indesejados (como o câncer, do qual eu trato no Capítulo 14).

Para os cientistas, muitas coisas se resumem a contar, separar e quantificar, e isto não é diferente com as mutações. As mutações espontâneas são medidas dos seguintes modos:

- **Frequência:** As mutações são, às vezes, medidas pela frequência com que ocorrem. A frequência é o número de vezes que um evento ocorre dentro de um grupo de indivíduos. Quando você ouve que uma dentre um número de pessoas tem um alelo particular que causa uma doença, esse número é a frequência. Por exemplo, um estudo estima que a hemofilia, uma doença ligada ao X, tem uma frequência de 13 casos em cada 100.000 homens.

- **Taxa:** Outro modo de olhar para as mutações é por meio das taxas, como o número de mutações que ocorre a cada rodada da divisão celular ou o número de mutações por gameta ou por geração. As taxas de mutação parecem variar muito de organismo para organismo. Mesmo dentro de uma espécie, as taxas de mutação variam dependendo de qual parte do genoma você está examinando. Alguns estudos convincentes mostram que a taxa de mutação varia até mesmo com o sexo, e que ela é mais alta em machos do que em fêmeas (confira o box "A idade do papai também importa" para mais sobre esse tópico). Independente de como se olhe para ela, a mutação espontânea ocorre a uma taxa estável, mas muito baixa (algo ao redor de um em um milhão de gametas).

A maioria das mutações ocorre por causa de erros cometidos durante a replicação (todos os detalhes de como o DNA se replica estão no Capítulo 7). Eis aqui as três fontes principais de erro que podem ocorrer durante a replicação:

- Bases pareadas erroneamente são ignoradas durante a revisão.
- Deslizes durante a leitura da fita levam a deleções e inserções.
- Alterações químicas espontâneas, mas naturais, fazem com que as bases sejam lidas erroneamente durante a replicação, resultando em substituições ou deleções.

A idade do papai também importa

A relação entre a idade materna e uma incidência aumentada de problemas cromossômicos, particularmente a Síndrome de Down, é muito bem conhecida. *Eventos de não disjunção* — a falha dos cromossomos em se separar normalmente durante a meiose — em óvulos em desenvolvimento são tidos como uma consequência do envelhecimento das mulheres. Pouquíssimos problemas genéticos similares parecem surgir em homens, que, diferente das mulheres, produzem novos *gametas* (células reprodutivas) na forma de espermatozoides ao longo de toda a sua vida. Contudo, homens mais velhos são suscetíveis a mutações nas células germinativas que podem causar anomalias herdáveis em seus filhos.

A razão dos homens mais velhos serem mais suscetíveis a mutações das células germinativas é a mesma razão de eles serem menos propensos a ter não disjunções— os machos produzem espermatozoides ao longo de toda a sua vida. Essa produção continuada de espermatozoides significa que as células germinativas de um homem de 50 anos de idade se replicaram cerca de 800 vezes. Conforme o DNA envelhece, a replicação fica menos precisa e os mecanismos de reparo se tornam falhos. Assim, pais mais velhos têm uma chance aumentada (embora ela seja apenas ligeiramente maior) de terem crianças com anomalias genéticas. *A acondroplasia* (uma forma autossômica dominante de nanismo que é caracterizada pelo encurtamento dos membros e uma cabeça aumentada), a *síndrome de Marfan* (uma anomalia dos tecidos esquelético e muscular que causa problemas cardíacos e oculares) e a *progeria* (uma doença que causa envelhecimento rápido em crianças) estão todas associadas a pais mais velhos.

Mutações induzidas

As *mutações induzidas* resultam da exposição a algum agente externo, como produtos químicos ou radiação.

Provavelmente, não lhe causa surpresa alguma descobrir que muitos produtos químicos podem fazer com que o DNA sofra mutação. *Os carcinogênicos* (produtos químicos que causam cânceres) não são incomuns; os produtos químicos na fumaça do cigarro provavelmente são os maiores infratores. Além dos produtos químicos que causam mutações, as fontes de radiação, dos raios X à luz solar, também são mutagênicos. Um *mutágeno* é qualquer fator que causa um aumento na taxa de mutação. Os mutágenos podem ou não ter efeitos fenotípicos — depende de qual parte do DNA é afetada. As seções seguintes abrangem duas categorias principais de mutágenos: os produtos químicos e a radiação. Cada uma causa danos diferentes ao DNA.

Encarando as Consequências da Mutação

Quando um gene sofre mutação e aquela mutação é passada à próxima geração, a nova versão mutante do gene é considerada um novo alelo. *Os alelos* simplesmente são formas alternativas de genes. Para a maioria dos genes, existem muitos alelos. Os efeitos das mutações que criam novos alelos são comparados com os efeitos físicos *(fenotípicos)* das mutações. Se uma mutação não tem efeito, ela é considerada *silenciosa.* A maioria das mutações silenciosas resultam da redundância do código genético. O código é redundante no sentido de que múltiplas combinações de bases têm significados iguais.

Às vezes, as mutações fazem com que um aminoácido completamente diferente seja adicionado durante a tradução. As mutações que de fato alteram o código são chamadas mutações de sentido errado. Uma *mutação sem sentido* ocorre quando uma mensagem para parar a tradução (chamada *códon de parada*) é introduzida no meio da sequência. A introdução do códon de parada geralmente significa que o gene para de funcionar como um todo.

As mutações frequentemente são divididas em dois tipos:

- **Neutra:** Quando o aminoácido produzido pelo gene mutado ainda cria uma proteína normal totalmente funcional (via tradução).
- **Alteração funcional:** Quando uma nova proteína é criada representando uma alteração na função do gene. Uma mutação de ganho-de-função cria uma característica ou fenótipo inteiramente novo. Às vezes, a nova característica é inofensiva, como uma nova cor de olho. Em outros casos, o ganho é decididamente danoso e geralmente é autossômico dominante (volte ao Capítulo 12 para mais sobre traços autossômicos dominantes), porque o gene está produzindo uma nova proteína que, de fato, faz alguma coisa (a parte do ganho de função). Embora haja apenas uma cópia do novo alelo, o seu efeito é notável e, por isso, considerado dominante sobre o alelo original não mutado.

  Se uma mutação fizer com que o gene pare de funcionar como um todo ou altere enormemente a sua função normal, ela é considerada uma *mutação de perda de função*. Todas as mutações sem sentido são de perda de função, mas nem todas as mutações de perda de função são o resultado de mutações sem sentido. A utilidade da proteína feita a partir de um gene particular pode ser perdida, mesmo quando nenhum códon de parada tiver sido adicionado prematuramente. As inserções e deleções frequentemente são mutações de perda de função porque elas causam mudanças do quadro de leitura. As mudanças do quadro de leitura fazem com que um conjunto inteiramente novo de aminoácidos seja montado a partir do novo conjunto de instruções. Geralmente, essas novas proteínas são inúteis e não funcionais. Mutações de perda de função geralmente são recessivas porque o alelo normal e não mutado ainda está produzindo produtos — geralmente o bastante para compensar pelo alelo mutado. As mutações de perda de função apenas são detectadas quando uma pessoa é homozigota para a mutação e não está fazendo qualquer produto genético funcional.

Examinando Doenças Hereditárias Comuns

Mesmo sendo a mutação uma ocorrência comum, a maioria das doenças hereditárias é reconfortantemente rara. As anomalias hereditárias frequentemente são recessivas e aparecem apenas quando um indivíduo é homozigoto para aquele traço. As doenças hereditárias, contudo, não são inexistentes. As seções seguintes fornecem detalhes sobre três doenças hereditárias relativamente comuns. Você pode descobrir mais sobre padrões de herança no Capítulo 12.

Fibrose cística

A anomalia hereditária mais comum entre os descendentes de europeus nos Estados Unidos é a fibrose cística (FC). Essa anomalia autossômica recessiva ocorre em aproximadamente um a cada três mil nascimentos (*autossômico recessivo* significa que o gene não está em um cromossomo sexual e que a pessoa precisa ter duas cópias do alelo para ter a doença; veja o Capítulo 3). As mutações (podem haver muitas) que causam a FC ocorrem em um gene localizado no cromossomo 7. As pessoas afetadas pela FC produzem um muco grosso e pegajoso em seus pulmões, intestinos e pâncreas.

PAPO DE ESPECIALISTA

O gene relacionado à FC, chamado *gene regulador da condutância transmembrana da fibrose cística* (ou *CFRT*, para resumir), normalmente controla a passagem do sal através das membranas celulares. A água se move naturalmente para áreas onde o sal está mais concentrado, assim, o movimento do sal de um lugar para o outro tem um efeito sobre quanta água está presente nas partes do corpo. Em pessoas com FC, a remoção do sal do corpo (via suor) é anormalmente alta. Como resultado, os pulmões, pâncreas e sistema digestivo não conseguem reter água o bastante para diluir o muco encontrado normalmente nesses sistemas, causando o acúmulo de um muco grosso que bloqueia as vias respiratórias e torna a eliminação de resíduos difícil, causando dificuldades respiratórias e digestivas graves e uma alta suscetibilidade à doenças respiratórias.

A FC é diagnosticada de dois modos:

- As pessoas que podem ser portadoras do alelo mutado podem passar por exames genéticos.
- As crianças possivelmente afetadas pela doença são diagnosticadas através de um "teste de suor". O seu suor é testado para conteúdo de sal, e quantidades anormalmente altas de sal indicam que a criança tem a doença.

A FC é um alvo da terapia gênica (veja o Capítulo 16), mas ela resiste à cura. A maioria das pessoas afetadas tem que resistir a uma vida de tratamentos, que incluem ter alguém golpeando o seu tórax para ajudar na remoção do muco dos pulmões. O prognóstico para a FC melhorou dramaticamente, mas, ainda assim, a maioria das pessoas afetadas pela doença não vive muito além dos 30 anos.

DICA

Para informações adicionais sobre a fibrose cística e para achar contatos na sua área, entre em contato com `http://www.abram.org.br/` ou a Cystic Fibrosis Foundation `www.cff.org` (conteúdo em inglês) ou com a Canadian Cystic Fibrosis Foundation pelo `www.cysticfibrosis.ca` (conteúdo em inglês).

Anemia falciforme

A anemia falciforme é a anomalia genética mais comum entre afro-americanos nos Estado Unidos — aproximadamente um de cada 40 nascimentos é afetado por essa anomalia autossômica recessiva. A mutação responsável pela célula em forma de foice é encontrada no cromossomo 11, o gene responsável por fazer uma parte do complexo de proteínas que compõe a hemoglobina. No caso da célula em forma de foice, uma base é mutada de adenina para timina (uma *transversão)*. Esse erro altera um aminoácido adicionado durante a tradução de ácido glutâmico para valina, produzindo uma proteína que se dobra inapropriadamente e não carrega oxigênio efetivamente.

As células vermelhas do sangue das pessoas afetadas por anemia falciforme assumem a forma de lua crescente, característica da doença quando os níveis de oxigênio no corpo estão mais baixos que o de costume (frequentemente como resultado de exercícios aeróbicos). A ocorrência de foices tem o efeito colateral de fazer com que se formem coágulos sanguíneos em vasos sanguíneos menores (capilares) por todo o corpo. A formação de coágulos é extremamente dolorosa e também causa dano aos tecidos que são sensíveis à carência de oxigênio. Pessoas com anemia falciforme estão sujeitas à falha dos rins, mas, mesmo assim, com um bom tratamento médico, a maioria das pessoas afetadas vive até o meio da idade adulta (de 40 a 50 anos de idade).

DICA

Para mais informações sobre a anemia falciforme, entre em contato com a `www.aafesp.org.br/` ou a Sickle Cell Anemia Association pelo `www.ascaa.org` (conteúdo em inglês).

Doença de Tay-Sachs

Uma anomalia autossômica recessiva, a doença de Tay-Sachs é uma doença progressiva e fatal do sistema nervoso que é extraordinariamente comum entre pessoas de ascendência judaica *asquenazes* (Europa Oriental). Uma de cada 30 a 40 pessoas de ascendência judaica é um portador da doença de Tay-Sachs. Descendentes de franco-canadenses e de cajun (pessoas do sul da Luisiana) também são frequentemente portadores do alelo mutado.

A mutação que causa a doença de Tay-Sachs é encontrada no gene que codifica a enzima hexosaminidase A *(HEXA)*. Normalmente, o seu corpo decompõe uma classe de gordura chamada *gangliosídio*. Quando a *HEXA* sofre mutação, o metabolismo normal dos gangliosídios para e as gorduras se acumulam no cérebro, causando danos. As crianças que herdam duas cópias do alelo afetado são normais no nascimento, mas, conforme as gorduras se acumulam em seus cérebros com o passar do tempo, essas crianças se tornam cegas, surdas, deficientes mentais e, finalmente, paralisadas. A maioria das crianças com a doença de Tay-Sacyhs não sobrevive além do quarto ano de idade. Diferente de algumas anomalias metabólicas, como a fenilcetonúria (veja o Capítulo 12), mudanças na dieta não impedem o acúmulo de produtos químicos indesejados no corpo.

DICA

Para mais informações sobre a doença de Tay-Sachs, entre em contato com a National Tay-Sachs & Allied Diseases Association pelo `www.ntsad.org` (conteúdo em inglês).

Capítulo 14

Olhando Mais de Perto a Genética do Câncer

Neste Capítulo

- Definindo o que é (e não é) o câncer
- Compreendendo a base genética do câncer
- Conhecendo os diferentes tipos de câncer

Se você já teve uma experiência pessoal com câncer, você não está sozinho. Eu também perdi membros da família, colegas de trabalho, alunos e amigos para essa doença traiçoeira — é bem provável que você também. Em segundo lugar, perdendo apenas para as doenças cardíacas, o câncer causa a morte de cerca de 560.000 pessoas por ano apenas nos Estados Unidos, e foi estimado que aproximadamente 1,5 milhão de americanos teria sido diagnosticado com câncer em 2009. O câncer é uma anomalia genética relacionada ao modo como as células crescem e se dividem. Sua probabilidade de desenvolver câncer é influenciada pelos seus genes (os genes que você herda dos seus pais) e pela sua exposição a certos produtos químicos e à radiação. Às vezes, os cânceres são causados por mutações aleatórias e espontâneas — eventos que desafiam as explicações e que não têm causa aparente; neste capítulo, você vai descobrir o que é o câncer, a base genética dos cânceres e alguns detalhes dos tipos mais comuns de câncer.

DICA

Se você pulou o Capítulo 2 sobre as células, talvez você queira voltar lá atrás antes de se aprofundar neste capítulo, porque as informações sobre as células o ajudarão a compreender o que você vai ler aqui. Todos os cânceres surgem de mutações; você pode descobrir como e por que as mutações ocorrem no Capítulo 13. Eu trato da terapia gênica para câncer no Capítulo 16.

Definindo Câncer

Câncer é, essencialmente, uma divisão celular que saiu do controle. Como eu expliquei no Capítulo 2, o ciclo celular é, normalmente, um processo cuidadosamente regulado. As células crescem e se dividem em um cronograma que é determinado pelo tipo de célula envolvida. Células cutâneas crescem e se dividem continuamente porque substituir as células cutâneas mortas é um trabalho sem fim. Algumas células se aposentam do ciclo celular: as células do seu cérebro e sistema nervoso não participam do ciclo celular; não ocorre nenhum crescimento e nenhuma divisão celular ali durante a idade adulta. Células cancerígenas, por outro lado, não seguem as regras e têm os seus próprios e, frequentemente assustadores, compromissos e cronogramas. A Tabela 14-1 lista a probabilidade de desenvolver um dos seis tipos mais comuns de cânceres nos EUA.

Tabela 14-1 Probabilidade de Desenvolver Câncer Durante a Vida

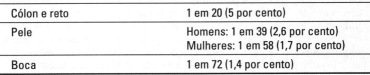

Tipo de Câncer	*Risco*
Próstata	1 em 6 (16,7 por cento)
Mama	1 em 8 (12,5 por cento)
Cólon e reto	1 em 20 (5 por cento)
Pele	Homens: 1 em 39 (2,6 por cento) Mulheres: 1 em 58 (1,7 por cento)
Boca	1 em 72 (1,4 por cento)

LEMBRE-SE

Nas seções seguintes, eu delineio as duas categorias básicas de tumores — benignos e malignos. *Tumores benignos* crescem fora de controle, mas não invadem os tecidos ao seu redor. *Tumores malignos* são invasivos e têm uma tendência perturbadora de viajar e aparecer em novos lugares pelo corpo.

Crescimentos benignos: Crescimentos quase inofensivos

Em um tumor benigno, as células se dividem a uma taxa anormalmente alta, mas permanecem no mesmo local. Os tumores benignos tendem a crescer um tanto vagarosamente e criam problemas por causa da formação do tumor. Em geral, um *tumor* é qualquer massa de células anormais. Os tumores causam problemas porque eles ocupam espaço e podem comprimir órgãos adjacentes. Por exemplo, um tumor que cresce próximo a um vaso sanguíneo pode eventualmente cortar o fluxo sanguíneo em virtude do seu volume. Crescimentos benignos às vezes podem interferir com as funções normais do corpo e até mesmo afetar os genes ao alterar a produção de hormônios (veja o Capítulo 10 para saber como os hormônios controlam os genes).

Geralmente, os crescimentos benignos são caracterizados por sua falta de capacidade invasiva. Um tumor benigno geralmente é bem delimitado pelo tecido ao seu redor, empurra outros tecidos para o lado e pode ser facilmente deslocado. As células de tumores benignos geralmente têm uma grande semelhança com os tecidos dos quais elas se originaram. Por exemplo, sob um microscópio, uma célula de um tumor cutâneo benigno é similar a uma célula cutânea normal.

Um tipo diferente de crescimento celular benigno é chamado *displasia*, uma célula com uma aparência anormal. As displasias não são cancerosas (ou seja, elas não se dividem fora de controle), mas são preocupantes porque têm o potencial de passar pelas alterações que levam a cânceres malignos. Quando examinadas sob um microscópio, as displasias frequentemente têm núcleos celulares aumentados e uma aparência "desordenada". Em outras palavras, elas têm formas e tamanhos irregulares em relação às outras células do mesmo tipo. Células tumorais às vezes começam sendo de um tipo (benignas), mas, se não forem tratadas, podem levar ao surgimento de tipos mais invasivos com o passar do tempo.

O tratamento para crescimentos benignos (incluindo as displasias) varia amplamente, dependendo do tamanho do tumor, do seu potencial para crescimento, da localização do crescimento e da probabilidade de que a alteração celular possa levar à malignidade (formas invasivas de câncer; veja a seção seguinte). Alguns crescimentos benignos diminuem e desaparecem por conta própria, enquanto outros precisam de remoção cirúrgica.

A melhor defesa contra tumores benignos (e qualquer tipo de câncer) é a detecção precoce.

- Os homens devem realizar exame de próstata anualmente a partir dos 50 anos.
- Todas as mulheres acima dos 20 anos devem fazer o autoexame das mamas todos os meses.
- Todas as mulheres devem fazer mamografias anualmente a partir dos 40 anos.
- As mulheres devem fazer o *Papanicolau*, um teste que avalia as células do útero, anualmente ou, no máximo, a cada 3 anos, dependendo da sua idade e dos resultados dos seus exames anteriores.

Malignidades: Resultados extremamente assustadores

Provavelmente, uma das palavras mais assustadoras que um médico pode proferir é "maligno". *A malignidade* é caracterizada pelo crescimento rápido das células cancerígenas, invasão dos tecidos vizinhos e tendência a fazer metástase. *A metástase* ocorre quando as células cancerígenas começam a crescer em outras partes do corpo além do local original do tumor; os cânceres tendem a fazer metástase nos ossos, fígado, pulmões e cérebro. Assim como os crescimentos benignos, as malignidades formam tumores, mas tumores malignos são mal delimitados pelo tecido ao seu redor — em outras palavras, é difícil dizer onde o tumor acaba e o tecido normal começa. (Veja a seção "Metástase: Câncer em movimento", mais à frente neste capítulo, para mais informações sobre o processo.)

Células malignas tendem a ser muito diferentes das células das quais elas se originaram (a Figura 14-1 mostra as diferenças). As células de tumores malignos frequentemente se parecem mais com os tecidos de embriões ou células-tronco do que com células "maduras" normais. As células malignas tendem a ter núcleos celulares grandes e as próprias células geralmente são maiores que o normal. Quanto mais anormais as células parecem ser, maior a probabilidade de que o tumor possa ser invasivo e capaz de fazer metástase.

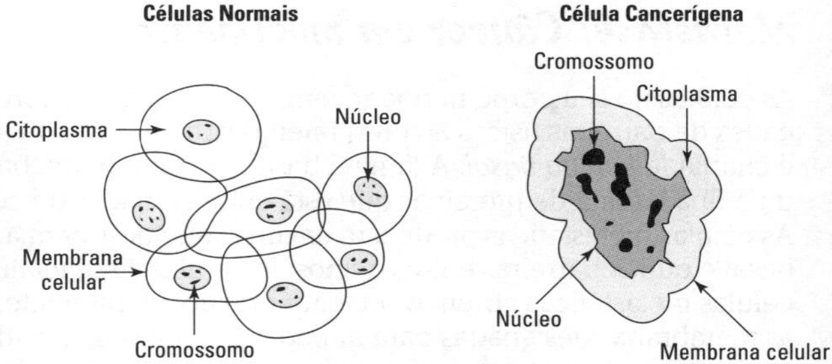

Figura 14-1: Células normais e malignas são muito diferentes.

As malignidades são divididas em cinco categorias baseadas no tipo de tecido do qual elas se originam:

- Os **carcinomas** estão associados com a pele, sistema nervoso e tratos digestório e respiratório.
- Os **sarcomas** estão associados com o tecido conjuntivo (como os ossos) e os músculos.
- As **leucemias** (relacionadas aos sarcomas) são os cânceres do sangue.
- Os **linfomas** se desenvolvem em glândulas que combatem infecções (linfonodos e glândulas espalhados pelo corpo todo).
- Os **mielomas** começam na medula óssea.

O câncer pode ocorrer essencialmente em qualquer célula do corpo. O corpo humano tem por volta de uns 300 tipos de células diferentes e os médicos já identificaram 200 formas de câncer.

O tratamento da malignidade varia dependendo da localização do tumor, do grau de invasão, do potencial para metástase e de uma série de outros fatores. O tratamento pode incluir a remoção cirúrgica do tumor, dos tecidos ao redor e dos *linfonodos* (pequenos nós de tecido imune espalhados pelo corpo). *A quimioterapia* (administração de drogas anticâncer) e a radiação também podem ser usadas para combater o crescimento de cânceres invasivos. Algumas formas de terapia gênica, às quais eu vou me referir no Capítulo 16, também podem ser úteis.

Metástase: Câncer em movimento

As células no seu corpo permanecem em seus lugares normais por causa de barreiras físicas ao crescimento celular. Uma dessas barreiras é chamada *lâmina basal*. A lâmina basal (ou membrana basal) é uma fina lâmina de proteínas que está entre camadas de células. As células metastáticas produzem enzimas que destroem a lâmina basal e outras barreiras entre os tipos de células. Essencialmente, as células metastáticas abrem o seu caminho ao, literalmente, digerir as membranas designadas para impedir as células de invadirem o espaço uma da outra. Às vezes, essas invasões permitem às células metastáticas entrar na corrente sanguínea, que vai transportá-las para novos locais, onde elas poderão começar um novo ciclo de crescimento e invasão.

Uma outra consequência da decomposição da lâmina basal é que a ação permite aos tumores montar o seu próprio fornecimento de sangue em um processo chamado *angiogênese*. A angiogênese é a formação de novos vasos sanguíneos para suprir as células tumorais de oxigênio e nutrientes. Os tumores podem até mesmo secretar seus próprios fatores de crescimento a fim de estimular o processo de angiogênese. Curiosamente, tumores primários (o primeiro local de crescimento tumoral no corpo) parecem conter a angiogênese no tecido em metástase. Quando um tumor primário é removido, esse controle é perdido e a angiogênese nos tumores em metástase acelera. Angiogênese aumentada significa que os tumores em metástase podem começar a crescer mais rapidamente, exigindo uma nova etapa de tratamento.

Um estudo de câncer de mama em 2003 mostrou que as células que plantam as sementes da metástase partem dos tumores originais sem as mutações causadoras da metástase. As células errantes adquirem mutações posteriormente, depois de estabelecidas nas novas localizações. Essa descoberta significa que a antiga visão (ainda encontrada em muitos livros-texto) de como a metástase se desenvolve — um processo gradual de uma mutação por vez que acontece nas células tumorais primárias — provavelmente está errada.

Reconhecendo o Câncer Como uma Doença do DNA

Normalmente, diversos genes regulam o ciclo celular. Por isso, na sua origem, o câncer é uma doença do DNA. A mutação danifica o DNA, e tais mutações podem, por fim, assumir o fenótipo (característica física) do câncer. A boa notícia é que é necessária mais de uma mutação para conferir a uma célula o potencial para se tornar cancerosa. Acredita-se que a transformação das células normais em câncer demande certas alterações genéticas. Essas mutações podem acontecer em qualquer ordem — não se trata de um processo sequencial.

- Ocorre uma mutação que coloca as células numa taxa anormalmente alta de divisão celular.
- Uma mutação em uma ou mais células que se dividem rapidamente confere a habilidade de invadir o tecido adjacente.
- Mutações adicionais se acumulam, conferindo mais propriedades invasivas ou a habilidade de fazer metástase.

A maioria dos cânceres surge de duas ou mais mutações que ocorrem no DNA de *uma* célula. Os tumores resultam de muitas divisões celulares. A célula original que contém as mutações se divide e a "prole" daquela célula se divide várias e várias vezes para formar um tumor (veja a Figura 14-2).

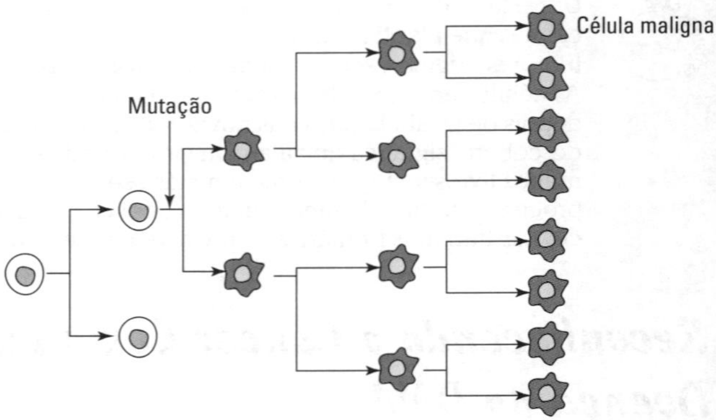

Figura 14-2: Os tumores começam como mutações no DNA de uma célula.

Explorando o ciclo celular e o câncer

O ciclo celular e a divisão (chamada *mitose*, da qual eu trato no Capítulo 2) são estritamente regulados em células normais. As células passam por pontos de checagem, ou estágios do ciclo celular, a fim de prosseguir para o próximo estágio. Se a síntese de DNA não estiver completa ou se o dano ao DNA não tiver sido reparado, os pontos de checagem impedem a célula de seguir a outro estágio da divisão. Esses pontos de checagem protegem a integridade da célula e do DNA dentro dela. A Figura 14-3 mostra o ciclo celular e onde ocorrem os pontos de checagem.

Se qualquer uma dessas condições não for satisfeita, a célula é "presa" e não é permitida de continuar para a próxima fase da divisão. Muitos genes e as proteínas que eles produzem são responsáveis por assegurar que as células satisfaçam todas as condições necessárias para a divisão celular.

Quando o assunto é o câncer e como as coisas dão errado com o ciclo celular, dois tipos de genes são especialmente importantes:

- **Proto-oncogenes**, que estimulam a célula a crescer e se dividir, atuando basicamente para fazer as células passarem pelos pontos de checagem

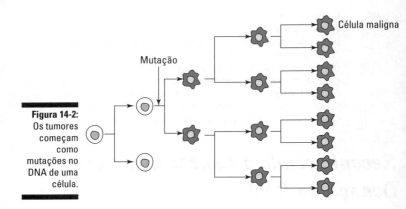

- **Genes supressores de tumor**, que agem para parar o crescimento celular e dizer às células quando seus tempos de vida normais terminaram

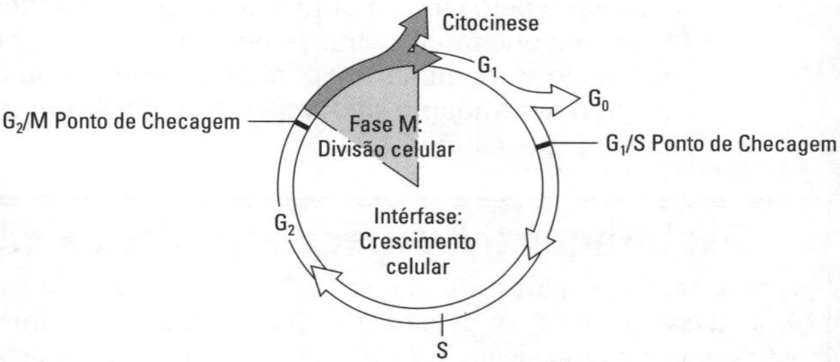

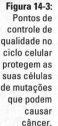

Figura 14-3: Pontos de controle de qualidade no ciclo celular protegem as suas células de mutações que podem causar câncer.

Basicamente, duas coisas acontecem na célula: um conjunto de genes (e seus produtos) age como um acelerador para dizer às células para crescer e se dividir, e um segundo conjunto de genes aciona os freios, dizendo às células quando parar o crescimento, quando não se dividir e até mesmo quando morrer.

LEMBRE-SE

As mutações que causam o câncer transformam os proto-oncogenes em *oncogenes* (fazendo com que o acelerador fique permanentemente "ligado") ou danificam os genes supressores de tumor (removendo os freios).

Genes que deram errado: Oncogenes

Você pode pensar nos oncogenes como genes de ativação, porque é essencialmente isso o que esses genes fazem: eles mantêm a divisão celular ativa. Muitos genes, quando mutados, podem se tornar oncogenes. Os oncogenes têm diversas coisas em comum:

- Suas mutações geralmente representam um ganho de função (veja o Capítulo 13)
- Eles são dominantes em suas ações
- Seus efeitos fazem com que números excessivos de células sejam produzidos

Os oncogenes foram os primeiros genes identificados a desempenhar um papel no câncer. Em 1910, Peyton Rous identificou um vírus que causava o câncer em galinhas. Foram necessários 60 anos para os cientistas identificarem o gene carregado pelo vírus, o primeiro oncogene conhecido. Acontece que muitos vírus podem causar câncer em animais, incluindo seres humanos; para mais sobre como esses vírus fazem o seu trabalho sujo, veja o box "Explorando a ligação entre vírus e câncer".

Explorando a ligação entre vírus e câncer

Está se tornando mais claro que os vírus desempenham um papel significativo no aparecimento do câncer em seres humanos. Perdendo apenas para o fator de risco de ser fumante, os vírus são responsáveis por, pelo menos, 15 por cento de todas as malignidades. Acontece que os vírus podem alterar como a epigenética controla a ativação e desativação do gene (você pode descobrir mais sobre epigenética no Capítulo 4), permitindo às células crescerem fora de controle.

Um tipo de vírus envolvido no câncer é o *retrovírus*. Um retrovírus conhecido que ataca significativamente a saúde humana é o HIV (Vírus da Imunodeficiência Humana, ou Human Immunodeficiency Virus, em inglês), que causa AIDS (Síndrome da Imunodeficiência Adquirida, ou Acquired Immunodeficiency Syndrome, em inglês). E se você tiver um gato, você pode estar familiarizado com a leucemia felina, que também é causada por um retrovírus (os seres humanos são imunes a esse vírus de felinos). A maioria dos retrovírus tem o RNA como o seu material genético. Os vírus não estão realmente vivos, o que os obriga a invadir uma célula viva para replicar os seus genes. Os retrovírus usam a maquinaria da célula hospedeira para sintetizar cópias de DNA dos seus cromossomos de RNA. O DNA viral é, então, inserido no cromossomo da célula hospedeira, onde os genes virais podem ser ativados e causar estragos à célula e, por sua vez, ao organismo como um todo. Os retrovírus que causam o câncer inserem cópias dos seus oncogenes na célula hospedeira. Os oncogenes atuam em conjunto com mutações adicionais para causar o câncer.

Se você alguma vez já teve uma verruga, então você já está familiarizado com a versão inofensiva do vírus cujos parentes podem causar câncer. O papiloma vírus humano (HPV) causa as verrugas genitais e está relacionado ao câncer de colo de útero (ou câncer cervical) nas mulheres.

A infecção com o HPV associada ao câncer de colo de útero geralmente começa com *displasia* (a formação de células anormais, mas não cancerosas). Geralmente demora muitos anos para o câncer de colo de útero se desenvolver, o que acontece apenas raramente. Era esperado que aproximadamente 11.000 mulheres, apenas nos Estados Unidos, fossem diagnosticadas com câncer de colo de útero em 2009. A detecção precoce do câncer de colo de útero através do exame Papanicolau melhorou o diagnóstico e salvou vidas de incontáveis mulheres. Em 2009, pesquisas mostraram que o câncer de próstata pode estar relacionado a um retrovírus (chamado XMRV) que está associado ao câncer de colo de útero, sugerindo a possibilidade de que algumas formas de câncer de próstata podem ser causadas por um vírus sexualmente transmissível. Um estudo de 2009 publicado no *British Journal of Cancer* indica que o HPV também pode estar associado ao câncer de mama — essa é, contudo, de certa forma, uma boa notícia, pois já foi desenvolvida uma vacina contra o vírus*.

Há muito tempo se sabe que o vírus do tumor mamário de camundongo (MMTV, do inglês, Mouse Mammary Tumor Virus) causa câncer de mama em camundongos. Pesquisas recentes mostram que os seres humanos também podem ser suscetíveis ao MMTV. Certos tipos de cânceres de mama são mais comuns em regiões (como o Oriente Médio e Norte da África) onde uma espécie particular de camundongo (o camundongo doméstico, *Mus domesticus*), que carrega o MMTV, também é comum. Esses cânceres tendem a ser muito invasivos e agressivos e, frequentemente, são acompanhados por inchaço e sintomas similares ao de uma infecção. Os pesquisadores examinaram o tecido mamário de mulheres afetadas para identificar genes similares aos do vírus. Eles descobriram que as mulheres do norte da África frequentemente carregavam um gene parecido com o MMTV; muitas mulheres dessa região também tinham outros sinais de que foram infectadas com o vírus. Embora a ligação entre o vírus MMTV e o câncer de mama humano ainda seja incerta, essa e outras pesquisas sugerem que os vírus podem desempenhar papéis significativos em muitos cânceres humanos.

Você tem pelo menos 70 proto-oncogenes que ocorrem naturalmente no seu DNA. Normalmente, esses genes executam tarefas regulatórias necessárias para o funcionamento normal. É apenas quando esses genes sofrem mutações e se tornam oncogenes que eles passam

*N.E.: Em março de 2014, a vacina contra o HPV começou a ser disponibilizada gratuitamente pelo SUS para meninas entre 11 e 13 anos em todo o Brasil.

de genes bons para causadores de cânceres. As células cancerosas tendem a ter múltiplas cópias de oncogenes porque os genes se duplicam em um processo chamado *amplificação*. Essa duplicação permite a esses genes terem efeitos muito mais fortes do que normalmente teriam.

Um grupo de geneticistas pensa ter descoberto como os genes do câncer fazem para se copiar. O primeiro passo no processo é a formação de um *palíndromo* — uma sequência de DNA que se lê do mesmo jeito em ambos os sentidos. Nesse caso, o palíndromo é criado quando uma sequência é removida do DNA, virada ao contrário, duplicada e, então, inserida no DNA (isso é chamado *repetição invertida*). O DNA de células tumorais tem quantidades incomuns de palíndromos. Os palíndromos parecem encorajar mais duplicações do tipo corta e cola no DNA ao redor deles, levando à amplificação dos genes próximos, como os oncogenes.

O primeiro oncogene identificado nos seres humanos reside no cromossomo 11. Os cientistas responsáveis por sua descoberta estavam procurando pelo gene responsável pelo câncer de vesícula biliar. A partir de células cancerígenas, isolaram o DNA; então, introduziram pequenas partes do DNA da célula cancerígena em uma bactéria e permitiram que a bactéria infectasse células normais que cresciam em tubos de ensaio. Os cientistas estavam procurando por parte do DNA presente nas células cancerígenas que transformaria as células normais em cancerígenas. O gene que eles acharam, agora chamado *HRAS1*, era muito similar ao oncogene de vírus que tinha sido encontrado em camundongos. A mutação que transforma o *HRAS1* em um oncogene afeta apenas três bases do código genético (chamadas códon). Essa mudança minúscula faz com que o *HRAS1* envie constantemente o sinal "dividir" às células afetadas.

Desde a descoberta do *HRAS1*, um grupo inteiro de oncogenes foi descoberto; eles são conhecidos conjuntamente como os genes *RAS*. Todos os genes *RAS* funcionam do mesmo jeito e, quando mutados, fazem o ciclo celular ficar permanentemente ativo. Apesar das suas atividades dominantes, um único oncogene mutado geralmente não é o suficiente para causar câncer por si só. Isso ocorre porque os genes supressores de tumor (veja a seção seguinte) ainda estão freiando e impedindo o crescimento celular de ficar fora de controle.

Os oncogenes geralmente não estão relacionados às formas hereditárias de câncer. A maioria dos oncogenes aparecem como mutações somáticas que não podem ser passadas de pai para filho.

Os bonzinhos: Genes supressores de tumor

Os genes supressores de tumor são os freios do ciclo celular. Normalmente, esses genes trabalham para reduzir ou parar o crescimento celular e frear o ciclo celular. Quando esses genes falham, as células podem se dividir fora de controle, o que significa que as mutações nos genes supressores de tumor são mutações de perda de função (tratadas no Capítulo 13). As mutações de perda de função geralmente aparecem como fenótipo apenas quando duas cópias ruins estão presentes — portanto, a perda da supressão de tumor significa que dois eventos ocorreram para tornar as células homozigotas para a mutação.

O primeiro gene reconhecido como um supressor de tumor está associado ao câncer de olho, chamado *retinoblastoma*. O retinoblastoma frequentemente ocorre em famílias (é hereditário) e aparece em crianças muito jovens. Em 1971, o geneticista Alfred Knudson sugeriu que um alelo mutado do gene estava sendo passado de pai para filho e que a ocorrência da mutação na criança era necessária para que o câncer ocorresse. O gene responsável, chamado *RB1*, foi mapeado no cromossomo 13 e está envolvido em outras formas de câncer, como o de mama, de próstata e ósseo. *O RB1* acabou se tornando um gene muito importante. Se ambas as cópias estiverem mutadas nos embriões, as mutações são letais, o que sugere que o funcionamento normal de *RB1* é necessário para a sobrevivência.

O *RB1* regula o ciclo celular ao interagir com os fatores de transcrição (eu discuto sobre os fatores de transcrição em maiores detalhes nos Capítulos 9 e 11). Esses fatores de transcrição específicos controlam a expressão dos genes que fazem a célula passar pelo ponto de checagem no final de G1, imediatamente antes da síntese de DNA. Quando as proteínas que o *RB1* codifica (chamadas *pRB*) estão presas aos fatores de transcrição, os genes que ativam o ciclo celular não têm permissão para funcionar. Normalmente, as pRB e os fatores de transcrição estão ora unidos, ora soltos, ligando e desligando o ciclo celular. Se ambas as cópias do *RB1* estiverem mutadas, então esse importante sistema de frenagem se perde. Como resultado, as células afetadas passam pelo ciclo celular mais rápido que o normal e se dividem sem parar. *O RB1* não apenas interage com os fatores de transcrição para controlar o ciclo celular; acredita-se que ele também desempenhe um papel na replicação, no reparo de DNA e na *apoptose* (morte celular programada).

Um dos genes supressores de tumor mais importantes identificados até o presente momento é o *TP53*, encontrado no cromossomo 17, que codifica a proteína reguladora do ciclo celular p53. As mutações que levam à perda do funcionamento normal da p53 estão envolvidas em uma ampla variedade de cânceres. O papel mais importantes da p53 deve ser na regulação de quando as células devem morrer, um processo conhecido como *apoptose:*

- Quando o DNA é danificado, o ciclo celular é interrompido para permitir que o reparo seja executado.
- Se não for possível reparar, a célula recebe o sinal para morrer (apoptose).

Se você alguma vez já se queimou pelo sol, você viveu na pele uma experiência de apoptose. A apoptose, também conhecida pelo apelido sombrio de “morte celular programada”, ocorre quando o DNA de uma célula está danificado demais para que o reparo seja possível. Ao invés de permitir que o dano sofra replicação e se consolide no DNA como uma mutação, a célula morre voluntariamente. No caso da sua queimadura solar grave, o DNA das células da pele expostas foi danificado pela radiação solar. Em muitos casos, as fitas de DNA foram quebradas, provavelmente em muitos lugares diferentes. Uma morte em massa das células da pele ocorre, resultando no desagradável descascamento da pele pelo qual você passa. Quando o seu DNA é danificado devido a muita exposição solar ou por causa de qualquer outro mutagênico (veja o Capítulo 13 para exemplos), uma proteína chamada *p21* para o ciclo celular. Codificada por um gene no cromossomo X, a p21 é produzida quando a célula está estressada. A presença de p21 faz com que a célula pare de se dividir, permitindo aos mecanismos de reparo consertar o DNA danificado. Se o dano não puder ser consertado, a célula pode pular a etapa da p21. No lugar dela, a proteína supressora de tumor p53 sinaliza à célula para que ela se mate.

PAPO DE ESPECIALISTA

Quando a célula recebe a mensagem que diz "morra!", um gene chamado *BAX* entra em ação. *BAX* envia a célula para a destruição ao dar um sinal para as mitocôndrias — aquelas usinas de força da célula —, que liberam uma equipe de proteínas de destruição que vão quebrando os cromossomos e matando a célula de dentro para fora. Quando as suas células morrem devido às feridas (como uma queimadura ou infecção), o processo é bagunçado: as células explodem, fazendo com que as células ao redor reajam na forma de inflamação. Na apoptose é diferente. As células mortas pelas ações da apoptose são perfeitamente empacotadas para que os tecidos ao redor não reajam. As células especializadas na coleta e eliminação de lixo, chamadas *fagócitos* (que significam células que comem), fazem o resto.

As drogas usadas para combater o câncer frequentemente tentam se aproveitar do caminho da apoptose para a morte celular. As drogas ativam os sinais da apoptose para enganar as células cancerígenas, levando-as a se matar. A radioterapia, também usada para tratar o câncer ao introduzir quebras na fita dupla, gira em torno de as células saberem quando vão morrer. Infelizmente, algumas das mutações que causam o câncer tornam as células cancerígenas resistentes à apoptose. Em outras palavras, além de crescerem e se dividirem sem restrição, as células cancerígenas não sabem quando morrer.

Desmistificando as aberrações cromossômicas

Alterações em larga escala nos cromossomos — do tipo que são visíveis na cariotipagem (exame dos cromossomo; veja o Capítulo 15 para mais detalhes sobre como ela é feita) — estão associadas com alguns cânceres. Essas alterações cromossômicas (como perdas de cromossomos) ocorrem frequentemente depois de o câncer se desenvolver e porque o DNA nas células cancerígenas é realmente instável e propenso a muitas quebras. Normalmente, o DNA danificado é detectado por proteínas que controlam o ciclo celular.

Quando quebras são encontradas, ou o ciclo celular é interrompido e os reparos são iniciados ou a célula morre. Uma vez que a origem do câncer é a perda das funções de controle de qualidade genética fornecidas pelos proto-oncogenes e genes supressores de tumor, não é surpresa que as quebras no DNA da célula cancerígena levem a perdas e rearranjos de grandes pedaços de cromossomos conforme o ciclo celular vai acontecendo sem interrupção. Um dos maiores problemas com toda essa instabilidade genética nas células cancerígenas é que é provável que um tumor tenha diversos genótipos diferentes entre suas muitas células, o que dificulta o tratamento. A quimioterapia que é efetiva no tratamento de células com um tipo de mutação pode não ser útil para outros tipos.

Três tipos de dano — deleções, inversões e translocações — podem interromper os genes supressores de tumor, tornando-os não funcionais. As translocações e inversões podem alterar as posições de certos genes, fazendo com que os genes sejam regulados de um novo modo (veja o Capítulo 11 para mais sobre como a expressão gênica é regulada pela localização). A leucemia mieloide crônica, por exemplo, é causada por uma translocação entre os cromossomos 9 e 22. Essa forma de leucemia é um câncer do sangue que afeta a medula óssea.

PAPO DE ESPECIALISTA

As translocações geralmente resultam de quebras na fita dupla do DNA (radiação e tabagismo são fatores de risco). No caso de leucemia mieloide crônica, a ocorrência da translocação torna o cromossomo 22 incomumente curto (essa versão encurtada do cromossomo é chamada *cromossomo Filadélfia,* porque os geneticistas que trabalhavam nessa cidade a descobriram). A ocorrência de translocação faz com que dois genes, um de cada cromossomo, se fundam. O novo produto gênico atua como um oncogene poderoso, levando à divisão celular fora de controle e, eventualmente, à leucemia.

Certos cânceres parecem mais propensos a perder cromossomos específicos, resultando nas monossomias (similar àquelas descritas no Capítulo 15). Por exemplo, uma cópia do cromossomo 10 frequentemente se perde nas células dos glioblastomas, uma forma mortal de câncer cerebral. As células cancerígenas também são propensas à não disjunção, levando a trissomias localizadas. Parece que as mutações no gene p53, o que pode parar o ciclo celular para o reparo de DNA e sinalizar a apoptose, estão associadas a essas alterações pontuais no número de cromossomos.

Entendendo os Tipos de Câncer

Cerca de 200 cânceres diferentes ocorrem nos seres humanos. Muitos são sítio-específicos, o que significa que o tumor está associado a uma região particular do corpo. Alguns cânceres parecem simplesmente aparecer em qualquer lugar, em qualquer órgão. Esta seção não tem por objetivo fornecer uma lista exaustiva de cânceres; ao invés disso, ela aborda a genética de alguns dos cânceres mais comuns.

DICA

Para mais informações sobre todos esses tipos de cânceres, visite o Instituto Nacional do Câncer (`www.inca.gov.br`), a American Cancer Society (`www.cancer.org`, conteúdo em inglês) e o National Cancer Institute (`www.cancer.gov`, conteúdo em inglês) online.

Cânceres hereditários

LEMBRE-SE

Cânceres hereditários são aqueles que tendem a ocorrer em vários indivíduos de uma mesma família. Ninguém jamais herda câncer; o que é herdado é a predisposição a certos tipos de câncer. O que isso quer dizer é que certos tipos de câncer tendem a ocorrer em indivíduos de uma mesma família porque uma ou mais mutações estão sendo passadas de pai para filho. A maioria dos geneticistas concorda que mutações adicionais são necessárias para acionar a doença de verdade. Só porque você tem um histórico familiar de um determinado câncer não quer dizer que você também vai ter. O oposto também é verdade: só porque você não tem um histórico familiar de um câncer particular não quer dizer que você não vai ter.

Câncer de próstata

O câncer mais comum nos Estados Unidos é o de próstata. A próstata é uma glândula do tamanho de uma noz encontrada na base da bexiga urinária masculina. A uretra, o tubo que carrega a urina para o exterior do corpo, passa pelo centro da próstata. A próstata gera o fluido seminal, importante para a produção do esperma. Em média, é provável que mais de 200.000 homens sejam diagnosticados com câncer de próstata todos os anos. As taxas mais altas de morte por câncer de próstata ocorrem entre os homens afro-americanos, provavelmente por causa da falta de detecção e de tratamento tardio.

Muitas mutações estão associadas ao histórico familiar de câncer de próstata, mas o fator de risco número um associado ao câncer de próstata é a idade. Homens mais velhos têm maior probabilidade de desenvolverem essa doença.

Para a maioria dos homens, a primeira pista de alterações na próstata é a dificuldade de urinar e o fluxo de urina diminuído. Muitos homens mais velhos experimentam inchaço da próstata, e essas alterações são frequentemente benignas. Os melhores testes de detecção de câncer de próstata são um exame de sangue chamado antígeno prostático específico (PSA, do inglês, prostate-specific antigen) e um exame manual feito por um médico. Os homens deveriam começar a fazer exames para detectar câncer de próstata aos 50 anos. Homens com um histórico familiar da doença (pai, irmão ou filho) deveriam começar mais cedo — a American Cancer Society sugere que o exame comece a ser realizado aos 45 anos**.

Numerosos genes estão envolvidos no câncer de próstata. Um gene, *PRCA1*, no cromossomo 1, é designado "o" gene do câncer de próstata hereditário. Mas acredita-se que menos de 10 por cento de todos os casos de câncer de próstata se originam de mutações no *PRCA1*. A ferramenta Online Mendelian Inheritance in Man lista pelo menos 16 genes associados ao câncer de próstata, incluindo o p53 e o *RB*; é provável que diversos genes interajam para fazer com que o ciclo celular das células da próstata saia do controle. Também parece haver

**N.E.: A recomendação da Sociedade Brasileira de Urologia para iniciar a realização do exame de próstata foi alterada em 2013 de 45 para 50 anos para os homens em geral e de 40 para 45 anos para os homens com histórico familiar de câncer, negros ou obesos.

uma associação entre o câncer de próstata e os dois genes *BRCA* envolvidos no câncer de mama. Por isso, homens e mulheres com históricos familiares de ambas as doenças podem ser suscetíveis a desenvolver câncer. Novas evidências apontam para uma causa viral também — veja o box "Explorando a ligação entre vírus e câncer", anteriormente neste capítulo, para descobrir mais.

Câncer de mama

O câncer de mama é o segundo câncer mais comum nos Estados Unidos (volte à Tabela 14-1). Infelizmente, provavelmente mais de 40.000 pessoas, a maioria mulheres, deve morrer dessa doença todos os anos. Tipos diferentes de câncer de mama são classificados de acordo com a parte da mama onde o tumor se desenvolve. Contudo, independentemente do tipo de câncer de mama, o fator de risco número um parece ser o histórico familiar da doença, geralmente definido como tendo um dos seguintes aspectos:

- Uma mãe ou irmã diagnosticada com câncer de mama ou de ovário antes dos 50 anos.
- Dois parentes em primeiro grau (mãe, irmã, filha) pelo mesmo lado da família com câncer de mama em qualquer idade.
- Um parente homem diagnosticado com câncer de mama.

Geralmente, o primeiro sintoma do câncer de mama é um nódulo no tecido da mama. O nódulo pode ser indolor ou não, duro (como um nó firme) ou macio; as extremidades do nódulo podem não ser fáceis de se detectar, mas em alguns casos elas são fáceis de se sentir. Outros sintomas incluem inchaço, alterações na pele da mama, dor nos mamilos ou secreções inesperadas e um inchaço na axila.

Os pesquisadores identificaram dois genes do câncer de mama: *BRCA1* e *BRCA2* (abreviações de BReast CAncer 1 e 2). Esses genes são responsáveis, contudo, por ligeiramente menos de 25 por cento dos cânceres de mama herdados. As mutações no gene p53, junto com numerosos outros genes, também estão associadas a formas hereditárias de câncer de mama (veja "Os bonzinhos: Genes supressores de tumor" para saber mais sobre o p53). Os cânceres de mama associados a mutações do *BRCA1* e/ou *BRCA2* parecem ser herdados como *anomalias autossômicas dominantes* (anomalias genéticas que resultam de uma cópia alterada de um gene; veja o Capítulo 12 para saber mais sobre os padrões de herança).

Quando se trata de câncer de mama, a penetrância é de aproximadamente 50 por cento, o que significa que 50 por cento das pessoas que herdam uma mutação em um dos genes do câncer de mama vai desenvolver o câncer (esse valor de penetrância é, a propósito, baseado em um tempo de vida de 85 anos, assim, pessoas que vivem 85 anos têm 50 por cento de chance de expressar o fenótipo do câncer).

Outros cânceres também estão associados com as mutações no *BRCA1* e *BRCA2*, incluindo os cânceres de ovário, de próstata e de mama masculino.

Ambos os genes *BRCA* são supressores de tumor. Os papéis que esses genes desempenham no ciclo celular não estão especialmente bem definidos. *O BRCA1* tem o papel de regular quando as células passam pelo ponto de checagem crítico G1-S, mas não está claro como exatamente o *BRCA1* faz isso. Quanto ao *BRCA2*, ele aparentemente tem algumas tarefas no ciclo celular e também desempenha um papel no reparo de DNA, especialmente nas quebras de fita dupla.

A detecção precoce do câncer de mama é a melhor defesa contra a doença. Mulheres com histórico familiar de câncer de mama deveriam fazer um exame médico pelo menos uma vez por ano (alguns médicos recomendam fazer o exame a cada seis meses). Os exames genéticos estão disponíveis para confirmar a presença de mutações que estão associadas ao desenvolvimento de câncer de mama, mas, até o presente momento, esses exames são muito caros e não produzem informações completas sobre a verdadeira probabilidade de se adquirir a doença. Depois que o câncer de mama é diagnosticado, as opções de tratamento variam dependendo do tipo de câncer. O câncer de mama é considerado altamente tratável e o prognóstico de recuperação é muito bom para a maioria dos pacientes. Há esperanças de uma vacina para prevenir algumas formas de câncer de mama como um todo; veja o box "Explorando a ligação entre vírus e câncer" anteriormente neste capítulo.

Câncer colorretal

Um câncer hereditário que é considerado altamente tratável (quando detectado precocemente) é o câncer colorretal. O seu cólon é definido pelo intestino grosso, o tubo volumoso que carrega os dejetos para o seu reto para a defecação. Mais de 100.000 pessoas, provavelmente, são diagnosticadas com câncer colorretal todos os anos. Numerosos fatores de risco estão associados com o câncer colorretal, incluindo:

- Histórico familiar da doença (isso significa pai, filho ou irmão)
- Idade: pessoas acima dos 50 anos apresentam um risco maior
- Dieta rica em gorduras
- Obesidade
- Histórico de abuso de álcool
- Tabagismo

Quase todos os cânceres colorretais começam como crescimentos benignos chamados *pólipos*. Esses pólipos são minúsculas protuberâncias similares a verrugas na parede do cólon. Se os pólipos do cólon não forem tratados, um oncogene *RAS* frequentemente se torna ativo nas células de um ou mais pólipos, fazendo com que os pólipos afetados aumentem de tamanho (veja a seção "Genes que deram errado: Oncogenes", mais atrás neste capítulo, para saber mais sobre como os oncogenes funcionam). Quando os tumores ficam grandes o bastante, eles mudam de status e são chamados *adenomas*. Os adenomas são tumores benignos, mas são suscetíveis à mutação, frequentemente do gene supressor de tumor que controla o p53. Quando a função de p53 se perde através da mutação, o adenoma se torna um *carcinoma* — um tumor maligno e invasivo.

A detecção precoce e tratamento são críticos para impedir que os pólipos do cólon se tornem cancerígenos. Se um grande número de pólipos se desenvolver, a probabilidade de que, pelo menos, um se torne maligno é muito alta. A boa notícia é que as alterações no cólon geralmente se acumulam lentamente, no curso de vários anos. A American Cancer Society recomenda que todas as pessoas acima dos 50 anos sejam testadas para câncer colorretal. Geralmente, são feitos dois testes: um teste para detectar sangue nas fezes e uma inspeção visual, chamada *colonoscopia*, de dentro do cólon usando-se uma câmera flexível. O kit de teste para detectar sangue nas fezes está disponível nas gôndolas das farmácias. Não é preciso entrar em pânico em vista de resultados positivos — apenas vá ver o seu médico. Uma colonoscopia é executada sob anestesia leve e dá ao seu médico os meios mais precisos para diagnosticar a presença de pólipos e coletar amostras de células para exame.

Cânceres evitáveis

Os cânceres evitáveis são aqueles associados a fatores de risco particulares que podem ser controlados e evitados. Ninguém nunca escolhe ter câncer, mas o estilo de vida que as pessoas levam as deixam mais propensas a desenvolver certos tipos de câncer em suas vidas. Três dos tipos de câncer mais evitáveis associados aos estilos de vida são os de pulmão, de boca e de pele.

Câncer de pulmão

Mais pessoas morrem de câncer de pulmão todos os anos do que de qualquer outro tipo de câncer. Mais de 210.000 americanos provavelmente foram diagnosticados com câncer de pulmão em 2010, e estima-se que aproximadamente 160.000 pessoas nos Estados Unidos morreram dessa doença nesse ano. Noventa por cento das pessoas que desenvolvem câncer de pulmão o fazem por causa do tabagismo. Deixe-me repetir: *90 por cento* dos casos de câncer de pulmão estão associados ao tabagismo. Essa estatística torna o câncer de pulmão o mais evitável de todos os cânceres.

A média de idade para o diagnóstico de câncer de pulmão é 60 anos. Infelizmente, depois que um paciente é diagnosticado com câncer de pulmão, o prognóstico é, em geral, desanimador. As estimativas de sobrevivência variam, dependendo do tipo de câncer de pulmão, mas, em geral, apenas 20 por cento das pessoas afetadas sobrevivem por mais de um ano após o diagnóstico. Essa é a má notícia. A boa notícia é que se você parar de fumar em qualquer idade, os seus pulmões se curam e a probabilidade de você desenvolver câncer é reduzida.

Os dois tipos principais de câncer de pulmão estão associados ao uso de tabaco:

- **Câncer de pulmão de células pequenas**, que compreende aproximadamente 25 por cento de todos os cânceres de pulmão, é o pior tipo. Seu nome vem das células pequenas e redondas que constituem esses tumores, sendo invasivos, altamente propensos à metástase e muito difíceis de serem tratados.
- **Câncer de pulmão de células maiores** é mais propenso ao tratamento, especialmente quando diagnosticado precocemente.

Ambos os tipos de câncer de pulmão têm sintomas primários similares: perda de peso, rouquidão, uma tosse que não vai embora e dificuldade de respirar. Outro sintoma que é frequentemente ignorado é a deformação dos dedos. A deformação dos dedos é uma condição na qual as pontas dos dedos ficam mais largas que o normal. É um sinal comum de doença pulmonar e uma indicação de que os vasos sanguíneos pequenos não estão recebendo oxigênio suficiente.

Muitas mutações estão associadas aos cânceres de pulmão. Tanto oncogenes como genes supressores de tumor estão envolvidos. Quase todos os cânceres de pulmão envolvem mutações do gene p53 — o gene supressor de tumor que controla, entre outras coisas, a morte celular programada. Um oncogene *RAS*, denominado *KRAS*, está frequentemente mutado em certos tipos de cânceres de pulmão. Finalmente, deleções em larga escala de cromossomos, mais frequentemente envolvendo o cromossomo 3, estão associadas com virtualmente todos os cânceres de pulmão de células maiores (veja a seção "Desmistificando as aberrações cromossômicas" para mais detalhes).

Cânceres de boca

O uso de tabaco sem fumo (rapé e tabaco de mascar) está associado ao câncer de boca. Aproximadamente 7.000 pessoas por ano morrem de câncer de boca evitável; os homens apresentam uma probabilidade duas vezes maior que as mulheres de desenvolvê-lo. Assim como o câncer de pulmão, o prognóstico para pessoas diagnosticadas com câncer de boca é desanimador. Apenas um pouco mais de 50 por cento das pessoas sobrevivem além de cinco anos após o diagnóstico.

A razão para o prognóstico para câncer de boca ser tão ruim é que os primeiros estágios da doença não exibem quaisquer sintomas. Portanto, a maioria das pessoas não está ciente do problema até que a doença esteja mais avançada. Os sintomas de câncer de boca incluem feridas nas gengivas, língua ou céu da boca que não curam; nódulos na boca; engrossamento das bochechas e dor persistente na boca. Cuidado dental regular aumenta a detecção precoce, melhorando a chance de sobrevivência.

As mutações associadas aos cânceres de boca são frequentemente anormalidades cromossômicas em larga escala. As células da boca parecem especialmente vulneráveis a mutações de perda de partes dos cromossomos 3, 9 e 11 — todos sendo sítios frágeis reconhecidos (veja o Capítulo 15). Os oncogenes da família *RAS* e o gene p53 também estão envolvidos na maioria das formas de câncer de boca.

Câncer de pele

A cada ano, aproximadamente 60.000 pessoas nos Estados Unidos são diagnosticadas com *melanoma*, uma forma de câncer de pele. Embora uma predisposição ao câncer de pele possa ser herdada, o fator de risco número um para sua ocorrência é a exposição à luz ultravioleta. As fontes de luz ultravioleta incluem o sol e máquinas de bronzeamento. Pessoas com pele clara, olhos de cor clara (azul ou verde) e cabelo louro claro são mais vulneráveis à luz ultravioleta e, por isso, ao câncer de pele. Se você se queima facilmente e não fica bronzeado facilmente, você apresenta um risco maior. O melhor modo de prevenir o câncer de pele é não tomar sol. Se você tiver que se expôr ao sol, *sempre* use filtro solar com FPS (Fator de Proteção Solar) superior a 30.

A queimadura solar está fortemente associada ao desenvolvimento do câncer de pele em um momento posterior porque a radiação tende a fazer com que o DNA de fita dupla se quebre e também que bases adjacentes no DNA sejam ligadas, formando pontos chamados dímeros. O dano ao DNA é frequentemente tão grande após exposição solar grave que grandes quantidades de células da pele morrem. Dê uma olhada na seção sobre genes supressores de tumor mais atrás nesse capítulo para descobrir sobre o processo de "morte celular programada". Mas algum DNA danificado pode escapar do processo de reparo ou de morte celular, originando mutações perigosas. Exames regulares, a chave para a prevenção do câncer de pele, são tão simples quanto inspecionar a sua pele usando um espelho. Olhe atentamente para todos os sinais ou sardas; crescimentos assimétricos, descolorados ou grandes (maiores que uma borracha de lápis) devem ser relatados ao seu médico.

Capítulo 15

Anomalias Cromossômicas: É Tudo um Jogo de Números

Neste Capítulo

- Examinando os cromossomos para descobrir os números e conjuntos
- Compreendendo como as coisas dão errado com os cromossomos

O estudo dos cromossomos é, em parte, o estudo das células. Os geneticistas que se especializam em *citogenética*, a genética da célula, frequentemente examinam os cromossomos conforme a célula se divide, porque é quando os cromossomos podem ser vistos mais facilmente. A divisão celular é uma das atividades mais importantes pelas quais as células passam; ela é necessária para a vida normal, e um tipo especial de divisão celular prepara as células sexuais para a tarefa da reprodução. Os cromossomos são copiados e repartidos durante a divisão celular e é essencial obter o número certo de cromossomos em cada célula conforme ela se divide. A maioria das anomalias cromossômicas (como a Síndrome de Down) ocorre por causa de erros durante a *meiose* (a divisão celular que faz células sexuais; veja o Capítulo 2).

Este capítulo vai ajudá-lo a compreender como e por que as anomalias cromossômicas ocorrem. Você vai descobrir alguns dos modos pelos quais os geneticistas estudam o conteúdo cromossômico das células. Saber o número de cromossomos permite aos cientistas decodificar os mistérios da herança, especialmente quando o número de cromossomos (chamado *ploidia*) fica complicado. Contar os cromossomos também permite aos médicos determinar a origem das anormalidades físicas causadas pela presença de muitos ou poucos cromossomos.

Se você pulou o Capítulo 2, você pode querer voltar a ele antes de ler este capítulo para compreender o essencial sobre os cromossomos e como as células se dividem.

O Que os Cromossomos Revelam

Um modo pelo qual um geneticista conta os cromossomos é com a ajuda de microscópios e de corantes especiais para ver os cromossomos durante a *metáfase* — a única vez no ciclo celular que os cromossomos assumem uma forma de salsicha gorda e fácil de se ver. Eis aqui como o processo de examinar os cromossomos funciona:

1. Obtém-se uma amostra de células. Quase qualquer tipo de célula se dividindo funciona como amostra, incluindo células de raízes de plantas, células sanguíneas e de pele.

2. As células são *cultivadas* — os nutrientes e condições apropriados para o crescimento são dados — para estimular a divisão celular.

3. Algumas células são removidas dessas culturas e recebem um tratamento para parar a mitose durante a metáfase.

4. Os corantes são adicionados para tornar os cromossomos fáceis de serem vistos.

5. As células são inspecionadas sob um microscópio. Os cromossomos são separados, examinados para anormalidades óbvias e contados.

Esse processo de análise cromossômica é chamado *cariotipagem*. Um cariótipo revela exatamente quantos cromossomos estão presentes em uma célula, junto com alguns detalhes sobre a estrutura dos cromossomos. Os cientistas apenas podem ver esses detalhes ao corar os cromossomos com corantes especiais.

Quando se examina um cariótipo, um geneticista olha para cada um dos cromossomos. Cada cromossomo tem forma e tamanho típicos; a localização do centrômero e o comprimento dos braços do cromossomo (as partes em ambos os lados do cromossomo) são o que define a aparência física de cada um deles (volte ao Capítulo 2 para ver como alguns cromossomos são de perto). Os dois tipos de braços de cromossomo são os:

- **Braço *p*:** O mais curto dos dois braços (p vem da palavra francesa *petite*, que significa "pequeno").
- **Braço *q*:** O braço mais longo (porque *q* vem depois de *p* no alfabeto).

Em algumas anomalias, um dos braços do cromossomo está fora do lugar ou ausente. Portanto, os geneticistas frequentemente se referem ao número do cromossomo junto com a letra *p* ou *q* para informar qual parte do cromossomo está afetada.

Contando Cromossomos

Ploidia soa como uma criatura bizarra, extraterrestre e de ficção científica, mas a palavra se refere, na realidade, ao número de cromossomos que um organismo particular tem. Dois tipos de "ploidias" são comumente mencionadas em genética:

- **Aneuploidia** se refere a um desequilíbrio no número de cromossomos. Situações envolvendo aneuploidia frequentemente recebem o sufixo *-somia* para informar se há cromossomos ausentes *(monossomia)* ou em número maior *(trissomia)*.
- **Euploidia** se refere ao número de conjuntos de cromossomos que um organismo tem. Por isso, *diploide* lhe diz que o organismo em questão tem dois conjuntos de cromossomos (frequentemente escrito como $2n$, sendo n o número haploide de cromossomos no conjunto; veja o Capítulo 2 para saber mais sobre como os cromossomos são contados). Quando um organismo é euploide, o seu número total de cromossomos é um múltiplo exato do seu número haploide *(n)*.

Aneuploidia: Cromossomos a mais ou a menos

Pouco tempo depois de Thomas Hunt Morgan descobrir que certas características estão ligadas ao cromossomo X, seu aluno, Calvin Bridges, descobriu que os cromossomos nem sempre seguem as regras. As leis da herança mendeliana dependem da segregação dos cromossomos — um evento que ocorre durante a primeira fase da meiose (veja o Capítulo 2 para uma cobertura da meiose). Mas às vezes os cromossomos não se segregam; dois ou mais cópias do mesmo cromossomo são enviados para um *gameta* (espermatozoide ou óvulo), deixando o outro gameta sem uma cópia de um cromossomo. Através do seu estudo das moscas-da-fruta, Bridges descobriu o fenômeno da *não disjunção*, a falha dos cromossomos em se segregar apropriadamente. A Figura 15-1 mostra a não disjunção em vários estágios da divisão meiótica.

Enquanto estudava a cor dos olhos nas moscas (volte para o Capítulo 5 para saber mais sobre esta característica ligada ao X), Bridges cruzou moscas fêmeas de olhos brancos com machos de olhos vermelhos. A partir desse tipo de cruzamento monoíbrido, ele esperava que todos os filhos tivessem olhos brancos e que todas as filhas tivessem olhos vermelhos. Mas toda vez ele obtinha filhos de olhos vermelhos e filhas de olhos brancos. Bridges já sabia que as fêmeas têm duas cópias do cromossomo X e que os machos, apenas uma, e que a cor dos olhos está ligada ao cromossomo X. Ele também sabia que a cor dos olhos é uma característica recessiva; o único modo pelo qual as fêmeas poderiam ter olhos brancos era ter duas cópias do X, ambas com o alelo para branco. Então, como poderiam ocorrer as estranhas combinações de sexo e cor dos olhos que Bridges viu?

Bridges percebeu que os cromossomos X de algumas moscas fêmeas parentais não poderiam estar obedecendo às regras da segregação. Durante a primeira rodada da meiose, os pares de cromossomos homólogos deveriam se separar. Se isso não acontecesse, alguns óvulos teriam obtido duas cópias do cromossomo X das mães (veja a Figura 15-1). Na pesquisa de Bridges, ambas as cópias do X da mãe carregavam o alelo para olhos brancos. Quando um macho de olhos vermelhos fertilizava um óvulo com dois X, dois resultados eram possíveis, como você pode ver na Figura 15-2. Um zigoto XXX resultava em uma filha de olhos vermelhos (que geralmente morria). Um zigoto XXY acabava sendo uma fêmea de olhos brancos. Óvulos fertilizados que não tinham nenhum cromossomo X resultavam em um macho de olhos vermelhos (com genótipo X). Óvulos que não continham nenhum cromossomo X e recebiam um Y do pai nunca eram viáveis.

Muitas anomalias cromossômicas humanas surgem de um tipo de não disjunção similar àquela das moscas-da-fruta. Para mais informações sobre essas anomalias, dê uma olhada na seção "Explorando as Variações de Cromossomos" mais à frente neste capítulo).

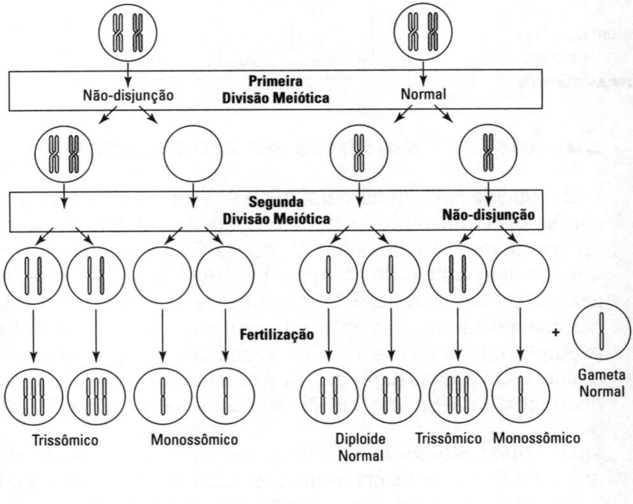

Figura 15-1: Os resultados da não disjunção durante a meiose.

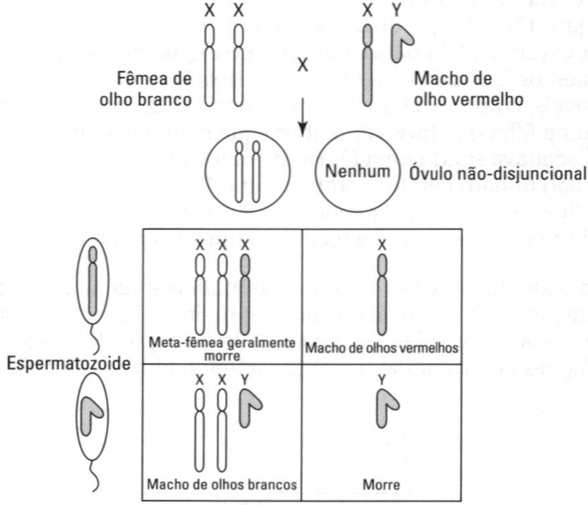

Figura 15-2: Como a não disjunção dos cromossomos X funciona em moscas--da-fruta.

Euploidia: Conjuntos de cromossomos

Cada espécie tem um número típico de cromossomos revelado pelo seu cariótipo. Por exemplo, os humanos têm um total de 46 cromossomos (os seres humanos são diploides, $2n$, e $n = 23$). O seu cachorro, se você tiver um, também é diploide e tem um total de 78 cromossomos, enquanto gatos domésticos têm $2n = 38$. O número de cromossomos não é muito consistente, mesmo em organismos intimamente relacionados. Por exemplo, apesar da sua aparência semelhante, duas espécies de veados asiáticos são ambas diploides, mas têm números de cromossomos muito diferentes: uma espécie tem 23 cromossomos e a outra, 6.

Muitos organismos têm mais de dois conjuntos de cromossomos (um único conjunto de cromossomos ao qual se refere por n é o número haploide) e são, portanto, considerados *poliploides*. A poliploidia é rara em animais, mas não é algo inédito. Plantas, por outro lado, frequentemente são poliploides. A poliploidia é rara em razão da reprodução sexuada. A maioria dos animais se reproduz sexuadamente, o que quer dizer que o indivíduo produz óvulos ou espermatozoides que se unem para formar zigotos que crescem e viram a prole. Um igual número de cromossomos precisa ser alocado em cada gameta para que ocorram a fertilização e os processos normais da vida. Quando um indivíduo, como uma planta, é poliploide (particularmente de números ímpares como 3n), a maior parte dos seus gametas acaba com um número incomum de cromossomos. Esse desequilíbrio no número de cromossomos resulta, funcionalmente, na esterilidade (veja o box "Cromossomos teimosos" para mais detalhes).

Cromossomos teimosos

Os cavalos são diploides e têm 64 cromossomos. Os burros, que também são diploides, são intimamente relacionados aos cavalos, mas têm apenas 62 cromossomos. Quando um cavalo se acasala com um burro, o resultado é uma mula. Esses híbridos de cavalos com burros são versões maiores dos cavalos e têm orelhas grandes e uma disposição para a teimosia famosa. As mulas geralmente são estéreis, porque as ploidias dos cavalos e das mulas (ou dos burros e das mulas) não combinam direito. Geneticamente, as mulas têm 32 cromossomos de cavalo e 31 cromossomos de burro, dando um total de 63 cromossomos e um número de cromossomos ímpar de 2n = 63 — elas são diploides, mas não euploides. Quando a meiose ocorre, os cromossomos homólogos deveriam parear e, então, se segregar. Durante a meiose das mulas, contudo, os cromossomos frequentemente se unem em grupos de três, cinco ou seis. Como resultado, os gametas das mulas não obtêm um complemento de cromossomos inteiro e não são viáveis para ser fertilizados. Então, como uma mula pode ter descendentes?

Isso é o que os donos de uma mula chamada Krause devem ter se perguntado em 1984 quando ela inesperadamente deu a luz a um potro — de nome Blue Moon por causa da raridade da maternidade da mula. Krause cruzou com um burro macho, mas a análise genética revelou que Blue Moon tinha o genótipo de uma mula: 63 cromossomos que eram metade de cavalo e metade de burro. Aparentemente, quando as células de Krause sofreram meiose, seus cromossomos de cavalo se segregaram todos juntos. Esse é um resultado extremamente improvável — da ordem de um em quatro bilhões! Ainda mais surpreendente, Krause deu a luz a um segundo potro como o mesmo genótipo de cavalo e burro, o que significa que ela produziu um segundo óvulo com todos os cromossomos de cavalo.

O único outro modo de uma mula poder ser "pai" é via clonagem, da qual eu trato no Capítulo 20. Idaho Gem, o primeiro clone de mula, nasceu em 2003.

As plantas às vezes contornam o problema da poliploidia (e a sua esterilidade correspondente) através de um processo chamado *apomixia*. Parte da meiose, a apomixia resulta em um óvulo com um complemento inteiro de cromossomos. Os óvulos produzidos via apomixia podem formar sementes sem serem fertilizados e, portanto, podem produzir novas plantas a partir daquela semente. Os dentes de leão, aquelas ervas resistentes e persistentes, conhecidas de todos os jardineiros, se reproduzem usando apomixia. Os dentes de leão têm $n = 8$ cromossomos, que podem vir em dois ($2n = 16$), três ($3n = 24$) ou quatro ($4n = 32$) conjuntos.

Muitas plantas comerciais são poliploides porque os cultivadores de plantas descobriram que as poliploides são frequentemente muito maiores que suas contrapartes silvestres. Morangos silvestres, por exemplo, são diploides, minúsculos e muito azedos. Os morangos grandes e doces que você compra no mercadinho são de fato octaploides, o que quer dizer que eles têm oito conjuntos de cromossomos (ou seja, eles são 8n). O algodão é tetraploide *(4n)*, e o café pode ter até oito conjuntos de cromossomos, enquanto as bananas são frequentemente triploides (3n). Muitas dessas poliploidias acontecem naturalmente e, depois de serem descobertas pelos cultivadores de plantas, foram cultivadas a partir de mudas (e outros métodos assexuados de propagação de plantas).

Nem todos os poliploides são estéreis. Aqueles que resultam de cruzamentos de duas espécies diferentes (chamado *hibridização*) são frequentemente férteis. Os cromossomos dos híbridos podem ter menos problemas para separarem durante a meiose, permitindo que a formação normal do gameta ocorra. Um exemplo famoso de um animal híbrido raramente fértil é o cruzamento cavalo-burro, que resulta em uma mula. Dê uma olhada no box "Cromossomos teimosos" para mais informações.

Explorando as Variações de Cromossomos

As anormalidades cromossômicas, na forma de aneuploidia (veja a seção anterior "Aneuploidia: Cromossomos a mais ou a menos"), são muito comuns entre seres humanos. Aproximadamente oito por cento de todas as concepções são aneuploides, e se estima que até metade dos abortos acontece por causa de alguma forma de anomalia cromossômica. As anomalias dos cromossomos sexuais são os tipos de aneuploidia mais comumente observadas em seres humanos (volte para o Capítulo 5 para saber mais sobre os cromossomos sexuais), porque a inativação do cromossomo X permite a indivíduos com mais de dois cromossomos X compensar pelas "doses" extras" e sobreviver à condição.

Quatro categorias comuns de aneuploidia podem ocorrer nos seres humanos:

- **Nulissomia:** Ocorre quando falta um cromossomo. Geralmente, os embriões que são nulissômicos não sobrevivem até o nascimento.
- **Monossomia:** Ocorre quando falta um homólogo a um cromossomo.
- **Trissomia:** Ocorre quando uma cópia extra de um cromossomo está presente.
- **Tetrassomia:** Ocorre quando estão presentes quatro cópias de um cromossomo. A tetrassomia é extremamente rara.

A maior parte das condições cromossômicas são referidas pela categoria de aneuploidia seguidas pelo número do cromossomo afetado. Por exemplo, a trissomia do 13 significa que três cópias do cromossomo 13 estão presentes.

Quando faltam cromossomos

A monossomia (quando falta um homólogo a um cromossomo) é muito rara em seres humanos. A maioria dos embriões com monossomias não sobrevive até o nascimento. Para as crianças nascidas vivas, a única monossomia autossômica relatada em seres humanos é a monossomia do 21. Os sinais e sintomas da monossomia do 21 são similares àqueles da Síndrome de Down (tratada mais tarde nesta seção). As crianças com monossomia do 21 frequentemente têm numerosos defeitos de nascença e raramente sobrevivem por mais do que alguns dias ou semanas. A outra monossomia comumente vista em crianças é a monossomia do cromossomo X. As crianças com essa condição sempre são meninas e geralmente levam uma vida normal. Para saber mais sobre a monossomia do cromossomo X (também conhecida como Síndrome de Turner), veja o Capítulo 5. A monossomia do 21 é o resultado da não disjunção durante a meiose (veja a seção "Aneuploidia: Cromossomos a mais ou a menos" mais atrás neste capítulo).

Muitas monossomias são perdas parciais dos cromossomos, o que significa que parte (ou o todo) do cromossomo que falta está presa a outro cromossomo. Os movimentos de partes dos cromossomos para outros não homólogos são o resultado de *translocações*. Eu trato das translocações em mais detalhes na seção "Translocações", mais à frente neste capítulo.

Finalmente, as monossomias podem ocorrer em células por causa de erros que ocorrem durante a divisão celular (mitose). Muitas dessas monossomias estão associadas à exposição química e a diversos tipos de cânceres. O Capítulo 14 trata das monossomias celulares e do câncer em detalhes.

Quando sobram cromossomos

LEMBRE-SE

As trissomias (quando uma cópia extra de um cromossomo está presente) são os tipos mais comuns de anormalidades cromossômicas em seres humanos. A trissomia mais comum é a Síndrome de Down ou trissomia do 21. Outras trissomias menos comuns incluem a trissomia do 18 (Síndrome de Edward), a trissomia do 13 (Síndrome de Patau) e a trissomia do 8. Todas essas trissomias geralmente são o resultado de não disjunção durante a meiose.

Síndrome de Down

A trissomia do cromossomo 21, comumente chamada *Síndrome de Down*, afeta de uma em 600 à uma em 800 crianças. As pessoas com Síndrome de Down têm algumas características físicas um tanto estereotipadas, incluindo feições faciais distintas, forma do corpo alterada e estatura baixa. Os indivíduos com Síndrome de Down geralmente têm retardo mental e frequentemente têm defeitos cardíacos. Contudo, frequentemente levam vidas realizadas e ativas até a idade adulta.

Uma das características mais impactantes da Síndrome de Down (e das trissomias em geral) é o grande aumento no número de bebês com Síndrome de Down nascidos de mães acima dos 35 anos (veja a Figura 15-3). As mulheres entre 18 e 25 anos têm um risco muito baixo de ter um bebê com trissomia do 21 (aproximadamente um em 2.000). O risco aumenta ligeiramente, mas constantemente, para mulheres entre 25 e 35 (cerca de um em 900 para mulheres de 30 anos) e então dá um salto dramático. Quando a mulher chega aos 40, a probabilidade de ter uma criança com Síndrome de Down é de uma em 100, e aos 50, a probabilidade de conceber uma criança com Síndrome de Down é de uma em 12. Porque o risco de se ter Síndrome de Down aumenta em crianças de mulheres mais velhas?

A maioria dos casos de Síndrome de Down parece surgir da não disjunção durante a meiose. A razão por trás dessa falha dos cromossomos em se segregar normalmente em mulheres mais velhas é obscura. Nas mulheres, a meiose começa de fato no feto. Todos os óvulos em desenvolvimento passam pela primeira rodada de prófase, incluindo a recombinação. A meiose nos futuros óvulos, então, para em um estágio chamado *diplóteno*, o estágio de recombinação onde os cromossomos homólogos estão entrelaçados e em vias de trocar partes de seu DNA. A meiose não continua até que determinado óvulo em desenvolvimento esteja passando pelo processo de ovulação. A essa altura, o óvulo completa a primeira rodada da meiose e, então, para novamente. Quando o espermatozoide e o óvulo se unem, o núcleo da célula-ovo termina a meiose um pouco antes de o espermatozoide e o óvulo se fundirem para completar o processo de fertilização. (Nos homens, a meiose começa na puberdade, acontece continuamente e segue sem as pausas que ocorrem nas mulheres.)

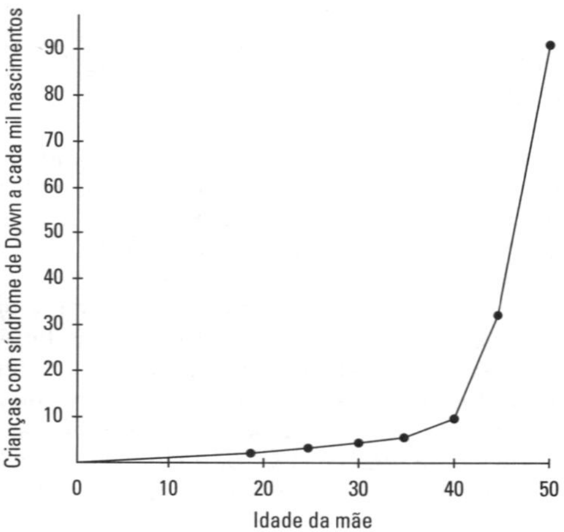

Figura 15-3: Risco de uma gravidez com Síndrome de Down em relação a idade materna.

Aproximadamente 75 por cento das não disjunções responsáveis pela Síndrome de Down ocorrem durante a primeira fase da meiose. Curiosamente, a maioria dos cromossomos que falha em se segregar também parece ter falhado em sofrer recombinação, sugerindo que os eventos que levam à não disjunção começam cedo na vida. Os cientistas propuseram várias explicações para a causa da não disjunção e a falta de recombinação associada a ela, mas não chegaram a um acordo sobre o que de fato acontece na célula para impedir que os cromossomos se segreguem apropriadamente.

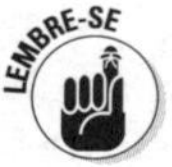

Cada gravidez é um evento genético independente. Logo, embora a idade seja um fator no cálculo do risco da trissomia do 21, a Síndrome de Down em gravidezes passadas não necessariamente aumenta o risco de uma mulher ter outro filho afetado pela anomalia.

Alguns fatores ambientais estão envolvidos na Síndrome de Down e podem aumentar o risco em mulheres abaixo dos 30 anos. Os cientistas acham que as mulheres que fumam durante o uso de contraceptivos orais (pílulas de controle de natalidade) podem ter um risco aumentado de diminuição da corrente sanguínea para os ovários. Quando os óvulos estão carentes de oxigênio, é menos provável que eles se desenvolvam normalmente e mais provável que a não disjunção ocorra.

Síndrome de Down Familiar

Uma segunda forma de Síndrome de Down, a *síndrome de Down familiar*, não está relacionada à idade materna. Essa anomalia ocorre como resultado da fusão do cromossomo 21 a outro autossomo (frequentemente, o cromossomo 14). Essa fusão geralmente é o resultado de uma *translocação* — que é o que acontece quando cromossomos não homólogos trocam partes. Nesse caso, a troca envolve o braço longo do cromossomo 21 e o braço curto do cromossomo 14. Esse tipo de translocação é chamado *translocação robertsoniana*. As partes restantes dos cromossomos 14 e 21 também se fundem, mas geralmente são perdidas na divisão celular e não são herdadas. Quando ocorre uma translocação robertsoniana, pessoas afetadas podem acabar com diversos tipos de combinações cromossômicas em seus gametas, como mostrado na Figura 15-4.

Para a Síndrome de Down familiar, um portador da translocação tem a cópia normal do cromossomo 21, uma cópia normal do cromossomo 14 e um cromossomo translocado fundido. Os portadores não são afetados pela Síndrome de Down porque seus cromossomos fundidos agem como uma segunda cópia do cromossomo normal. Quando as células de um portador passam por meiose, alguns dos seus gametas têm um cromossomo translocado ou obtêm o complemento normal que inclui uma cópia de cada cromossomo. As fertilizações dos gametas com um cromossomo translocado e um cromossomo 21 normal produzem o fenótipo da Síndrome de Down. Aproximadamente 10 por cento dos filhos de portadores de translocações que nascem vivos têm a trissomia do 21. Os portadores têm uma chance muito maior que o normal de aborto por causa da monossomia (seja do 21 ou do 14) e da trissomia do 14.

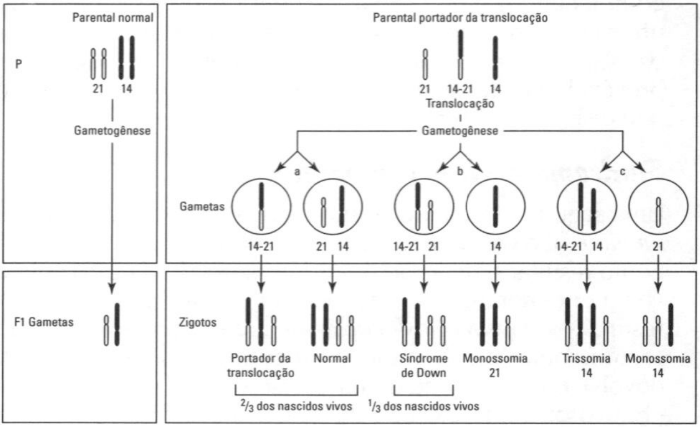

Figura 15-4: Uma translocação que leva à Síndrome de Down familiar.

Outras trissomias

A *trissomia do 18*, também chamada *Síndrome de Edward*, também resulta de uma não disjunção. Cerca de um em cada 6.000 recém-nascidos tem a trissomia do 18, tornando-a a segunda trissomia mais comum em seres humanos. A anomalia é caracterizada por defeitos de nascença graves, incluindo defeitos cardíacos graves e anormalidades cerebrais. Outros defeitos associados à trissomia do 18 incluem uma mandíbula pequena em relação à face, dedos torcidos, músculos rígidos e defeitos nos pés. A maioria das crianças afetada com a trissomia do 18 não vive mais do que os primeiros anos de vida. Assim como a trissomia do 21, a chance de se ter um bebê com trissomia do 18 é maior em mulheres que ficam grávidas após os 35 anos.

A terceira trissomia mais comum nos seres humanos é a *trissomia do 13*, ou *Síndrome de Patau*. Cerca de um a cada 12.000 nascimentos é afetado pela trissomia do 13; muitos embriões com essa condição são abortados nos primeiros estágios da gravidez. Os bebês com trissomia do 13 têm uma expectativa de vida muito curta — a maioria morre aos 6 meses de idade. Contudo, alguns podem sobreviver até os dois ou três anos de vida; os registros mostram que duas crianças com Síndrome de Patau viveram até a infância (um morreu aos 11 e outro, aos 19). Os bebês afetados pela trissomia do 13 têm defeitos cerebrais extremamente graves junto com muitos defeitos da estrutura facial. Olhos ausentes ou muito pequenos (e outros defeitos oculares), lábio leporino, palato fendido, defeitos cardíacos e *polidactilia* (dedos extras nos pés e nas mãos) são comuns entre essas crianças.

Outro tipo de trissomia, a *trissomia do 8*, ocorre muito raramente (um em cada 25.000 a 50.000 nascimentos). As crianças nascidas com trissomia do 8 têm uma expectativa de vida normal, mas frequentemente são afetadas por retardo mental e defeitos físicos como dedos dos pés e das mãos contraídos.

Outras coisas que dão errado com os cromossomos

Além das monossomias e trissomias, numerosas outras anomalias cromossômicas podem ocorrer em seres humanos. Conjuntos inteiros de cromossomos podem ser adicionados ou os cromossomos podem ser quebrados ou rearranjados. Essa seção cobre alguns desses outros tipos de anomalia cromossômicas.

Poliploidia

A *poliploidia,* a ocorrência de mais de dois conjuntos de cromossomos, é extremamente rara em seres humanos. Duas condições registradas de poliploidia são a *triploidia* (três conjuntos inteiros de cromossomos) e a *tetraploidia* (quatro conjuntos). A maioria das gravidezes poliploides resulta em aborto ou natimortos. Todas as crianças vivas com triploidia têm defeitos de nascença graves e intratáveis, e a maioria delas não sobrevive mais do que alguns dias.

Mosaicismo

O *mosaicismo* é uma forma de aneuploidia que cria regiões de células com números variáveis de cromossomos. Ainda bem cedo no desenvolvimento embrionário, a não disjunção similar àquela mostrada na Figura 15-1 pode criar duas células que são aneuploides (mais frequentemente uma célula é trissômica, com uma cópia extra de cromossomos, e a outra é monossômica, com um cromossomo faltando no par homólogo). Uma célula também pode perder um cromossomo, levando a uma monossomia sem uma trissomia que a acompanhe. Todas as células que descendem de células aneuploides criadas durante a mitose também são aneuploides. A magnitude dos efeitos do mosaicismo depende de quando os erros acontecem: se o erro acontece muito cedo, a maior parte das células do indivíduo é afetada.

A maioria dos mosaicismos são letais, exceto quando a linhagem de células do mosaico está confinada à placenta. Muitos embriões com mosaicos placentários se desenvolvem normalmente e não sofrem quaisquer efeitos ruins. Os mosaicos dos cromossomos sexuais são os mais comuns em seres humanos; XO-XXX e XO-XXY são genótipos de mosaicos comuns. A trissomia do 21 também aparece como um mosaico em células diploides normais. Frequentemente, os indivíduos com mosaicismo são afetados dos mesmos modos que pessoas que são inteiramente aneuploides.

Síndrome do X frágil

Muitos cromossomos têm *sítios frágeis* — partes do cromossomo que apresentam quebras quando as células são expostas a certas drogas ou produtos químicos. 80 sítios frágeis são comuns a todos os seres humanos, mas outros sítios aparecem por causa de mutações raras. Um desses sítios, o X frágil no cromossomo X, está associado à forma mais comum de retardo mental herdado.

A síndrome do X frágil resulta de uma mutação em um gene chamado *FMR1* (de Fragile Mental Retardation Gene 1, ou simplesmente gene da síndrome do X frágil). Assim como muitas mutações ligadas ao X, a Síndrome do X frágil é recessiva. Portanto, as mulheres geralmente são portadoras da mutação e os homens são mais frequentemente afetados pela anomalia. Homens com Síndrome do X frágil geralmente têm alguma forma de retardo mental que pode variar em severidade desde deficiências comportamentais ou de aprendizado leves até deficiências intelectuais graves e autismo. Homens e meninos com a Síndrome do X frágil frequentemente têm orelhas salientes e rostos longos com mandíbulas grandes.

O X frágil apresenta *antecipação genética* — ou seja, a anomalia fica mais grave de uma geração para a outra. Dentro do *FMR1* está uma série de três bases que são repetidas várias e várias vezes (veja o Capítulo 6 para saber os detalhes sobre como o DNA é montado).

Quando o DNA é replicado (ou copiado; veja o Capítulo 7), repetições podem facilmente ser adicionadas por engano, tornando a sequência de repetições mais comprida. Em pessoas com Síndrome do X frágil, as três bases podem ser repetidas centenas de vezes (ao invés das normais 5 a 40 vezes). Conforme o gene fica mais comprido, os efeitos da mutação se tornam mais graves, com a prole subsequente sofrendo efeitos mais fortes da anomalia. (Você pode descobrir mais sobre antecipação no Capítulo 4.)

Rearranjos

Alterações cromossômicas de larga escala são chamadas *rearranjos cromossômicos*. São possíveis quatro tipos de rearranjos cromossômicos, como mostrado na Figura 15-5:

- **Duplicação:** Partes grandes do cromossomo são copiadas mais de uma vez, tornando o cromossomo substancialmente mais comprido.
- **Inversão:** Uma seção do cromossomo fica invertida, resultando na inversão da sequência de genes.
- **Deleção:** Partes grandes do cromossomo são perdidas.
- **Translocação:** São trocadas partes entre os cromossomos não homólogos.

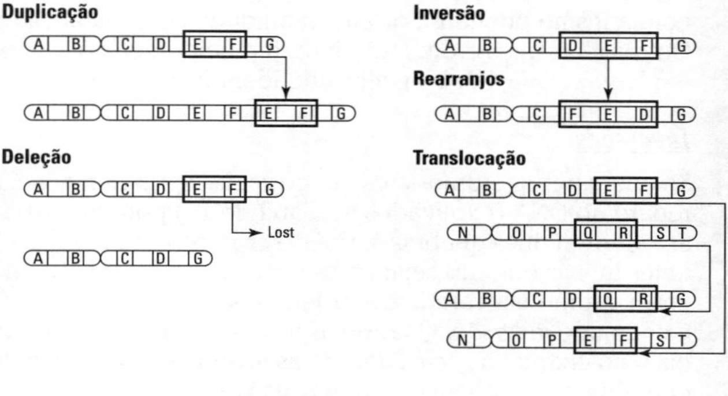

Figura 15-5: Os quatro tipos de rearranjos cromossômicos.

LEMBRE-SE

Todos os rearranjos cromossômicos são mutações. Normalmente, as mutações são alterações muito pequenas dentro do DNA (que, frequentemente, têm impactos muito grandes). As mutações que envolvem apenas algumas bases não podem ser detectadas ao se marcar os cromossomos e examinar o cariótipo (veja "O Que os Cromossomos Revelam" para saber mais sobre cariótipos). Contudo, alterações cromossômicas em larga escala podem ser diagnosticadas a partir do cariótipo porque eles envolvem seções imensas do DNA. Nos seres humanos, as deleções e duplicações são causas comuns de retardo mental e de defeitos físicos.

Duplicações

As *duplicações* (neste caso, grandes cópias indesejadas de porções do cromossomo) surgem mais frequentemente de recombinação desigual (veja "Deleções", mais à frente neste capítulo). A maioria das anomalias que surgem a partir de duplicações é considerada trissomia parcial porque porções grandes do cromossomo geralmente estão presentes em três cópias.

A duplicação de parte do cromossomo 15 está envolvida em uma forma de autismo. Pessoas autistas tipicamente têm graves dificuldades de fala, não interagem prontamente ou não respondem a outras pessoas e exibem comportamentos ritualizados e repetitivos. O retardo mental pode ou não estar presente. É difícil avaliar pessoas com autismo por causa da sua habilidade comunicativa prejudicada. Outros rearranjos cromossômicos, incluindo deleções e translocações em larga escala, também têm sido identificados em casos de autismo.

Inversões

Se uma quebra cromossômica ocorre, às vezes os mecanismos de reparo do DNA (explicados no Capítulo 13) podem reparar as fitas. Se ocorrem duas quebras, parte do cromossomo pode ser invertida antes que as quebras sejam reparadas. Quando uma parte grande do cromossomo é invertida e a ordem dos genes é alterada, esse evento é chamado *inversão*. Quando as inversões envolvem o centrômero, elas são chamadas *pericêntricas;* as inversões que não incluem o centrômero são chamadas *paracêntricas*.

A hemofilia tipo A pode ser causada, em alguns casos, por uma inversão dentro do cromossomo X. Os pacientes com hemofilia têm coagulação sanguínea prejudicada; como resultado, eles se machucam facilmente e sangram em demasia até mesmo pelos menores cortes. Lesões leves podem resultar em perdas de sangue extremamente graves. Assim como a maioria das anomalias ligadas ao X, a hemofilia é mais comum em homens do que em mulheres. Nesse caso, dois genes que codificam os fatores de coagulação são interrompidos pela inversão, tornando ambos os genes não funcionais.

Deleções

A *deleção*, ou perda de uma grande porção do cromossomo, geralmente pode ocorrer de dois modos:

- O cromossomo se quebra durante a intérfase do ciclo celular e o pedaço quebrado é perdido quando a célula se divide.
- As partes dos cromossomos se perdem por causa de recombinação desigual durante a meiose.

Normalmente, quando os cromossomos iniciam a meiose, eles se alinham de modo igual, extremidade com extremidade, sem partes sobressalentes. Se os cromossomos se alinharem incorretamente, a recombinação pode criar uma deleção em um cromossomo e uma inserção de DNA extra em outro, como mostrado na Figura 15-6. É mais provável a ocorrência de recombinação desigual onde muitas repetições estiverem presentes na sequência de DNA (veja o Capítulo 8 para saber mais sobre as sequências de DNA).

A síndrome *cri-du-chat* é uma anomalia de deleção causada pela perda do braço curto do cromossomo 5 (quantidades variáveis do cromossomo 5 podem ser perdidas, até 60 por cento do braço). *Cri-du-chat* é a expressão francesa para "miado do gato", e se refere ao choro agudo característico que as crianças afetadas pela síndrome fazem. A anomalia é uma condição autossômica dominante; as pessoas afetadas são quase sempre heterozigotas para a mutação. As crianças com essa síndrome apresentam cabeças incomumente pequenas, faces redondas, olhos bem espaçados e dificuldades intelectuais. É uma das deleções cromossômicas mais comuns e ocorre em cerca de

1 em cada 20.000 nascimentos. A maioria das pessoas com a síndrome não sobrevive até a idade adulta. Uma vez que a maioria dessas deleções são mutações novas, as pessoas afetadas não apresentam histórico familiar da síndrome cri-du-chat.

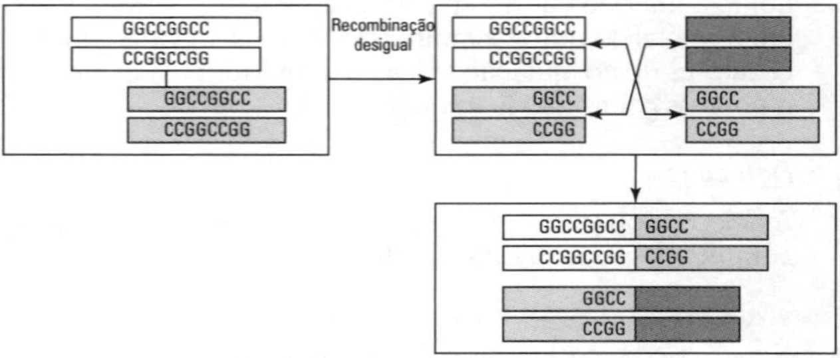

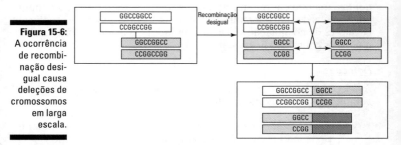

Figura 15-6: A ocorrência de recombinação desigual causa deleções de cromossomos em larga escala.

A deleção de parte do braço longo do cromossomo 15 resulta na *Síndrome de Prader-Willi.* Essa deleção particular está sempre no cromossomo do pai, e a tendência de passar a deleção parece ser hereditária. Mulheres com gravidezes afetadas pela Síndrome de Prader-Willi geralmente percebem que seus bebês começam a se mover no útero mais tarde, e eles se movem menos do que bebês não afetados. As crianças afetadas são menos ativas e têm tônus muscular diminuído, o que às vezes causa problemas respiratórios. Essas crianças têm problemas em se alimentar e geralmente não crescem a uma taxa normal. As crianças com Síndrome de Prader-Willi podem ter retardo mental, mas suas dificuldades intelectuais geralmente não são muito graves. Os problemas de alimentação em estágios precoces da vida frequentemente abrem caminho, mais tarde, para a obesidade, mas as pessoas com Síndrome de Prader-Willi sempre têm estatura baixa. Assim como a Síndrome cri-du-chat, a Síndrome de Prader-Willi frequentemente é o resultado de uma mutação espontânea (veja o Capítulo 12 para saber mais sobre as anomalias genéticas).

Translocações

As *translocações* envolvem a troca de porções grandes dos cromossomos. Elas ocorrem entre os cromossomos não homólogos e estão presentes em dois tipos:

- **Translocação recíproca:** Uma troca igual (balanceada) na qual cada cromossomo termina com uma parte do outro. Essa é a forma mais comum de translocação.
- **Translocação não recíproca:** Uma troca desigual na qual um cromossomo ganha uma porção, mas o outro não, resultando em uma deleção.

Assim como as inversões, as translocações podem resultar de cromossomos quebrados que se combinam erroneamente antes que o processo de reparo esteja completo. Quando dois cromossomos são quebrados, eles podem trocar pedaços (translocação recíproca ou balanceada), ganhar pedaços (translocação não recíproca) ou perder pedaços (deleção). Quando as quebras interrompem um ou mais genes, estes genes se tornam não funcionais.

Uma anomalia nos seres humanos que às vezes envolve a ocorrência de uma translocação balanceada é o transtorno bipolar. O transtorno bipolar pode resultar quando os cromossomos 9 e 11 trocam partes, interrompendo um gene no cromossomo 11. Esse gene, chamado *DIBD1* (a sigla de Disrupted in Bipolar Disorder gene 1, literalmente, gene 1 interrompido no transtorno bipolar) também está envolvido em outros transtornos psiquiátricos como a esquizofrenia.

Os cromossomos 11 e 22 frequentemente estão envolvidos na ocorrência de translocação balanceada, resultando em defeitos de nascença (como palato fendido, defeitos cardíacos e retardo mental) e uma forma hereditária de câncer de mama. O cromossomo 11 parece particularmente suscetível à quebra em uma área que tem muitas sequências repetidas (onde duas bases, A e T, são repetidas sequencialmente muitas vezes). A maior parte das sequências repetidas como essa são consideradas DNA lixo (veja o Capítulo 8 para uma explicação sobre o DNA lixo). Uma vez que tanto o cromossomo 11 como o cromossomo 22 contêm sequências repetidas similares, as repetições podem permitir que ocorram casos de recombinação, resultando em uma translocação recíproca.

Em muitos casos, a ocorrência de uma translocação acontece espontaneamente em um dos pais, o qual, então, passa os cromossomos interrompidos para a sua prole, resultando em trissomias e deleções parciais. Nesses casos, os pais portadores podem não ser afetados pela anomalia.

Capítulo 16

Tratando Anomalias Genéticas com Terapia Gênica

Neste Capítulo

- Administrando genes saudáveis para tratar ou curar uma doença
- Encontrando os genes necessários para a terapia gênica
- Mapeando o progresso rumo às curas gênicas

A conclusão do Projeto Genoma Humano (veja o Capítulo 8), em 2004, junto com o sequenciamento dos genomas não humanos gerou uma incrível revolução na compreensão da genética. Simultaneamente, os geneticistas correram para desenvolver medicamentos para tratar e curar doenças causadas por genes que perderam sua função normal. *A terapia gênica,* o tratamento que atua na causa direta das anomalias genéticas, é, às vezes, alardeada como a pílula mágica, a panaceia para todas as doenças hereditárias (veja o Capítulo 13) e para o câncer (veja o Capítulo 14). A terapia gênica pode até mesmo fornecer um meio para bloquear os genes de patógenos, como os vírus, fornecendo tratamentos confiáveis para doenças que atualmente não dispõem de nenhum tratamento.

Infelizmente, a promessa brilhante da terapia gênica tem sido travada por uma miríade de desafios, incluindo achar o modo certo de fornecer o medicamento aos pacientes sem causar problemas piores do que aqueles dos tratamentos convencionais. Não obstante, a genética de doenças acabou sendo muito mais complicada do que qualquer um poderia prever. Neste capítulo, vou examinar o progresso e perigos da terapia gênica.

Aliviando a Doença Genética

Dê uma olhada na Parte III deste livro para ter uma prova de que a sua saúde e a genética estão intrinsecamente conectadas. As mutações causam anomalias que são passadas de geração para geração, e as mutações adquiridas durante a sua vida podem ter consequências indesejadas como o câncer. Não apenas os seus próprios genes que causam complicações — os genes carregados por bactérias, parasitas e vírus ajudam na propagação de doenças e medo pelo mundo inteiro.

Então, não seria ótimo se você pudesse apenas desligar aqueles genes desagradáveis e maus? Apenas pense: uma mutação causa uma perda de função em um gene supressor de tumor e você toma uma injeção para ativar aquele gene novamente. Um vírus está lhe causando problemas? Apenas tome uma pílula que bloqueia a função dos genes virais.

Alguns geneticistas veem a implementação dessas soluções genéticas para problemas de saúde como sendo apenas uma questão de tempo. Portanto, o desenvolvimento da terapia gênica tem se concentrado em dois cursos de ação principais:

- Fornecer genes para prover as funções desejadas que foram perdidas ou estão ausentes
- Impedir os genes de produzir produtos indesejados

Encontrando os Veículos para Levar os Genes para o Trabalho

O primeiro passo em uma terapia gênica bem-sucedida é escolher o sistema de entregas certo para introduzir um novo gene ou desativar um indesejado. O sistema de entregas para a terapia gênica é chamado *vetor*. Um vetor perfeito:

- Precisa ser inofensivo, para que o sistema imunológico do receptor não o rejeite ou lute contra ele.

- Precisa ser fácil de se produzir em grandes quantidades. Um único tratamento pode requerer mais de 10 bilhões de cópias do vetor porque você precisa de um veículo de entrega para cada célula no órgão afetado.
- Precisa ser direcionado para um tecido específico. A expressão gênica é tecido-específica, assim, o vetor tem que ser tecido-específico também.
- Precisa ser capaz de integrar a sua informação genética em cada célula do órgão alvo para que as novas cópias de cada célula geradas posteriormente pela mitose contenham a informação genética da terapia gênica.

LEMBRE-SE

Atualmente, os vírus são o veículo preferido. A maioria das terapias gênicas visa pôr um gene novo no genoma de um paciente e essa ação de compartilhamento de genes é muito similar ao que os vírus fazem de forma natural.

Quando um vírus se prende a uma célula que não está protegida dele, ele sequestra todas as atividades da célula para o único propósito de fazer mais vírus. Eles se reproduzem desse modo porque não têm meios próprios para realizar a reprodução. Parte da estratégia de ataque do vírus envolve integrar o DNA viral em um genoma hospedeiro a fim de executar a expressão do gene viral. O problema é que quando um vírus é bom em atacar uma célula, ele causa uma infeção que o sistema imunológico do paciente combate. Assim, o truque para usar um vírus como vetor é domá-lo.

Amansar um vírus para usá-lo como vetor, geralmente, envolve deletar a maioria dos seus genes. Essas deleções roubam efetivamente do vírus quase todo o seu DNA, deixando apenas alguns pedaços. Esses pedaços remanescentes são, principalmente, as partes que o vírus normalmente usa para fazer com que o seu DNA seja inserido no interior do hospedeiro. Usando técnicas de manipulação de DNA como as que eu descrevo na seção "Inserindo Genes Saudáveis à Cena" deste capítulo, os cientistas inserem uma sequência de gene normal em um vírus para substituir as partes deletadas do genoma viral. Mas um ajudante é necessário para mover a informação do vírus para a célula receptora e, para isso, os cientistas configuram uma outra partícula viral com alguns dos genes deletados do vetor.

Esse segundo vírus, chamado *auxiliar*, garante que o DNA do vetor se replique apropriadamente.

Os geneticistas que realizam terapia gênica têm à sua escolha diversos vírus como possíveis veículos (vetores). Esses vírus são classificados em duas categorias:

- Aqueles que integram o seu DNA diretamente ao genoma hospedeiro
- Aqueles que entram no núcleo celular para se tornarem habitantes permanentes, mas separados (chamados *epissomos*)

Dentre essas duas categorias, três tipos de vírus — oncorretrovírus, lentivírus e adenovírus — são escolhas populares para a terapia gênica.

Os vírus que se integram de imediato

Dois vírus populares na terapia gênica integram o seu DNA diretamente ao genoma do hospedeiro. *Os oncorretrovírus* e *lentivírus* são retrovírus que transferem os seus genes para o genoma hospedeiro; quando os genes do retrovírus estão corretamente localizados, eles são replicados juntamente com o DNA do hospedeiro. Os retrovírus usam RNA em vez de DNA para codificar seus genes e um processo chamado *transcrição reversa* (descrito no Capítulo 11) para converter o seu RNA em DNA, que é, então, inserido no genoma de uma célula hospedeira.

Os oncorretrovírus, os primeiros vetores desenvolvidos para a terapia gênica, receberam seus nomes dos *oncogenes*, que mantêm o ciclo celular permanentemente ativado — um dos precursores para o desenvolvimento pleno do câncer. A maioria dos vetores de oncorretrovírus em uso para a terapia gênica pode remontar a um gene que causa leucemia em macacos (ele é chamado de *vírus do macaco gibão de Moloney* ou MLV, do inglês, Moloney murine leukemia virus). O MLV provou ser um vetor eficaz, mas não sem apresentar problemas; tem sido difícil controlar a propensão do MLV de causar câncer. Os oncorretrovírus funcionam bem como vetores apenas se forem usados para tratar células que estejam se dividindo ativamente.

Os lentivírus, por outro lado, podem ser usados para tratar de células que não estejam se dividindo. Você provavelmente já está familiarizado com um lentivírus famoso: o HIV. Vetores para a terapia gênica foram desenvolvidos diretamente do próprio vírus do HIV. Embora os vetores do vírus modificado contenham apenas cinco por cento do seu DNA original, o que os torna inofensivos, os lentivírus têm potencial para readquirir os genes deletados se eles entrarem em contato com partículas do vírus HIV não domadas (ou seja, aqueles que infectam as pessoas com AIDS). Os lentivírus também são um tanto quanto arriscados porque tendem a inserir genes bem no meio dos genes hospedeiros, levando a mutações de perda de função (eu detalho essa e outras mutações no Capítulo 13).

Apesar disso, os vetores de lentivírus HIV são usados para combater a AIDS. O vetor viral carrega uma mensagem genética que fica armazenada nas células imunológicas do paciente. Quando o HIV ataca essas células imunológicas, o DNA do vetor impede os vírus atacantes de se replicarem, protegendo efetivamente o paciente de futuras infecções. Até agora, esse tratamento parece funcionar e reduz substancialmente a quantidade de vírus que as pessoas afetadas carregam.

Vírus que são um pouco acanhados

Os *adenovírus* são vetores excelentes porque inserem os seus genes nas células independentemente de qual divisão celular esteja ocorrendo. Na terapia gênica, os adenovírus têm sido tanto promissores quanto problemáticos. Por um lado, eles são verdadeiramente bons em chegar às células hospedeiras. Por outro, eles tendem a causar uma resposta imunológica muito forte — o corpo do paciente reconhece o vírus como sendo uma partícula estranha e o combate. Para combater uma reação imunológica, os pesquisadores têm trabalhado para deletar os genes que facilitam o reconhecimento dos adenovírus pelo hospedeiro.

LEMBRE-SE

Os adenovírus não põem o seu DNA diretamente no genoma hospedeiro. Em vez disso, eles existem separadamente como epissomos e, assim, não é tão provável que eles causem mutações como os lentivírus. O empecilho é que os epissomos não são sempre replicados e passados adiante às células-filhas quando a célula hospedeira se divide. Apesar disso, os pesquisadores têm usado os vetores de adenovírus com notável sucesso — e fracasso (veja "O Progresso na Linha de Frente da Terapia Gênica", ao final deste capítulo, para saber os detalhes).

Inserindo Genes Saudáveis à Cena

Achar o sistema de entrega certo é um passo necessário para se realizar a terapia gênica, mas, para prender os genes e colocá-los para trabalhar como terapeutas, os geneticistas precisam achar também os genes corretos. Uma vez que não é tão fácil achar os genes saudáveis, o mapeamento genético ainda é o maior obstáculo na estrada para a implementação da terapia gênica. Imagine que lhe seja dada a fotografia de um homem e lhe seja dito para achá-lo na cidade de Nova York — sem nome, sem endereço, sem número de telefone. A tarefa de achar o homem inclui descobrir a identidade dele (talvez por descobrir quem sejam seus amigos), descobrir o que ele faz da vida, estreitando a sua pesquisa à região onde ele vive, e identificar a rua, o quarteirão e, finalmente, o endereço exato dele. Essa caça ao tesouro é quase exatamente igual à tarefa hercúlea de achar os genes.

O seu DNA tem aproximadamente 22.000 genes armazenados em cerca de três bilhões de pares de bases de DNA (volte para o Capítulo 6 para descobrir como o DNA é composto de pares de bases). Uma vez que a maior parte dos genes é muito pequena, relativamente falando, achar apenas um gene em meio a toda a confusão genética pode soar como uma tarefa praticamente impossível. Até recentemente, a única ferramenta que os geneticistas tinham na busca pelos genes era a observação dos padrões de herança (como aqueles mostrados no Capítulo 12) e as subsequentes comparações de como os diversos grupos de características eram herdados. Os geneticistas usam esse método, chamado *análise de ligação*, para construir os mapas genéticos (veja o Capítulo 4). Com o advento do sequenciamento de DNA (veja o Capítulo 8), contudo, a busca pelos nomes e endereços dos genes alcançou um patamar inteiramente novo (mas a busca ainda não acabou; veja o box "O papel do Projeto Genoma Humano"). Agora, os geneticistas interagem em uma rede de pessoas para dizer com extrema precisão as localizações exatas dos genes.

- Os **médicos** identificam uma anomalia ao observar um fenótipo causado por uma mutação. Essencialmente, essa é a cara do gene.
- Os **profissionais** do aconselhamento genético trabalham com os pacientes e suas famílias para juntar históricos médicos completos (veja o Capítulo 12). A análise das árvores genealógicas pode desvendar outras características associadas com a anomalia.
- Os **citogeneticistas** olham para os cariótipos de muitas pessoas afetadas e conectam os traços a anormalidades cromossômicas óbvias. Essas alterações em larga escala nos cromossomos frequentemente fornecem dicas sobre onde os genes residem. (O Capítulo 15 examina os métodos de cariotipagem.)
- Os **geneticistas de populações** analisam o DNA de grandes grupos de pessoas com e sem a doença para afunilar com quais cromossomos e quais genes a doença está envolvida.
- Os **bioquímicos** estudam os processos químicos nos órgãos afetados de pessoas com a doença para identificar a fisiologia da anomalia. Frequentemente, eles são capazes de identificar exatamente a proteína defeituosa.
- Os **geneticistas**, com a proteína em mãos, usam o código genético (cujo perfil é traçado no Capítulo 10) para trabalhar no sentido contrário a partir dos tijolos daquela proteína — os aminoácidos específicos — para discernir quais eram as instruções do RNAm.

LEMBRE-SE

Identificar a proteína certa e recuperar o padrão de RNAm é extremamente útil, mas não revela a identidade do gene. Os problemas incluem o fato de os RNAm serem frequentemente editados antes de serem traduzidos em proteínas e o fato de o código ser *degenerado*, o que significa que mais de um códon pode ser usado para se obter um aminoácido específico. A proteína fornece uma ideia geral da localização do gene, mas não é suficientemente precisa. Para se aproximar do endereço certo, o caçador do gene tem que procurar no próprio DNA.

O papel do Projeto Genoma Humano

Os geneticistas não podem simplesmente procurar pelos genes que eles precisam a partir dos dados de sequenciamento coletados pelo Projeto Genoma Humano ou PGH? Algum dia, a resposta vai ser sim, mas ainda não chegamos lá. Em 2005, 99 por cento da parte do genoma rica em genes (chamada *eucromatina*) foi sequenciada com sucesso. Essa é a boa notícia. A má notícia para os caçadores de genes é que surpreendentes 20 por cento das regiões não codificadoras do genoma ainda não estão sequenciadas.

Tem sido difícil trabalhar com a parte não codificadora do genoma (a *heterocromatina*) porque ela é composta de sequências repetitivas. Toda essa repetição faz com que seja extremamente difícil pôr as sequências em sua ordem adequada. Por exemplo, os pesquisadores ainda discutem sobre quantos genes há no total (provavelmente cerca de 22.000, mas possivelmente um pouco mais ou menos). E muitos genes ainda estão para serem descobertos; ainda não se sabe o que eles controlam e onde estão localizados.

Infelizmente, os mapas que o PGH construiu para o genoma humano inteiro foram desenhados na escala errada para serem úteis na localização pontual dos genes. Para se ter uma ideia de como a escala pode ser um problema, pense em olhar para um mapa rodoviário. Um mapa rodoviário de baixa resolução pode ajudá-lo a achar o caminho de uma cidade para a outra, mas ele não pode levá-lo a endereços muito específicos em uma cidade particular.

A consequência é que os geneticistas continuam a explorar os bilhões de pares de bases que contêm as instruções genéticas que formam os seres humanos. É por isso que é provável que a caça ao gene continue por bastante tempo. (Para uma cobertura total do PGH, volte ao Capítulo 8.)

Toda essa aventura de caça ao gene demanda vastos bancos de dados de computador com acesso fácil para comunidade científica. Esses bancos de dados permitem aos pesquisadores procurarem por revistas profissionais para acompanhar as novas descobertas de outros cientistas. Os pesquisadores também estão constantemente adicionando novas peças do quebra-cabeças — como as proteínas recém-identificadas — aos armazéns de dados.

Você pode dar uma olhada no armazém de dados genéticos visitando `www.ncbi.nlm.nih.gov/entrez/query.fcgi?db=OMIM` (conteúdo em inglês). O link NCBI no canto superior esquerdo da página leva você à página inicial do National Center for Biotechnology Information. De lá, você pode explorar qualquer coisa, do DNA até os dados proteicos compilados por cientistas ao redor do mundo (conteúdo em inglês).

A tecnologia do DNA recombinante é o termo que cobre a maior parte dos métodos que os geneticistas usam para examinar o DNA em laboratório. A palavra *recombinante* é usada porque o DNA do organismo sendo estudado é frequentemente inserido em um vírus ou em uma bactéria (ou seja, ele é recombinado com o DNA de uma fonte diferente) para permitir futuros estudos. Os cientistas também usam DNA recombinante para um vasto número de aplicações, incluindo criar organismos geneticamente modificados (veja o Capítulo 19) e clonar (veja o Capítulo 20). No caso da terapia gênica, o DNA recombinante é usado para:

- Localizar o gene (ou genes) envolvido em uma anomalia ou doença em particular
- Remover o gene desejado do DNA ao seu redor
- Inserir o gene em um vetor (veículo de entrega) para transferi-lo às células onde o tratamento é necessário

Conhecendo uma biblioteca de DNA

Um dos métodos mais populares para se localizar um determinado gene é criar uma *biblioteca de DNA.* É isso mesmo que parece: uma biblioteca cheia de pedaços de DNA no lugar de livros. Os geneticistas podem usar a biblioteca para localizar com precisão o pedaço de DNA que contém o gene de interesse. Uma versão popular do método da biblioteca de DNA é chamada *biblioteca de cDNA* — uma coleção de manuais de instruções genéticas que estão, de fato, em uso em uma célula específica (o *c* é de *complementar,* porque o processo inteiro começa com a cópia das mensagens de RNAm para o formato de DNA complementar).

A ideia por trás de uma biblioteca de cDNA é colher todos os RNAm em uma célula que esteja envolvida em alguma doença genética. Uma vez que a expressão gênica é tecido-específica, os RNAm em qualquer célula representam apenas os genes que estão trabalhando nesta célula. Assim, em vez de procurar por todos os 22.000 genes do genoma humano para encontrar aquele que está alterado, os geneticistas podem reduzir a busca a apenas algumas poucas centenas que estão em uma determinada célula.

Colhendo e convertendo RNAm

O primeiro passo na criação de uma biblioteca de cDNA é colher os RNAm, e o modo mais rápido para capturar os RNAm é agarrando cada um pela cauda. Quando um RNAm está se vestindo para sua viagem para fora do núcleo em direção ao citoplasma para a tradução, um filamento de ribonucleotídeos de adenina se gruda na ponta do RNAm. Esse filamento, chamado *cauda poli-A*, ajuda a proteger o RNAm da degradação antes que ele termine o seu trabalho. Para achar os RNAm que os genes de uma célula produzem, os geneticistas usam produtos químicos para romper as células e, então, expôr as caudas dos RNAm a longos filamentos de nucleotídeos de timina para capturar essas moléculas. As adeninas nas caudas se complementam naturalmente às timinas por causa das afinidades naturais entre as bases.

Sofrendo transcrição reversa

Depois que os cientistas obtêm os RNAm de uma célula, eles convertem as mensagens dos RNAm de volta em DNA ao reverter o processo de transcrição. *A transcrição reversa* funciona do mesmo modo que a replicação de DNA (veja o Capítulo 7). O iniciador usado para a transcrição reversa é um longo filamento de Ts (timinas) complementares à cauda poli-A do RNAm. Uma enzima especializada, chamada *transcriptase reversa*, a qual é isolada de um vírus, acrescenta os dNTPs em um iniciador para criar uma cópia de DNA a partir do RNAm.

Depois que a cópia de DNA é feita, a ordem das bases — as As, Gs, Cs e Ts — na extremidade 5' da sequência de DNA (volte ao Capítulo 6 para saber como as extremidades do DNA são numeradas) é determinada pelo sequenciamento do DNA (veja o Capítulo 11). Essa sequência de DNA parcial (cerca de 500 bases) é chamada *marcador de sequência expressa* (EST, do inglês, expressed sequence tag). É *expresso* porque apenas os éxons estão presentes na sequência de DNA, e o *marcador* vem do fato de que apenas parte da sequência gênica inteira é obtida (e, portanto, "marcada").

Examinando a biblioteca

Com os ESTs criados (veja a seção precedente), os caçadores de genes examinam cada "livro" na biblioteca de cDNA para encontrar o gene que causa a doença. Esse processo é chamado *triagem* da biblioteca. A ideia aqui é espalhar todos os ESTs e vasculhá-los para encontrar precisamente o EST que vem do gene pelo qual os cientistas estão procurando. A dificuldade da triagem da biblioteca depende do que os cientistas já sabem sobre o gene. Por exemplo, saber qual proteína é aquela que perdeu sua função normal pode fornecer informação genética suficiente para dar aos cientistas uma pista inicial. Às vezes, os geneticistas olham até mesmo para o que se sabe sobre os genes com funções similares em outros organismos e começam por aí.

Independentemente das pistas disponíveis aos caçadores de genes, a triagem envolve fazer milhares de cópias idênticas, ou *clones*, de cada EST ao inseri-lo em bactérias ou vírus. Uma vez que os ESTs são realmente minúsculos (em se tratando de DNA), é impossível manipular apenas uma cópia por vez. O processo de clonagem separa os ESTs em pilhas organizadas, pequenas e idênticas, cada uma composta de milhares de cópias de apenas um EST.

Um método que os geneticistas usam para clonar os ESTs é chamado *clonagem de bacteriófagos*. Os bacteriófagos (fagos, para resumir) são pequenos vírus convenientes que ganham a vida injetando o seu DNA diretamente em células bacterianas.

PAPO DE ESPECIALISTA

Para infectar as células bacterianas, os bacteriófagos se grudam na parede celular externa e injetam o seu DNA nas bactérias, onde o DNA do fago se integra diretamente no DNA da própria bactéria. Os genes virais são replicados, transcritos e, finalmente, traduzidos, usando-se a maquinaria das células bacterianas. Eventualmente, os genes dos fagos dão início a uma nova fase, que quebra o DNA bacteriano e libera o genoma do fago. O DNA do fago é replicado muitas vezes dentro das células bacterianas, e cápsulas proteicas dos fagos também são produzidas. As células bacterianas eventualmente arrebentam, liberando os fagos recém-produzidos para infectar outras células.

Eis aqui como esses vírus estranhos são aproveitados para se fazer cópias de ESTs:

1. **Os geneticistas inserem uma mistura de ESTs no DNA de milhares de bacteriófagos.**

   Para inserir os ESTs nos fagos, o DNA do fago (que é circular) é aberto a partir de um corte por uma *enzima de restrição*. As enzimas de restrição cortam o DNA em sítios chamados *palíndromos*, onde a sequência de bases de fitas complementares é lida da mesma forma de trás pra frente e vice versa (como 5'-GATC-3', cujo complemento é 3'-CTAG-5'). A enzima de restrição sempre faz o corte entre as duas mesmas bases, como entre G e A, em ambas as fitas. Quando separados, o par de cortes resultante deixa extremidades de fita simples salientes em um longo pedaço do DNA do fago. Os ESTs são tratados com enzimas para dar-lhes *extremidades coesivas* — pontas salientes complementares às extremidades deixadas no DNA do fago. Quando misturados, o DNA do fago e os ESTs combinam suas extremidades coesivas, fechando o DNA circular do fago, com a particularidade de que cada cópia do fago agora contém um EST junto com o seu próprio DNA.

2. **Os fagos carregadores de EST são misturados às suas vítimas favoritas — as bactérias — e espalhados em placas de Petri.**

3. **Após os vírus se espalharem e realizarem o seu trabalho (cerca de 24 horas depois de se misturar com as bactérias), o resultado são pequenos focos de uma camada um tanto uniforme de bactérias crescendo nas placas de Petri.**

Cada pequeno foco, chamado *placa*, representa a infecção causada por um fago que se reproduziu e, em uma reação em cadeia de infecções, fez com que muitas células bacterianas morressem e se rompessem. Cada sítio de infecção individual representa muitos milhares de cópias de um EST.

Com centenas de ESTs e suas cópias, a única tarefa que resta é encontrar o EST que está associado ao gene sendo caçado. Usando a proteína defeituosa como guia, os cientistas podem adivinhar com o que o EST vai se parecer. Depois de decidirem que tipo de sequência de DNA pode complementar o EST, eles encomendam um kit de DNA especial, chamado *sonda*, que é feito especialmente para se combinar à sequência que eles querem. A sonda é complementar a uma parte do EST em questão ou ao EST completo e é marcada com um corante para que, assim, os cientistas possam encontrá-la depois de ligada ao EST. Cada EST recebe um tratamento para ficar fita simples e, em seguida, todos são expostos à sonda. A sonda forma uma molécula de fita dupla apenas com o EST com o qual se combina; os cientistas acham o conjunto combinado com equipamentos especiais que permitem ao corante brilhar intensamente.

Os cientistas também usam um EST para procurar nos cromossomos, com certa precisão, a localização geral de um gene. O geneticista faz um *cariótipo* — um conjunto de todos os cromossomos que pode ser examinado sob o microscópio (veja o Capítulo 15). O geneticista trata os cromossomos para permitir ao EST com corante fluorescente se ligar ao seu complemento nos cromossomos intactos. O EST com corante se gruda à fita não molde a partir da qual a sua contraparte de RNAm veio. Os cientistas podem ver os resultados desse processo com a ajuda de um microscópio especial; a região onde o EST se liga ao seu complemento (o processo de acoplamento é chamado *hibridização*) brilha sob luz ultravioleta. Esse procedimento, chamado *hibridização fluorescente in situ* (ou FISH, para resumir; do inglês, fluorescent in situ hybridization) permite aos pesquisadores focarem em uma região de um determinado cromossomo para a caçar o gene, mas não é muito específico por causa do modo pelo qual o DNA é empacotado. Em essência, a FISH estreita a localização do alvo a alguns milhões de pares de base. Mas esse não é o último pedaço do quebra-cabeça: com apenas parte do endereço (fornecido pelo EST certo) e o nome da rua (o cromossomo), os caçadores de genes precisam fazer um mapa de alta resolução para completar sua busca com sucesso.

Mapeando o gene

Graças ao progresso do Projeto Genoma Humano, os cientistas têm mapas para cada um dos cromossomos e cada mapa tem muitos marcos, chamados *sítios de sequência etiquetados* (ou STSs, do inglês, sequence tagged sites). Sítios de sequências etiquetados são trechos curtos de combinações únicas de bases espalhados pelo cromossomo. Nenhum STS é igual a outro, assim, eles fornecem marcos únicos onde quer que ocorram. Um mapa STS completo revela a distância total de uma extremidade do cromossomo a outra (em pares de base), assim como os marcos ao longo do caminho. Ter um mapa STS é como saber a localização da Times Square, do Empire State Building e do Central Park em relação à ilha de Manhattan inteira. Você pode saber que a rua que você está procurando fica entre o Central Park e o Empire State Building, mas há centenas de pequenos quarteirões para se escolher em uma área daquele tamanho. Os STSs e outros marcos no genoma são próximos disso — os cientistas podem saber que um EST fica entre dois STSs, mas os STSs em si podem estar a 20.000 bases de distância.

Usando o EST preso como ponto de partida, os geneticistas sequenciam o DNA do cromossomo em ambas as direções em um processo chamado *caminhada cromossômica.* Basicamente, eles têm de compilar informações de sequências o suficiente para percorrer pelo menos a região entre dois marcos de STS no mapa — um em cada direção. Para continuar com a analogia da cidade, a caminhada cromossômica é pôr os mapas dos bairros juntos, extremidade com extremidade, até que dois marcos principais estejam conectados. A caminhada cromossômica fornece os dois últimos pedaços vitais do quebra-cabeça: a localização exata do gene relativo ao resto do cromossomo e (finalmente!) a sequência gênica inteira associada ao EST.

Com novas tecnologias e conhecimento sobre o genoma, mapear os genes está se tornando cada vez mais fácil. Projetos como o HapMap (tratado no Capítulo 17) identificaram diferenças em nucleotídeos únicos (volte ao Capítulo 7 para ter uma noção sobre esses elementos essenciais do DNA). Essas diferenças minúsculas, chamadas *SNPs* (se pronuncia "snips", que significa *Single Nucleotide Polymorphisms*; em português, literalmente, Polimorfismos de Nucleotídeo

Único), fornecem um modo tão poderoso de se mapear os genes que construir uma biblioteca pode se tornar desnecessário.

Depois que os pesquisadores mapeiam um gene com precisão, eles comparam as sequências de genes de muitas pessoas (com e sem uma doença particular) para determinar exatamente qual é a mutação (ou seja, como o gene difere entre pessoas afetadas e não afetadas). Toda essa informação acaba eventualmente no banco de dados *Online Mendelian Inheritance in Man.*

Depois que o gene é localizado, muitas milhares de réplicas precisas de uma versão mais saudável do gene podem ser feitas através de uma *reação em cadeia da polimerase*, o processo usado para determinar o perfil de DNA (veja o Capítulo 18). Os pesquisadores inserem as cópias dos genes saudáveis em um vetor usado para a terapia gênica com os mesmos métodos que eles usaram para fazer a biblioteca de cDNA descrita aqui.

O Progresso na Linha de Frente da Terapia Gênica

Conforme o Projeto Genoma Humano começou a realizar os sonhos dos geneticistas ao redor do mundo, a realização das promessas da terapia gênica pareciam estar muito mais tangíveis. De fato, as primeiras tentativas conduzidas em 1990 tiveram uma grande repercussão.

Naquelas primeiras tentativas de terapia gênica, dois pacientes sofrendo da mesma imunodeficiência receberam infusões de células carregando os genes que codificam as suas enzimas ausentes. A anomalia era uma forma de imunodeficiência grave combinada (SCID, do inglês, severe combined immunodificiency) que resulta da perda de uma enzima: adenosina deaminase (ADA). A SCID é tão grave que as pessoas afetadas precisam viver em ambientes completamente esterilizados com nenhum contato com o mundo externo porque é provável que até mesmo a menor infecção seja mortal. Uma vez que apenas um gene está envolvido, a SCID é uma candidata natural ao tratamento com terapia gênica. No PGH, os retrovírus carregando um gene *ADA* saudável foram administrados a duas crianças afetadas com excelentes resultados: ambas foram essencialmente curadas da doença e agora levam vidas normais.

Outra implementação da terapia gênica alcançou resultados mistos. Pelo menos 17 crianças foram tratadas de uma versão da SCID ligada ao cromossomo X. Essas crianças também receberam um retrovírus carregado com um gene saudável e foram aparentemente curadas. Contudo, quatro das crianças foram diagnosticadas, desde então, com leucemia, um câncer do sangue. O vírus que entregou o gene também inseriu o seu DNA em um proto-oncogene, ativando-o (volte ao Capítulo 14 para saber mais sobre as ações dos oncogenes).

ESTUDO DE CASO

O fracasso mais famoso em terapia gênica ocorreu em 1999, quando Jesse Gelsinger, de 18 anos, se voluntariou para um estudo que tinha como foco curar uma anomalia genética chamada deficiência de ornitina transcarbamilase (OTC). Com essa anomalia, Jesse sofria ocasionalmente de um acúmulo enorme de amônia em seu corpo porque seu fígado não tinha a enzima OTC em quantidade suficiente para processar todos os resíduos nitrogenados em seu sangue. A doença de Jesse foi controlada com remédios e dieta, mas outras crianças afetadas frequentemente morrem dessa doença. Os pesquisadores usaram pequenos adenovírus para entregar um gene OTC normal diretamente no fígado de Jesse. (Veja anteriormente a seção "Vírus que são um pouco acanhados" para uma noção sobre os adenovírus.) O vírus escapou para a corrente sanguínea de Jesse e se acumulou em seus outros órgãos. Seu corpo entrou em atividade total para combater o que parecia ser uma infecção massiva e, quatro dias depois de ter recebido o tratamento que deveria curá-lo, Jesse morreu. Curiosamente, outro voluntário na mesma tentativa experimental recebeu a mesma dose de vírus que Jesse e não sofreu nenhum efeito adverso.

Nem todas as notícias têm sido ruins. Em 2009, os pesquisadores anunciaram uma tentativa bem-sucedida de terapia gênica para o daltonismo em macacos. Os macacos, que tinham uma forma de daltonismo vermelho-verde similar a que os seres humanos têm, receberam vírus carregando uma forma funcional de um gene ausente. Algumas semanas mais tarde, os macacos foram capazes de enxergar as cores que eles não conseguiam antes da terapia. Também em 2009, os cientistas reportaram que, ao se adicionar três genes aos cérebros dos macacos sofrendo de uma forma do mal de Parkinson, os animais mostraram uma redução nos movimentos involuntários que acompanham a doença.

Embora resultados recentes pareçam otimistas, a luta para achar os vetores apropriados continua. O futuro da terapia gênica é complicado pelas descobertas de que a maioria das anomalias genéticas envolve diversos genes em cromossomos diferentes. Não apenas isso, mas muitos genes diferentes podem causar uma certa doença (diabetes, por exemplo, está associado aos genes de pelo menos cinco cromossomos diferentes), tornando difícil saber qual gene tratar. Finalmente, alguns genes são tão grandes, como o gene da distrofia muscular de Duchenne, que os vetores típicos não poderiam carregá-los.

Parte IV

A Genética e o Seu Mundo

A 5ª Onda Por Rich Tennant

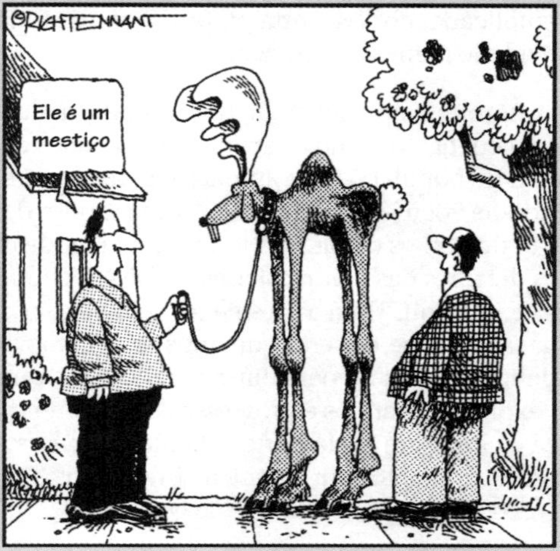

Nesta parte...

A tecnologia que rodeia a genética pode parecer complicada, por isso, esta parte visa tornar toda esta complexidade menos atemorizante.

Eu vou resumir como você pode traçar a história humana usando a genética e como as atividades humanas afetam a genética de populações de animais e plantas ao redor do mundo. Se você já se maravilhou com o poder de resolução de crimes da ciência forense, você pode obter todos os detalhes das contribuições do DNA à guerra contra o crime aqui. Com a mesma tecnologia usada na investigação forense, os seres humanos podem mover genes de um organismo para outro para os mais variados fins; eu explico os perigos e progressos da engenharia genética e clonagem nesta parte. E, finalmente, uma vez que os conhecimentos em genética abrem muitas opções, eu trato dos altos e baixos da ética e genética.

Capítulo 17

Traçando a História Humana e o Futuro do Planeta

Neste Capítulo

- Relacionando a genética dos indivíduos com a genética de grupos
- Descrevendo a diversidade genética
- Compreendendo a genética da evolução

É impossível superestimar a influência da genética em nosso planeta. Cada ser vivo depende de DNA para a sua vida, e todos os seres vivos, incluindo os seres humanos, compartilham sequências de DNA. As surpreendentes similaridades entre o seu DNA e o DNA de outros seres vivos sugerem que a história de todos os seres vivos remonta a uma única fonte. De um modo muito real, todas as criaturas, grandes e pequenas, estão, de algum modo, relacionadas.

Você pode examinar as bases genéticas da vida de todos os modos possíveis. Um método poderoso para compreender os padrões escondidos no seu DNA é comparar o DNA de muitos indivíduos como um grupo. Essa especialidade, chamada *genética de populações*, é uma ferramenta poderosa. Os geneticistas usam essa ferramenta para estudar não apenas as populações humanas, mas também as populações de animais para compreender, por exemplo, como proteger espécies ameaçadas. Ao comparar as sequências de DNA de diversas espécies, os cientistas também inferem como a seleção natural age para criar mudanças evolutivas. Neste capítulo, você vai descobrir como os cientistas analisam a genética de populações e de espécies para compreender de onde viemos e para onde vamos.

A Variação Genética Está por Toda Parte

Da próxima vez que você estiver navegando pelos canais da TV, dê uma parada em um dos canais voltados à ciência ou aos animais. A diversidade da vida na Terra é verdadeiramente surpreendente. De fato, os cientistas ainda não descobriram todas as espécies vivas em nosso planeta: as vastas florestas tropicais da América do Sul, as profundezas dos oceanos e até mesmo os vulcões têm espécies não descobertas.

LEMBRE-SE

A característica de interconexão de todos os seres vivos, a partir de uma perspectiva científica, não pode ser exagerada. A soma de toda a vida na Terra é chamada *biodiversidade*. A biodiversidade é autossustentável e é vida por si só. Juntos, os seres vivos desse planeta fornecem oxigênio para você (e os outros) respirar, dióxido de carbono para manter as plantas vivas e regular a temperatura e o clima, água da chuva para você e seu suprimento de comida, ciclo de nutrientes para nutrir cada ser vivo na Terra e incontáveis outras funções.

A biodiversidade fornece tantas funções essenciais para a vida humana que esses serviços foram avaliados em US$33 trilhões por ano (sim, trilhões, com "t"). (Caso você esteja se perguntando, os pesquisadores conseguem sim atribuir valores em dólares às funções que a Terra realiza naturalmente, como chuva, produção de oxigênio, ciclos de nutrientes, formação do solo e polinização, para mencionar alguns.)

Subjacente à biodiversidade do mundo está a *variação genética*. Quando você olha ao redor, para as pessoas que você conhece, você vê variações enormes em altura, cor do cabelo e olhos, tom de pele, forma do corpo — e por aí vai. A variação fenotípica (física) implica que cada pessoa difere geneticamente também. De modo análogo, os indivíduos em todas as populações de outros organismos que se reproduzem sexuadamente também variam em fenótipo e genótipo. Os cientistas descrevem a variação genética em *populações* (definida como grupos de organismos que cruzam entre si e coexistem tanto no tempo como no espaço) de dois modos:

- **Frequências alélicas:** Com que frequência os diversos alelos (versões alternativas de uma porção particular de DNA) aparecem em uma população?
- **Frequências genotípicas:** Que proporção de uma população tem um certo genótipo?

LEMBRE-SE

Frequências alélicas e genotípicas são, ambas, modos de se medir o conteúdo de toda a diversidade genética. *A diversidade genética* se refere a todos os possíveis alelos de todos os diversos genes que, conjuntamente, todos os indivíduos de qualquer espécie particular têm. Os genes são passados adiante na forma de alelos, que são transmitidos de pai para filho como resultado da reprodução sexuada. (Claro, os genes também podem ser passados adiante sem sexo — os vírus deixam os seus genes por todos os lugares por onde passam. Veja o Capítulo 14 para saber um dos modos pelos quais os vírus deixam os seus legados genéticos.)

Frequências alélicas

Os *alelos* são várias versões de uma porção particular de DNA (como os alelos para cor dos olhos; volte ao Capítulo 3 para ter uma revisão de termos usados em genética). A maior parte dos genes tem muitos alelos diferentes. Os geneticistas usam o sequenciamento de DNA (que eu explico no Capítulo 5) para examinar os genes e determinar quantos alelos podem existir.

Para contar os alelos, eles examinam o DNA de muitos indivíduos diferentes e procuram por diferenças entre os pares de bases — as As, Gs, Ts e Cs — que compõem o DNA. Para os objetivos da genética de populações, os cientistas também procuram por diferenças individuais no *DNA lixo* (DNA que parece não codificar um fenótipo; veja o Capítulo 18 para saber mais sobre como o DNA não codificador é usado para fornecer os perfis individuais de DNA).

Alguns alelos são muito comuns e outros, raros. Para identificar e descrever esses padrões, os geneticistas de populações calculam as frequências dos alelos. O que os geneticistas querem saber é que proporção de uma população tem um certo alelo. Essa informação pode ser de importância vital para a saúde humana. Por exemplo, os geneticistas descobriram que algumas pessoas carregam um alelo que os torna imune à infecção pelo HIV, o vírus que causa a AIDS.

A frequência de um alelo — a frequência com que o alelo aparece em uma população — é bem fácil de se calcular: simplesmente divida o número de cópias de um alelo específico pelo número de cópias de todos os alelos representados na população para aquele gene particular.

A situação fica bem complicada, matematicamente falando, quando diversos alelos estão presentes, mas a mensagem essencial da frequência alélica ainda é a mesma: todas as frequências alélicas são a proporção da população carregando pelo menos uma cópia do alelo. E todas as frequências alélicas em uma população precisam resultar em 1 (que pode ser expresso como 100 por cento, se você preferir).

Frequências genotípicas

A maioria dos organismos tem duas cópias de cada gene (ou seja, eles são *diploides*). Uma vez que as duas cópias não precisam ser necessariamente idênticas, os indivíduos podem ser ou heterozigotos ou homozigotos para qualquer um dos genes. Assim como os alelos, os genótipos podem variar em frequência. As frequências genotípicas lhe dizem que proporção de indivíduos em uma população é homozigota e, por consequência, que proporção é heterozigota. Dependendo de quantos alelos estiverem presentes em uma população, podem existir muitos genótipos diferentes. Independentemente, a soma total de todas as frequências genotípicas para um loco específico (localização em um cromossomo específico; veja o Capítulo 2 para detalhes) precisa equivaler a 1 (ou 100 por cento, se você trabalhar com porcentagem em vez de proporção).

Para calcular uma frequência genotípica, você precisa saber o número total de indivíduos que têm um certo genótipo. Por exemplo, suponha que você esteja lidando com uma população de 100 indivíduos; 25 indivíduos são homozigotos recessivos (aa) e 30 são heterozigotos (Aa). A frequência dos três genótipos (assumindo-se que haja apenas dois alelos, A e a) é mostrada a seguir, onde a população total é representada por N.

ESTUDO DE CASO

Os geneticistas e a arca moderna

Conforme as populações humanas crescem e se expandem, as populações naturais de plantas e animais começam a ser tiradas de cena. Um dos maiores desafios da biologia moderna é descobrir um modo de assegurar o destino da biodiversidade mundial. A preservação da biodiversidade frequentemente toma duas rotas: o estabelecimento de áreas protegidas e o cruzamento em cativeiro.

Áreas protegidas, como parques, reservam áreas de terra ou mar para proteger todos os seres vivos (animais e plantas) que residem dentro de suas fronteiras. Alguns dos melhores exemplos de tais esforços são encontrados nos parques nacionais dos Estados Unidos. Contudo, mesmo que proteger as áreas especiais ajude a preservar a biodiversidade, essas ilhas de biodiversidade também tornam as populações isoladas. Com o isolamento, populações menores começam a se reproduzir endogamicamente, resultando em doenças genéticas e vulnerabilidade à extinção. Às vezes, é necessário que os geneticistas da conservação entrem em cena e deem uma mão para resgatar essas populações do perigo genético. Por exemplo, grandes galinhas das pradarias eram comuns no Meio-Oeste em uma certa época. No ano de 1990, as populações eram minúsculas e isoladas. O isolamento contribuiu para a endogamia, fazendo com que seus ovos não conseguissem chocar. A fim de ajudar a reconstruir uma população saudável, os biólogos trouxeram mais aves de populações de outros lugares para aumentar a diversidade genética. A estratégia funcionou — os ovos das galinhas das pradarias agora chocam pintinhos saudáveis, que são a esperança para o risco de extinção.

Os esforços de cruzamentos em cativeiro pelos zoológicos, parques de vida selvagem e jardins botânicos também recebem crédito na preservação das espécies. 25 espécies animais que estão completamente extintas em espaço natural ainda sobrevivem em zoológicos graças aos programas de cruzamento em cativeiro. A maioria dos programas tem por objetivo fornecer não apenas segurança contra a extinção, mas também um estoque para uma eventual reintrodução na vida selvagem. Infelizmente, as populações de zoológicos frequentemente descendem de populações de muito poucos fundadores, causando consideráveis problemas a partir da endogamia. A endogamia leva a problemas de fertilidade e à morte da prole pouco tempo após o nascimento. Nos últimos 20 anos, os zoológicos e instalações similares têm trabalhado para combater a endogamia ao manter o registro das árvores genealógicas (como aqueles que aparecem no Capítulo 12) e mudar os animais de lugar para minimizar o contato sexual entre animais aparentados.

$$\text{Frequência de } AA = \frac{\text{Número de indivíduos } AA}{N}$$

$$\text{Frequência de } Aa = \frac{\text{Número de indivíduos } Aa}{N}$$

$$\text{Frequência de } aa = \frac{\text{Número de indivíduos } aa}{N}$$

As frequências alélica e genotípica são conceitos muito próximos, porque os genótipos são derivados a partir de combinações de alelos. É fácil ver a partir da herança mendeliana (veja o Capítulo 3) e da análise de heredogramas (veja o Capítulo 12) que se um alelo é muito comum, a homozigosidade será muito alta. Acaba que a relação entre frequência de alelos e homozigosidade é bem previsível. Geralmente, você pode usar as frequências alélicas para estimar as frequências genotípicas usando uma relação genética chamada *Lei de Hardy-Weinberg* da genética de populações.

Mapeando a Diversidade Gênica

Quando a troca de alelos ou *fluxo gênico* entre grupos é limitada, as populações assumem perfis genéticos únicos. Em geral, alelos únicos são criados através de mutações (veja o Capítulo 13). Se grupos de organismos estiveram geograficamente separados e raramente trocarem seus parceiros, os alelos mutantes se tornam comuns dentro das populações. Isso significa que alguns alelos são encontrados apenas em certos grupos, dando a cada grupo uma identidade genética única. (Depois de algum tempo, esses alelos geralmente entram em Equilíbrio de Hardy-Weinberg dentro de cada população) Os geneticistas identificam os perfis genéticos de alelos únicos ao procurar por padrões distintos dentro dos genes e de certas porções de DNA lixo (veja o Capítulo 18 para saber como o DNA lixo esconde a informação genética).

Alelos mutantes que aparecem fora das populações às quais eles geralmente estão associados sugerem que um indivíduo (ou mais) se mudou ou se dispersou entre populações. Os geneticistas usam essas pistas genéticas para traçar os movimentos dos animais, plantas e até de pessoas ao redor do mundo. Nas seções a seguir, eu trato de alguns dos esforços mais recentes para fazer exatamente isso.

Uma grande família feliz

Com as contribuições do Projeto Genoma Humano (tratado no Capítulo 11), os geneticistas de populações humanas têm um tesouro de informações para filtrar. Usando novas tecnologias, os pesquisadores estão aprendendo mais do que nunca sobre o que torna diversas populações humanas distintas. Um tal esforço é o Projeto HapMap. Hap é a abreviação de *haplótipo*, que é um outro modo de dizer inventário de alelos humanos. Os alelos que são estudados para o HapMap não são necessariamente alelos de genes específicos; muitos são alelos dentro do DNA lixo. O HapMap utiliza polimorfismos de nucleotídeos únicos, chamadas SNPs (veja o Capítulo 18), no DNA; SNPs são os resultados de milhares de mutações de substituição. A maioria dessas minúsculas alterações não têm efeito algum sobre o fenótipo, mas, conjuntamente, elas variam suficientemente de uma população para a outra para permitir aos geneticistas distinguirem o perfil genético de cada população.

Depois que os geneticistas compreendem quanta diversidade existe entre os haplótipos, eles trabalham para criar mapas genéticos que relacionam os alelos de SNPs a localizações geográficas. Em essência, todos os seres humanos tendem a se distribuir em um dos três continentes: África, Ásia e Europa. Isso não é excepcionalmente surpreendente — os seres humanos estão nas Américas do Norte e do Sul por apenas 10.000 anos, mais ou menos. Quando a singularidade genética das pessoas do Velho Mundo foi descrita, os geneticistas examinaram as populações da América do Norte e de outras populações imigrantes para ver se a genética poderia prever de onde as pessoas vieram. Por exemplo, as análises genéticas de um grupo de imigrantes de Los Angeles determinaram com precisão em qual continente essas pessoas viveram originalmente. Alguns geneticistas acreditam que os mapas genéticos podem ser ainda mais específicos e podem relacionar as pessoas a seus países e, talvez, até a cidades onde os seus ancestrais certa vez viveram. O objetivo último do

Projeto HapMap é conectar os haplótipos às populações junto com informações sobre o ambiente, históricos familiares e condições médicas para o desenvolvimento de tratamentos sob medida para essas doenças.

Uma vez que os seres humanos amam viajar, os geneticistas também têm comparado as taxas de movimento entre homens e mulheres. O senso comum sugere que, historicamente, os homens tendiam a se deslocar mais do que as mulheres (assim pensavam Cristovão Colombo e Leif Ericson). Contudo, a evidência de DNA sugere que os homens não são tão inclinados a andar por aí como se acreditava anteriormente. Os geneticistas compararam DNA mitocondrial — passado de mãe para filho(a) — com o DNA do cromossomo Y — passado de pai para filho. Parece que as mulheres migraram de um continente para outro com oito vezes mais frequência do que os homens. A tradição das mulheres deixarem suas próprias famílias para se juntar a seus maridos pode ter contribuído para esse padrão, mas existe uma outra explicação possível: um padrão de *poligamia*, homens tendo filhos com mais de uma mulher. Então, de volta àquela parte dos homens saírem andando por aí...

Desvendando as vidas sociais secretas dos animais

O fluxo gênico pode ter um impacto enorme em espécies ameaçadas. Por exemplo, os cientistas da Escandinávia estavam estudando uma população isolada de lobos cinzentos há não muito tempo. Geneticamente, a população era muito endogâmica: todos os animais descendiam do mesmo par de lobos. A heterozigosidade era baixa e, como consequência, as taxas de nascimento também. Quando a população começou a crescer repentinamente, os cientistas ficaram chocados. Aparentemente, um lobo macho migrou cerca de 800 quilômetros para se unir à matilha e ter filhotes. Apenas um animal trouxe genes novos o bastante para salvar a população da extinção.

Os padrões de acasalamento dos animais frequentemente surpreendem os biólogos. Uma vez que os seres humanos gostam de formar pares monogâmicos, os cientistas compararam aves à espécie humana ao apontar para nossos hábitos de acasalamento aparentemente similares. Como resultado, notou-se que as aves não são tão monogâmicas, afinal. Na maioria das espécies passeriformes (o grupo que inclui os pombos e o pardal-doméstico, só para mencionar dois tipos comuns), 20 por cento de toda a prole é cria de um macho que não aquele com quem a fêmea passa todo o seu tempo. Ao espalhar sua maternidade entre diversos machos, as aves fêmeas asseguram que sua prole será geneticamente diversa. E a diversidade genética é incrivelmente importante para ajudar a evitar o estresse e doenças.

PAPO DE ESPECIALISTA

A genética revela que algumas aves são realmente serelepes. Por exemplo, o *Malurus cyaneus* — uma espécie de ave cantante minúscula, de cor azul vívido — vive na Austrália em grandes grupos; uma fêmea é assistida por diversos machos, que a ajudam a cuidar dos seus filhinhos. Mas nenhum dos machos que assiste o ninho é de fato o "pai" de algum pequenino — fêmeas de *Malurus cyaneus* dão uma escapadinha para se acasalar com machos de territórios distantes. Outras aves formam grupos de famílias. Os *Aphelocoma coerulescens* — belos nativos de cor turquesa da Flórida central — ficam em casa e ajudam a mamãe e o papai a cuidar dos irmãos e irmãs mais jovens. Eventualmente, as crianças mais velhas herdam o território de seus pais. Uma outra espécie australiana, o *Corcorax melanorhamphos*, encontra uma saída bem diferente para reunir uma força de trabalho para cuidar das crianças. As famílias de *Corcorax melanorhamphos* sequestram os filhos de seus vizinhos e os põem para trabalhar no cuidado da prole.

Nota-se que os seres humanos não são os únicos que vivem intimamente associados a seus pais, irmãos ou irmãs pelo resto de suas vidas. Algumas espécies de baleias vivem em grupos chamados *baleal.* Cada baleal representa uma família: mamães, irmãs, irmãos, tias, e primos e primas, mas não papais. Baleais diferentes se encontram para achar parceiros — o filho/irmão de um baleal pode se acasalar com a filha/irmã de um outro baleal. Os machos são pais de proles em baleais diferentes, mas permanecem com suas próprias famílias pelo resto de suas vidas. Infelizmente, os geneticistas aprenderam sobre as estruturas familiares das baleias e seus hábitos de acasalamento estudando a carne de baleias que foram mortas por pessoas. Assim como muitos seres vivos desse mundo, as baleias são mortas por caçadores. Felizmente, contudo, as informações que os cientistas reúnem quando as baleias são caçadas contribuirão para a sua conservação, permitindo à surpreendente biodiversidade do planeta continuar por gerações e gerações.

Mudando de Formas com o Tempo: A Genética da Evolução

A *evolução*, ou como os organismos mudam com o tempo, é um princípio fundamental da biologia. Quando Charles Darwin publicou suas observações sobre a seleção natural, as bases genéticas da herança eram desconhecidas. Agora, com ferramentas poderosas, como o sequenciamento de DNA (que aparece no Capítulo 8), os cientistas estão documentando a alteração evolutiva em tempo real, assim como descobrindo como as espécies compartilham ancestrais muito antigos.

Quando a variação genética surge (a partir da mutação, sobre a qual eu falo no Capítulo 13), são criados novos alelos. Então, a *seleção natural* age para fazer com que variantes genéticas específicas sejam mais comuns por meio de uma melhoria da sobrevivência e do sucesso reprodutivo de alguns indivíduos em comparação a outros. Nesta seção, você vai descobrir como a genética e a evolução estão intrinsecamente conectadas.

A variação genética é a chave

Toda mudança evolutiva ocorre porque a variação genética surge através da mutação. Sem a variação genética, a evolução não poderia ocorrer. Enquanto muitas mutações são decididamente ruins (eu discuto sobre estas no Capítulo 13), algumas outras conferem uma vantagem, como a resistência a doenças.

Não importa como a mutação surja ou que consequências ela cause, a alteração precisa ser herdável ou passada de pai para filho a fim de guiar a evolução. Até recentemente, não era possível examinar a variação herdável diretamente. Ao invés disso, a variação fenotípica era usada como um indicador de quanta variação genética poderia existir. Com a ajuda do sequenciamento de DNA, os cientistas perceberam que a variação genética é enormemente mais complexa do que qualquer um jamais imaginou.

Variação genética herdável por si só, contudo, não quer dizer que a evolução ocorrerá. A peça final no quebra-cabeça evolutivo é a seleção natural. Posto de um modo simples, a seleção natural ocorre quando as condições favorecem indivíduos que carregam determinadas características. Com favorecer, se quer dizer que aqueles indivíduos reproduzem ou sobrevivem melhor do que outros indivíduos que carregam um conjunto diferente de características. Refere-se às vezes a esse sucesso como *aptidão*, que é o grau de sucesso reprodutivo associado a um certo genótipo. Quando um organismo tem uma aptidão alta, os seus genes estão sendo passados adiante com sucesso para a próxima geração. Através dos seus efeitos sobre a aptidão, a seleção natural produz *adaptações* ou conjuntos de características que são importantes para a sobrevivência. O pelo branco dos ursos polares, que lhes permite se misturar à paisagem branca das regiões árticas, é um exemplo de adaptação.

De onde vêm as novas espécies

Provavelmente, desde o início dos tempos (ou, de qualquer modo, pelo menos desde o início da humanidade), os seres humanos estiveram classificando e nomeando os seres vivos ao seu redor. O sistema formal de nomear espécies, o que os cientistas chamam de *classificação taxonômica*, depende há muito das diferenças e similaridades físicas entre os organismos como um meio de diferenciá-los. Por exemplo, os elefantes da Ásia e os da África são, ambos, elefantes, mas eles são tão diferentes em suas características físicas, entre outras coisas, que são considerados de espécies separadas. Durante os últimos 50 anos ou mais, o modo pelo qual as espécies são classificadas mudou conforme os cientistas foram obtendo mais informações genéticas sobre os diversos organismos.

Um modo de classificar as espécies é o *conceito biológico de espécie*, que baseia sua classificação na compatibilidade reprodutiva. Os organismos que podem se reproduzir uns com os outros com sucesso são considerados como sendo da mesma espécie, e aqueles que não podem se reproduzir uns com os outros são de espécies diferentes. Essa definição deixa muito a desejar, porque muitos organismos proximamente aparentados podem cruzar entre si e, ainda assim, serem claramente diferentes o bastante para serem de espécies separadas.

Outro método de classificação, um que funciona um pouco melhor, diz que as espécies são grupos de organismos que mantêm identidades únicas — genética, física e geograficamente — no tempo e espaço. Bons exemplos dessa definição de espécie são os cães e lobos. Cães e lobos são farinha do mesmo saco, por assim dizer — ambos estão no gênero *Canis.* (Compartilhar o nome do gênero lhe diz que os organismos são bem similares e muito proximamente aparentados.) Mas os nomes de suas espécies são diferentes. Os cães são sempre *Canis familiaris*, mas há muitas espécies de lobos, todas começando com *Canis*, mas terminando com uma variedade de nomes de espécies para descrever com precisão o quão diferentes elas são umas das outas (como os lobos cinzentos, *Canis lupus*, e os lobos-vermelhos, *Canis rufus).* Geneticamente, os cães e lobos são muito distintos, mas eles não são tão diferentes que não possam cruzar. Cães e lobos ocasionalmente se acasalam e produzem prole, mas se forem deixados por conta própria, eles não cruzam.

Quando as populações de organismos se tornam reprodutivamente isoladas umas das outras (ou seja, elas não cruzam mais), cada população começa a evoluir independentemente. Surgem mutações diferentes e, com a seleção natural, o passar do tempo leva a um acúmulo de adaptações diferentes. Desse modo, depois de muitas gerações, as populações podem se tornar espécies diferentes.

ESTUDO DE CASO

Um exemplo famoso desse tipo de mudança evolutiva advém dos tentilhões, um grupo de aves estudadas por Darwin encontrado nas Ilhas Galápagos, um grupo de ilhas na costa da América do Sul. Os estudos genéticos indicam que todas as espécies de tentilhões de Darwin descendem de uma única espécie ancestral que pousou naquelas ilhas há cerca de dois ou três milhões de anos. Conforme as ilhas apareciam e desapareciam por causa da atividade vulcânica, as aves mudavam de uma ilha para a outra e suas populações se tornaram isoladas, permitindo às mudanças evolutivas e à seleção natural moldar cada espécie de modo diferente. Por isso, algumas das espécies de tentilhões de Darwin têm bicos enormes adaptados para romper as sementes duras, enquanto outras, bicos finos e graciosos para enfiar em fendas e capturar insetos. A Figura 17-1 lhe dá uma ideia da diversidade e das relações entre esses tentilhões fascinantes.

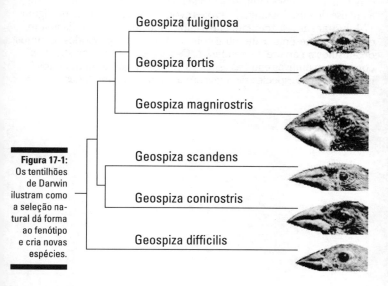

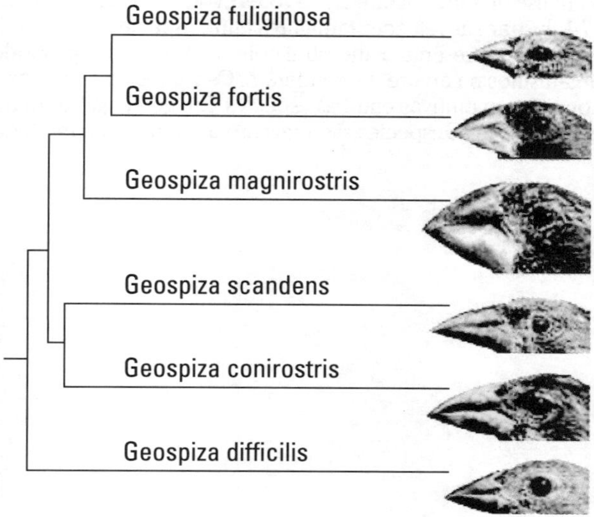

Figura 17-1: Os tentilhões de Darwin ilustram como a seleção natural dá forma ao fenótipo e cria novas espécies.

Cultivando a árvore evolutiva

Um dos conceitos básicos por trás da evolução é o de que os organismos têm similaridades por serem aparentados por descendência de um ancestral comum. A genética e as técnicas de sequenciamento de DNA permitem aos cientistas estudar essas relações evolutivas, ou *filogenias*, entre esses organismos. Por exemplo, a sequência de DNA de um determinado gene pode ser comparada entre muitos organismos. Se o gene é muito similar ou permaneceu inalterado de uma espécie para outra, as espécies seriam consideradas (em um sentido evolutivo) mais intimamente relacionadas do que espécies que acumularam muitas mutações no mesmo gene.

Um modo de representar as relações evolutivas é com um diagrama de árvore. De um modo similar às genealogias usadas para se estudar a genética de relações familiares (volte ao Capítulo 12 para saber sobre a análise de heredogramas), árvores evolutivas como aquela da Figura 17-1 ilustram as relações familiares entre espécies. O tronco da árvore evolutiva representa o ancestral comum a partir do qual todos os outros organismos na árvore descenderam. Os galhos da árvore mostram as conexões evolutivas entre as espécies. Em geral, galhos mais curtos indicam que as espécies são mais proximamente aparentadas.

Capítulo 18

Resolvendo Mistérios Usando DNA

Neste Capítulo

- Gerando perfis de DNA
- Usando DNA para identificar criminosos
- Identificando pessoas usando DNA de membros da família

A ciência forense, hoje em dia, aparece em todo drama policial e assassinato misterioso na televisão, mas para que ela é usada na vida real? Geralmente, crê-se que a *ciência forense* seja uma ciência usada para capturar e condenar criminosos; isso inclui tudo, desde determinar a fonte das fibras do tapete e dos fios de cabelo até o teste de paternidade. Tecnicamente, a ciência forense é a aplicação dos métodos científicos para propósitos legais. Assim, a *genética forense* é a exploração dos vestígios de DNA — quem é, quem fez e quem é o seu pai.

Assim como cada pessoa tem sua impressão digital única, cada ser humano (com exceção de gêmeos idênticos) é geneticamente único. *A impressão digital de DNA*, também conhecida como *perfil de DNA*, é o processo de desvendar os padrões dentro do DNA. O perfil de DNA está no cerne da genética forense e frequentemente é usado para:

- Confirmar que uma pessoa estava presente em um determinado local
- Determinar a identidade (incluindo o sexo)
- Atribuir a paternidade

Neste capítulo, você dá um passo para dentro do laboratório de DNA para descobrir como os cientistas resolvem mistérios forenses ao identificar indivíduos e relações familiares usando a genética.

O conhecimento de que toda impressão digital humana é única é, provavelmente, tão antigo quanto a própria humanidade. Mas Edward Henry, em 1899, foi o primeiro policial a aplicar os padrões de voltas, arcos e espirais das impressões digitais das pessoas para identificar indivíduos e criminosos.

Explorando o Seu DNA Lixo para Achar a Sua Identidade

É óbvio, só de olhar para as pessoas ao seu redor, que cada um de nós é único. Desvendar o *genótipo* (características genéticas) por trás do *fenótipo* (características físicas) é um assunto complicado, porque quase todo o seu DNA é exatamente como o DNA de qualquer outro ser humano. Muito do que o seu DNA faz é fornecer a informação para gerenciar todas as suas funções corporais, e a maioria dessas funções é exatamente a mesma de um ser humano para outro. Se você fosse comparar os seus aproximados três bilhões de pares de bases de DNA (veja o Capítulo 6 para saber como o DNA é montado) com o DNA do seu vizinho de porta, você descobriria que 99,999 por cento do seu DNA é exatamente o mesmo.

Então, o que faz você parecer tão diferente do rapaz da porta ao lado ou mesmo da sua mãe e do seu pai? Sua singularidade genética é o resultado da reprodução sexuada (para saber mais sobre como a reprodução sexuada funciona para torná-lo único, volte ao Capítulo 2). Até o genoma humano ser sequenciado (veja o Capítulo 8), as minúsculas diferenças produzidas pela recombinação e meiose que o tornam geneticamente único eram muito difíceis de se isolar. Mas, em 1985, uma equipe de cientistas da Grã-Bretanha descobriu como fazer de uma minúscula singularidade de DNA um perfil único de DNA. Surpreendentemente, o perfil de DNA não usa as informações contidas nos seus genes que fazem com que você pareça único. Em vez disso, o processo se utiliza de parte do genoma que não parece fazer coisa alguma: o DNA lixo.

Menos de dois por cento do genoma humano codifica características físicas de verdade, ou seja, todas as partes do seu corpo e o modo como elas funcionam. Isso é bem surpreendente, considerando-se que o seu genoma é enorme. Então, o que todo esse DNA extra está fazendo aí? Os cientistas ainda estão tentando entender essa parte, mas o que eles de fato sabem é que algo do DNA lixo é muito útil para identificar pessoas*.

Mesmo quando se trata de DNA lixo, os seres humanos se parecem muito uns com os outros. Mas curtos trechos de DNA lixo variam muito de pessoa para pessoa. *Sequências curtas repetidas em tandem* (STRs, do inglês, Short Tandem Repeats), também chamadas de *microssatélites*, são sequências de DNA dispostas em uma repetição justaposta (uma simples sequência é repetida diversas vezes em seguida). Uma sequência de DNA lixo que ocorre naturalmente pode parecer um pouco com o exemplo a seguir. (Os espaços nesses exemplos permitem a você ler as sequências mais facilmente. O DNA real não tem espaços entre as bases.)

TGCT AGTC AAAG TCTT CGGT TCAT

Um pequeno STR pode se parecer com isso:

TCAT TCAT TCAT TCAT TCAT TCAT

O número de repetições nos STRs varia de uma pessoa para outra. As variações são chamadas de *alelos* (veja o Capítulo 3 para saber mais sobre os alelos). Usando-se dois pares de cromossomos de suspeitos diferentes, a Figura 18-1 mostra como os mesmos STRs podem ter alelos diferentes. O cromossomo 1 tem dois locos (na realidade, esse cromossomo poder ter centenas de locos, mas estamos olhando apenas para dois neste exemplo). Para o primeiro suspeito, o marcador de STR no Loco A é do mesmo comprimento em ambos os cromossomos, o que significa que o Suspeito Um é homozigoto para o Loco A (*homozigoto* significa que os dois alelos em um loco

* N.E.: O projeto ENCODE, Enciclopédia de Elementos do DNA (do inglês, **Enc**yclopedia **O**f **DNA** **E**lements), cujo objetivo é identificar todas as sequências funcionais do genoma humano, já derrubou a teoria do DNA lixo, mostrando que pelo menos 80 por cento dele possui alguma função biológica, o que inclui a regulação da expressão gênica, ou seja, determinar quando os genes estão ativos ou não.

são idênticos). No Loco B, o Suspeito Um (S1) tem dois alelos que são de comprimentos diferentes, o que significa que ele é heterozigoto naquele loco (*heterozigoto* significa que os dois alelos diferem um do outro). Agora, olhe para o perfil de STR do DNA do Suspeito Dois (S2). Ele tem os mesmos dois locos, mas os padrões são diferentes. No Loco A, S2 é heterozigoto e tem um alelo que é diferente do de S1. No Loco B, S2 é homozigoto para um alelo completamente diferente daquele que S1 carrega.

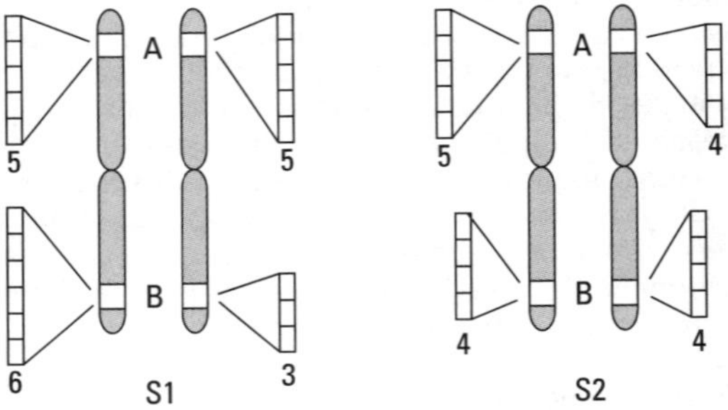

Figura 18-1: Os alelos de dois locos STR nos cromossomos de dois suspeitos (S1 e S2).

A variação nos alelos STR é chamada *polimorfismo* (*poli-* significa "muitos" e *morfo* significa "tipo ou forma"). O polimorfismo surge de erros cometidos durante o processo de cópia do DNA (chamado *replicação*; veja o Capítulo 7). Normalmente, o DNA é copiado sem erros durante a replicação. Mas quando as enzimas que copiam o DNA chegam a um STR, elas frequentemente se confundem com todas aquelas repetições e acabam deixando uma repetição de fora — como uma das TCATs no exemplo anterior — ou colocam uma extra por acidente. Como resultado, as sequências de DNA antes e depois do STR são exatamente as mesmas de uma pessoa para outra, mas o número de repetições *dentro* do STR varia. No caso do DNA lixo, as mutações nos STRs criam muitas variações quanto à quantidade de repetições que aparecem (variações, ou mutações, nos genes podem resultar em consequências graves; veja o Capítulo 13 para mais detalhes).

Os STRs específicos usados na ciência forense são chamados *locos* ou *marcadores*. Locos é o plural de *loco*, que deriva de locus, a palavra latina para "lugar". (Os genes também são chamados de locos; veja o Capítulo 3.) Você tem centenas de marcadores STR em cada um dos seus cromossomos. Esses locos são nomeados a partir de números e letras, como D5S818 ou VWA.

O seu perfil de STR do DNA é completamente diferente do de qualquer um na Terra (exceto daquele do seu irmão gêmeo, se você tiver um). A probabilidade de qualquer outra pessoa ter alelos idênticos aos seus em qualquer um dos seus locos é incrivelmente pequena.

Muitos outros organismos têm STRs no DNA e, por isso mesmo, têm seus próprios perfis de DNA. Cães, gatos, cavalos, peixes, plantas — de fato, praticamente todos os eucariotos têm muitos STRs no DNA (*eucariotos* são organismos cujas células têm núcleos). Isso torna o perfil de DNA uma ferramenta extremamente poderosa para responder a todos os tipos de perguntas biológicas. (Veja o Capítulo 17 para saber mais sobre como o perfil de DNA é usado para resolver outros tipos de mistérios biológicos.)

Investigando a Cena: Onde Está o DNA?

Quando ocorre um crime, o geneticista forense e o investigador de cena de crime estão interessados nos vestígios biológicos, porque as células nos vestígios biológicos contêm DNA. Os vestígios biológicos incluem sangue, saliva, sêmen e cabelos.

ESTUDO DE CASO

Animais de estimação e plantas bancam o detetive

Os vestígios de DNA de quase qualquer fonte podem fornecer uma ligação entre um criminoso e um crime. Por exemplo, um assassinato particularmente brutal em Seattle foi resolvido inteiramente com base no DNA fornecido pelo cachorro da vítima. Depois de duas pessoas e seu cachorro serem baleadas em casa, dois suspeitos foram presos e com eles foram encontradas roupas com manchas de sangue. O único sangue nas roupas era de origem canina, e o sangue do cachorro acabou sendo a única evidência ligando os suspeitos à cena do crime. Usando marcadores desenvolvidos originalmente para a análise de paternidade canina, os investigadores geraram um perfil de DNA do sangue do cão e o compararam aos testes de DNA das roupas manchadas de sangue. Uma combinação perfeita resultou na condenação.

Praticamente qualquer tipo de material biológico pode fornecer DNA suficiente para ligar um suspeito a uma cena de crime. Em outro caso de assassinato, o criminoso pisou em uma pilha de fezes caninas próxima a cena do crime. O perfil de DNA ligou o vestígio no sapato de um suspeito ao vestígio na cena, levando a uma condenação. Em um terceiro caso, o cão de uma vítima de estupro urinou no veículo do agressor, permitindo aos investigadores ligar o cão ao caminhão; o suspeito prontamente confessou sua culpa.

Até mesmo plantas têm espaço no jogo dos vestígios de DNA. A primeiríssima vez em que se usaram vestígios de DNA a partir de plantas foi em um processo judicial no Arizona em 1992. Uma vítima de assassinato foi encontrada próxima a uma árvore do deserto chamada Palo Verde. Sementes desse tipo de árvore foram encontradas na caçamba de uma pickup que pertencia a um suspeito no caso, mas o suspeito negou ter estado alguma vez na área. As sementes na pickup foram combinadas a exata mesma árvore onde a vítima foi encontrada usando-se o perfil de DNA. As sementes não poderiam provar a presença do suspeito, mas elas forneceram uma ligação entre a sua pickup e a árvore onde o corpo foi achado. Os vestígios de DNA foram suficientemente convincentes para se obter uma condenação no caso.

Coletando vestígios biológicos

Qualquer coisa que tenha sido parte de um ser vivo pode fornecer DNA útil para ser analisado. Além dos vestígios biológicos humanos (sangue, saliva, sêmen e cabelos), partes de plantas, como sementes, folhas e pólen, assim como pelo e sangue de animais de estimação, podem ajudar a ligar um suspeito a uma vítima. (Veja o box "Animais de estimação e plantas bancam o detetive" para saber mais sobre como o DNA não humano é usado para investigar crimes.)

Para coletar apropriadamente vestígios para exames de DNA, o investigador precisa ser muito, muito cuidadoso, porque o seu próprio DNA pode se misturar ao DNA da cena. Os investigadores usam luvas, evitam espirrar e tossir e cobrem seus cabelos (não estou brincando — caspa também tem DNA).

Para conduzir uma investigação minuciosa, os investigadores precisam coletar tudo na cena (ou no suspeito) que possa fornecer vestígios. O DNA é coletado de ossos, dentes, cabelos, urina, fezes, goma de mascar, bitucas de cigarro, escovas de dente e até de cera de ouvido. O sangue é o vestígio mais poderoso, porque mesmo a menor gota de sangue contém cerca de 80.000 células brancas (linfócitos), sendo que o núcleo de cada célula branca contém uma cópia do genoma inteiro do doador e informação mais do que suficiente para determinar a identidade usando-se o perfil de DNA. Mas mesmo uma célula da pele tem DNA suficiente para fornecer um perfil (veja "Conhecendo o poderoso processo de PCR"). Isso significa que as células da pele presas a uma bituca de cigarro ou a um envelope podem fornecer os vestígios necessários para ligar um suspeito à cena do crime.

Para se obter informações e conclusões a partir dos vestígios de DNA, o investigador precisa coletar amostras da(s) vítima(s), dos suspeitos e das testemunhas para comparação. Os investigadores coletam amostras de plantas domésticas, animais de estimação ou outros seres vivos nas proximidades para comparar esses perfis de DNA aos vestígios de DNA. Depois de o investigador obter essas amostras, é hora de seguir para o laboratório.

Decompondo o DNA

O DNA, assim como todas as moléculas biológicas, pode se decompôr; esse processo é chamado *degradação. As exonucleases*, uma classe de enzimas cuja única função é executar o processo de degradação do DNA, estão praticamente em toda parte; na sua pele, sobre superfícies que você toca e em bactérias. Sempre que o DNA é exposto a ataques de exonucleases, ele se deteriora rapidamente, porque a molécula de DNA começa a ser quebrada em pedaços cada vez menores. A degradação significa más notícias para os vestígios, porque o DNA começa a se degradar assim que as células (como as da pele ou do sangue) são separadas do organismo vivo. Para impedir que os vestígios de DNA se degradem ainda mais depois de serem coletados, eles são armazenados em um recipiente estéril (ou seja, livre de bactérias) e mantidos secos. Contanto que a amostra não seja exposta a altas temperaturas, umidade ou luz forte, os vestígios de DNA podem permanecer utilizáveis por mais de 100 anos (mesmo sob condições adversas, o DNA pode, às vezes, durar séculos, como eu explico no Capítulo 6).

Indo para o laboratório

As amostras biológicas contêm muitas substâncias além do DNA. Portanto, quando um investigador leva vestígios para o laboratório, a primeira coisa a se fazer é extrair o DNA da amostra (para um experimento de extração de DNA usando-se um morango, veja o Capítulo 6). Há diferentes métodos para se extrair o DNA, mas eles geralmente seguem esses três passos básicos:

1. Romper as células para liberar o DNA do núcleo (isso é chamado *lise celular).*

2. Remover as proteínas (as quais compõem a maioria da amostra biológica) ao digeri-las com uma enzima.

3. Remover o DNA da solução adicionando álcool.

Depois que o DNA da amostra é isolado, ele é analisado usando um processo chamado *reação em cadeia da polimerase* ou PCR (do ingês, Polymerase Chain Reaction).

Conhecendo o poderoso processo de PCR

O objetivo da PCR é fazer milhares de cópias de partes específicas da molécula de DNA — no caso da genética forense, diversos locos STR alvos, que são usados para se construir um perfil de DNA. (Copiar a molécula de DNA inteira seria inútil, porque a singularidade de cada pessoa está escondida no meio de todo esse DNA.) Muitas cópias de diversas sequências-alvo são necessárias por duas razões:

- A tecnologia atual usada no perfil de DNA não consegue detectar o DNA a não ser que grandes quantidades estejam presentes, e, para se obter grandes quantidades de DNA, você tem que fazer cópias.
- As combinações precisam ser exatas quando se trata de perfis de DNA e genética forense; afinal, as vidas de pessoas dependem disso. Para se evitar identificações errôneas, muitos locos STR de cada amostra precisam ser examinados.

Nos EUA, 13 marcadores-padrão são usados para se combinar amostras humanas, mais um marcador adicional que permite determinar o sexo (ou seja, se a amostra veio de um homem ou de uma mulher). Esses marcadores são partes do CODIS, o COmbined DNA Index System (em português, literalmente, Sistema Combinado de Índice de DNA), que é o banco de dados de perfis de DNA dos E.U.A**.

Eis aqui como funciona a PCR, conforme mostrado na Figura 18-2:

1. Para replicar o DNA usando PCR, você tem que separar a molécula de fita dupla de DNA (chamada *molde*) em fitas individuais. Esse processo é chamado *desnaturação.* Quando o DNA está em fita dupla, as bases são protegidas pelo esqueleto de açúcar-fosfato da dupla-hélice. As bases complementares de DNA, onde toda a informação é armazenada, ficam trancadas, por assim dizer. Para se forçar a fechadura, chegar ao código e construir uma cópia de DNA, a dupla-hélice precisa ser aberta. As ligações de hidrogênio que mantêm as duas fitas de DNA unidas são muito fortes, mas elas podem ser quebradas ao se aquecer a molécula a uma

**N.E.: Desde 2010, através de um acordo com o FBI, o CODIS também é utilizado no Brasil e foi implementada a Rede Integrada de Bancos de Perfis Genéticos.

temperatura levemente inferior à de fervura (100° Celsius). Quando aquecidas, as duas fitas vagarosamente se separam conforme as ligações de hidrogênio se desfazem. O esqueleto de açúcar-fosfato não é danificado pelo calor, assim, as fitas individuais permanecem intactas com as bases ainda em sua forma original.

2. Quando a desnaturação está completa, a mistura é levemente resfriada. O resfriamento permite aos pedaços de DNA pequenos e complementares, chamados *iniciadores*, se ligarem ao DNA molde. Os iniciadores se combinam a seus complementos nas fitas molde em um processo chamado *anelamento*. Os iniciadores apenas se prendem à fita molde quando a combinação é perfeita; se nenhuma combinação exata for encontrada, o próximo passo no processo de PCR não ocorre, porque é necessário que os iniciadores iniciem o processo de cópia. Os iniciadores usados na PCR são marcados com corantes que brilham quando expostos ao comprimento de luz certo (pense em tinta fluorescente sob luz negra). STRs de comprimento similar (embora eles possam estar em cromossomos inteiramente diferentes, como na Figura 18-1) são "rotulados" com cores diferentes, assim, quando o perfil é lido, cada loco aparece como uma cor diferente (veja "Construindo o perfil de DNA" mais à frente neste capítulo).

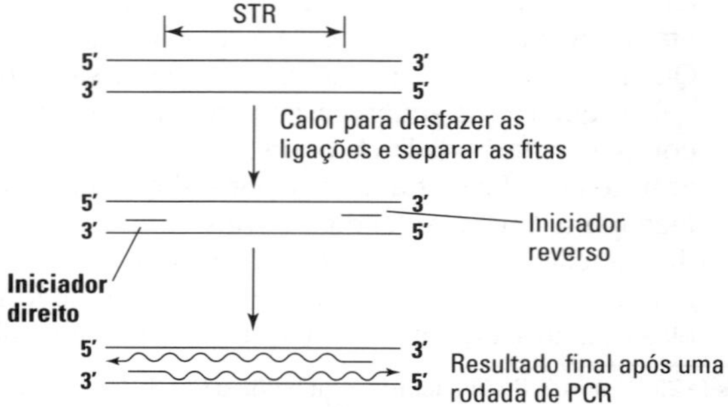

Figura 18-2: O processo da PCR.

3. Depois de os iniciadores encontrarem suas combinações nas fitas molde, a *Taq polimerase* começa a fazer o seu trabalho. As polimerases agem para montar coisas. Neste caso, a coisa sendo montada é uma molécula de DNA. A Taq polimerase começa a adicionar bases — esse estágio é chamado *extensão* — às extremidades 3' dos iniciadores ao ler a fita de DNA molde para determinar qual base é a próxima. Enquanto isso, na fita molde oposta na extremidade do iniciador reverso, Taq rapidamente adiciona bases complementares, usando o molde como guia. (O DNA recém-replicado permanece de fita dupla por todo esse processo, porque a mistura não está suficientemente quente para separar as ligações de hidrogênio recém-formadas entre as bases complementares.)

Uma rodada completa de PCR produz duas cópias idênticas do STR desejado. Mas duas cópias não são suficientes para detecção pelos lasers usados para ler os perfis de DNA (veja "Construindo o perfil de DNA"). Você vai precisar de centenas de milhares de cópias de cada STR, assim o processo de PCR — desnaturação, anelamento e extensão — se repete várias e várias vezes.

A Figura 18-3 mostra o quão rápido essa reação de cópia vai crescendo — depois de 5 ciclos, você tem 32 cópias de STR. Tipicamente, uma reação PCR é repetida por 30 ciclos, assim, com apenas uma fita molde de DNA, você acaba com 1.073.741.824 cópias do STR alvo (os iniciadores e a sequência entre eles).

Geralmente, as amostras de vestígios consistem em mais de uma célula, assim, é provável que você comece com 80.000 ou mais fitas molde em vez de apenas uma. Com 30 rodadas de PCR, isso produziria... Eu vou esperar um pouco enquanto você faz as contas... Ok, é um monte de DNA, da ordem dos trilhões de cópias de STR alvo. Esse é o poder da PCR. Mesmo a menor gota de sangue ou um único fio de cabelo consegue produzir um perfil que pode libertar o inocente ou condenar o culpado.

LEMBRE-SE

A invenção da PCR revolucionou o estudo do DNA. Basicamente, a PCR é como uma copiadora de DNA, mas com uma grande diferença: uma fotocopiadora faz cópias; a PCR faz DNA real. Antes da PCR existir, os cientistas precisavam de grandes quantidades de DNA diretamente do vestígio para fazer um perfil de DNA. Mas o vestígio de DNA frequentemente é encontrado e coletado em quantidades extremamente pequenas. Com frequência, a evidência que liga um criminoso a uma cena de crime é o DNA contido em um fio de cabelo! Uma das maiores vantagens da PCR é que uma quantidade minúscula de DNA — mesmo de uma célula! — pode ser usada para gerar muitas cópias exatas dos STRs usados para se criar um perfil de DNA (veja a seção "Explorando o Seu DNA Lixo para Encontrar a Sua Identidade", mais atrás neste capítulo, para uma explicação completa sobre STR).

Construindo o perfil de DNA

Para cada amostra de DNA que é usada como evidência forense e que passa pelo processo de PCR, diversos locos são examinados ("diversos" frequentemente significa 13 por causa do banco de dados CODIS; veja a seção anterior "Conhecendo o poderoso processo de PCR"). Esse estudo produz um padrão único de cores e tamanhos de STRs — esse é o perfil de um indivíduo a partir do qual a amostra foi obtida.

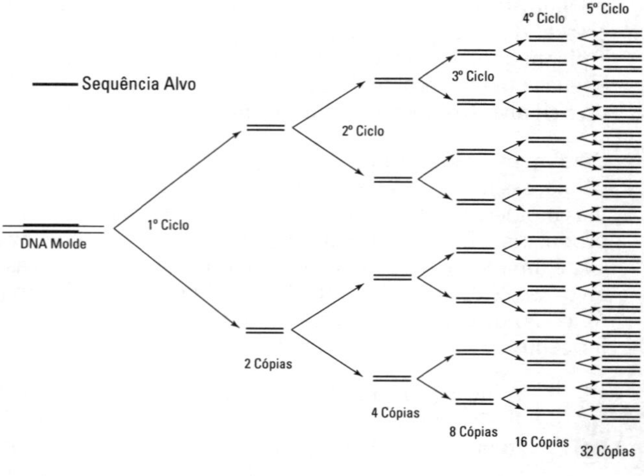

Figura 18-3: O número de cópias de STR feito após cinco ciclos de PCR.

Os perfis de DNA são "lidos" usando-se um processo chamado *eletroforese*, que se aproveita do fato de o DNA ser negativamente carregado. Uma corrente elétrica atravessa uma substância gelatinosa (como um gel) e o produto da PCR completa é injetado no gel. Pela atração elétrica, o DNA se move em direção ao polo positivo (eletroforese). Fragmentos pequenos de STR se movem mais rapidamente do que os maiores, assim, os STRs se separam de acordo com o tamanho (veja a Figura 18-4). Uma vez que os fragmentos são marcados com um corante, uma máquina operada por computador com um laser é usada para "ver" os fragmentos pelas suas cores. Os fragmentos de STR aparecem com picos como os mostrados na Figura 18-4. Os resultados são armazenados no computador para análise posterior do padrão resultante.

A tecnologia usada na análise de perfil de DNA agora permite que o processo inteiro, desde a extração do DNA até a leitura do perfil, seja feito muito rapidamente. Se tudo correr bem, leva menos de 24 horas para se gerar um perfil completo de DNA.

RAÍZES HISTÓRICAS

Os primeiros casos em que foi utilizado o perfil de DNA apareceram nos tribunais em 1986. Geralmente, as evidências legais precisam aderir ao que os peritos chamam *padrão Frye*. *Frye* é a abreviação de *Frye versus Estados Unidos*, um caso judicial decidido em 1923. Posto de forma simples, Frye diz que a evidência científica só pode ser usada quando a maioria dos cientistas concorda que os métodos e a teoria usados para gerar a evidência estão bem estabelecidos. Acompanhando o seu desenvolvimento, o perfil de DNA rapidamente ganhou aceitação pelos tribunais e agora é considerado rotina. Os exames usados para a geração de perfis de DNA mudaram com o passar dos anos e os STRs são, agora, o padrão-ouro.

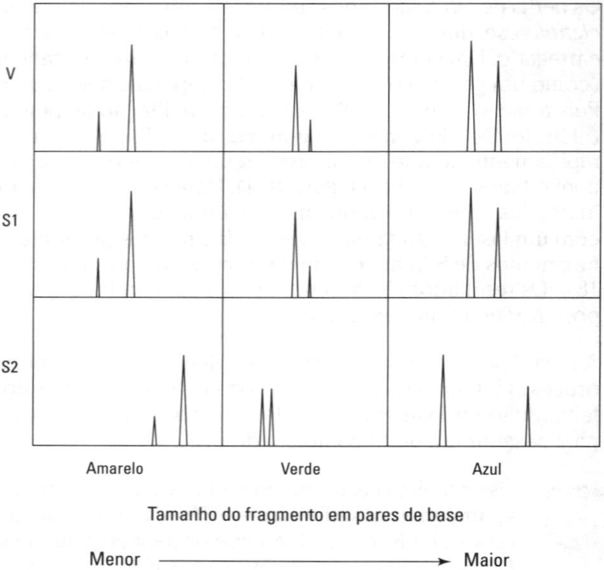

Figura 18-4: Os perfis de DNA de dois suspeitos (S1 e S2) são comparados à amostra do vestígio (V).

Empregando o DNA para Capturar Criminosos (E Libertar os Inocentes)

Depois que os geneticistas forenses geram os perfis de DNA de amostras diferentes, o próximo passo é comparar os resultados. Quando se trata de se obter o máximo de informações dos perfis, a ideia básica é procurar por combinações entre:

- O DNA do suspeito e o DNA na vítima, nas roupas ou pertences da vítima ou no local onde se sabe que a vítima esteve.
- O DNA da vítima e o DNA no corpo, nas roupas e outros pertences do suspeito ou num local ligado a ele.

Ligando o vestígio ao cara mau

Na Figura 18-4, você pode ver que as combinações exatas de perfis de DNA se destacam como um dedão inflamado. Mas, quando você encontra uma ligação entre um suspeito e um vestígio, como você sabe que ninguém mais compartilha do mesmo perfil de DNA que um determinado suspeito?

Com os perfis de DNA, você não tem como saber com certeza que um suspeito é o culpado que você está procurando, mas você pode calcular as probabilidades de uma outra pessoa ter o mesmo padrão. Como esse livro não é o *Estatística Genética Para Leigos*, pularei os detalhes de como exatamente se calculam essas probabilidades. Vou apenas lhe dizer que, na Figura 18-4, as probabilidades de uma outra pessoa ter o mesmo padrão que o Suspeito Dois é de 1 em 45 para o loco um, 1 em 70 para o loco dois e 1 em 50 para o loco três. Para calcular a probabilidade total de uma combinação, você deve multiplicar as três probabilidades: *1/45* x *1/70* x *1/50* = 1/157.500. Baseado no teste usando apenas três locos, a probabilidade de uma outra pessoa ter o mesmo padrão de DNA que o Suspeito Dois é de 1 em 157.500.

Quando todos os 13 locos do CODIS são usados, a probabilidade de se encontrar duas pessoas sem qualquer vínculo genético com o mesmo perfil de DNA é de 1 em 53.000.000.000.000.000.000 (isso seria 53 quintilhões, para vocês que estão fazendo as contas). Para se ter uma noção melhor, considere que o planeta tem apenas sete bilhões de pessoas. Para dizer o mínimo, as chances de você ser atingido por um raio durante toda a sua vida (1 em 3.000) são muitos maiores do que isso!

Claro que a vida real é muito mais complicada do que o exemplo da Figura 18-4. Amostras de vestígios biológicos frequentemente estão misturadas e contêm DNA de mais de uma pessoa. Uma vez que os seres humanos são *diploides* (têm cromossomos em pares; veja o Capítulo 2), amostras misturadas (chamadas *misturas*, para vocês que são fãs de *CSI*) são fáceis de se identificar — elas têm três ou mais alelos em um mesmo loco. Ao se comparar as amostras, os geneticistas forenses podem analisar qual DNA é de quem e até mesmo determinar quanto do DNA de uma amostra pertence a cada pessoa.

Encontrar um criminoso usando DNA

O sistema CODIS do FBI funciona porque ele contém centenas de milhares de amostras catalogadas para comparação. Todos os 50 estados norte-americanos exigem que amostras de DNA sejam coletadas de pessoas condenadas por crimes sexuais e assassinato. As leis variam de estado para estado quanto a quais outras condenações requerem amostragem de DNA, mas, até agora, o CODIS catalogou cerca de 300.000 amostras de infratores e pelo menos o mesmo tanto aguarda análise. Mas e se nenhuma amostra tiver sido coletada do culpado? O que acontece então?

Algumas agências de aplicação da lei têm conduzido esforços de coleta em massa para obter amostras de DNA para comparação. O mais famoso desses esforços de coleta ocorreu na Grã-Bretanha em meados dos anos 1980. Depois de duas meninas adolescentes serem assassinadas, pediu-se para cada homem no bairro inteiro ao redor da cena do crime que doasse uma amostra para comparação. No total, aproximadamente quatro mil homens obedeceram ao pedido de doação de DNA. O verdadeiro assassino foi capturado depois de ele ter se gabado sobre como ele conseguira alguém para fornecer uma amostra no seu lugar.

Os vestígios de DNA também são usados para estender o estatuto de limitações nos crimes quando nenhuma prisão foi feita (o *estatuto de limitações* é a quantidade de tempo que os promotores públicos têm para apresentarem acusações contra um suspeito). Crimes envolvendo assassinato não têm estatuto de limitações, mas a maioria dos estados tem um estatuto de limitações no que diz respeito a outros crimes, como estupro. Para permitir o processo de tais crimes, os vestígios de DNA podem ser usados para protocolar um mandado de prisão ou fazer uma acusação contra "João das Couves", a pessoa desconhecida que possui o perfil de DNA do criminoso. O mandado de prisão estende o estatuto de limitações indefinidamente até um suspeito ser capturado.

Mas e se o vestígio e o DNA do suspeito não combinarem? A boa notícia é que uma pessoa inocente está livre. A má notícia é que o culpado ainda está livre. A essa altura, os investigadores se voltam para o sistema CODIS, porque ele foi concebido não apenas para padronizar quais locos são usados, mas também para fornecer uma biblioteca de perfis de DNA para ajudar a identificar criminosos e resolver crimes. O FBI estabeleceu o banco de dados de perfis de DNA em 1998 (no Brasil, a aprovação para a criação desse banco ocorreu apenas em 2011) baseado no fato de os mesmos infratores cometerem a maioria dos crimes. Quando uma pessoa é condenada por um crime (as leis variam quanto a quais condenações requerem perfis de DNA; veja o box "Encontrar um criminoso usando DNA"), retira-se uma amostra do seu DNA, usando-se com frequência para isso uma haste de algodão para coletar algumas poucas células cutâneas do interior da boca. Desde o início de 2010, o banco de dados CODIS forneceu cerca de 101.000 combinações e auxiliou cerca de 100.000 investigações. Se nenhuma combinação é encontrada no CODIS, o vestígio é adicionado ao banco de dados. Se o criminoso algum dia for encontrado, então, pode-se fazer uma combinação com outros crimes que ele ou ela possa ter cometido.

Dando uma segunda olhada em vereditos de culpado

Nem todas as pessoas condenadas por crimes são culpadas. Um estudo estima que aproximadamente 7.500 pessoas são erroneamente condenadas a cada ano apenas nos EUA. As razões por trás da condenação errônea são variadas, mas o fato é que pessoas inocentes não deveriam ir para a prisão por crimes que não cometeram.

Em 1992, Barry Scheck e Peter Neufeld fundaram o Innocence Project (em português, literalmente, Projeto Inocência) em uma tentativa de exonerar homens e mulheres inocentes. O projeto depende dos vestígios de DNA e os serviços são isentos de cobrança para todos que se qualificarem ao mesmo.

ESTUDO DE CASO

Walter D. Smith é uma das 249 pessoas nos EUA exoneradas pelos vestígios de DNA desde janeiro de 2010. Em 1985, Smith foi erroneamente acusado de violentar três mulheres. Apesar de seus clamores de inocência, o relato de testemunhas oculares levou à sua condenação e Smith recebeu uma sentença de 78 a 190 anos de prisão. Durante seus 11 anos de encarceramento, Smith se graduou em administração e superou o vício em drogas. Em 1996, o Innocence Project conduziu um exame de DNA que, por fim, provou sua inocência e o pôs em liberdade.

Não está claro quantos casos criminais foram submetidos a exames de DNA após a condenação, e as taxas de sucesso para tais casos não são relatadas. Surpreendentemente, muitos estados têm se oposto ao exame pós-condenação, mas leis têm sido aprovadas para permitir ou requerer tal exame quando as circunstâncias assim o justifiquem.

São Todos Parentes: Encontrando a Família

Relações familiares são importantes em genética forense quando se trata de paternidade para casos de tribunal ou de determinar as identidades de pessoas mortas em desastres em massa. Os indivíduos que são aparentados uns com os outros têm cópias do seu DNA em comum porque os pais passam, cada um, metade dos seus cromossomos para cada filho ou filha. Dentro de uma árvore genealógica, a quantidade de similaridade genética, ou *parentesco*, entre indivíduos é muito previsível. Considerando-se que mãe e pai não sejam aparentados, irmãos dos mesmos pais e mães têm aproximadamente metade do seu DNA em comum, porque cada um deles herda o DNA dos mesmos pais.

Teste de paternidade

Surpreendentemente (ou talvez não, dependendo de quantas horas por dia você assista a programas de entrevistas), aproximadamente 15 por cento das crianças são de pais diferentes do que consta na sua certidão de nascimento. Portanto, os exames para determinar qual homem é pai de qual filho ou filha são de interesse considerável. O teste de paternidade é usado em casos de divórcio e custódia, na determinação da herança legítima e em uma variedade de outras situações legais e sociais.

O teste de paternidade usando análise de STR se tornou muito comum e de baixo custo. Os métodos são exatamente os mesmos que aqueles usados em exames de vestígios (veja a seção mais atrás "Conhecendo o poderoso processo de PCR"). A única diferença é o modo pelo qual as combinações são interpretadas. Uma vez que os alelos STR estão nos cromossomos (veja a seção mais atrás "Explorando o Seu DNA Lixo para Encontrar a Sua Identidade"), uma mãe contribui com metade dos alelos STR que uma criança possui, enquanto o pai contribui com a outra metade. A Figura 18-5 mostra como essas contribuições aparecem em um perfil de DNA (M indica mãe, F indica filho e P1 e P2, os possíveis pais). Os alelos são representados aqui como picos, e as setas indicam os alelos maternos. Considerando-se que a mãe e o pai não são aparentados, metade dos alelos do filho veio de P2, indicando que P2 provavelmente é o pai.

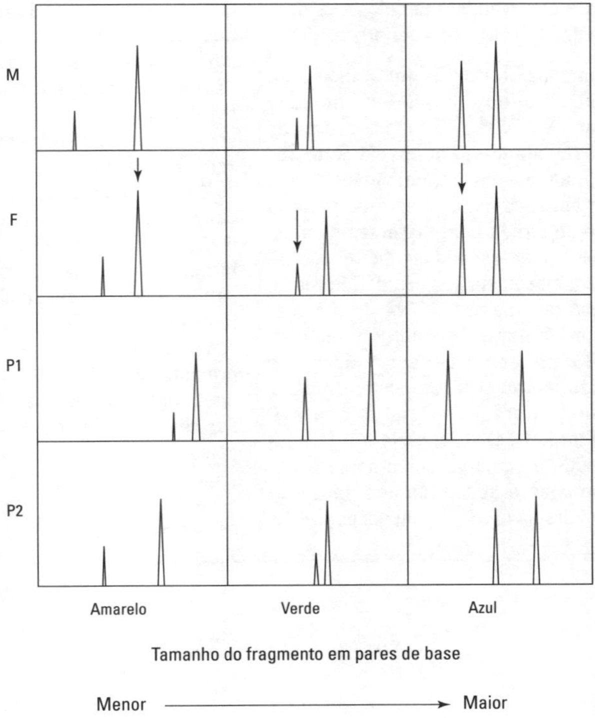

Figura 18-5: Teste de paternidade usando locos STR.

ESTUDO DE CASO

O filho de Thomas Jefferson

Filhos (meninos) recebem seu único cromossomo Y de seus pais (veja o Capítulo 5). Por isso, a paternidade de filhos (meninos) pode ser solucionada usando-se marcadores de DNA no cromossomo Y. A descoberta dessa opção de teste levou à resolução incomum de um mistério de longa data envolvendo o terceiro presidente dos EUA, Thomas Jefferson.

Em 1802, Jefferson foi acusado de ser o pai do filho de uma de suas escravas, Sally Hemings. Os únicos descendentes reconhecidos de Jefferson que chegaram à idade adulta foram suas filhas, mas o tio paterno de Jefferson tinha parentes homens vivos que descendiam de uma linhagem masculina ininterrupta. Por isso, esperava-se que o DNA do cromossomo Y desses membros da família de Jefferson fosse essencialmente idêntico ao DNA do cromossomo Y que Jefferson herdou de seu avô paterno — DNA que ele teria transmitido a um filho. Cinco homens sabidamente descendentes do tio de Jefferson concordaram em contribuir com amostras de DNA para comparação com o único descendente homem remanescente do filho mais novo de Sally Hemings. No total, foram examinadas 19 amostras. Essas amostras incluíam descendentes de outros pais em potencial e pessoas sem parentesco para comparação. Usou-se um total de 19 marcadores encontrados apenas no cromossomo Y. (Nenhum dos marcadores do CODIS está no cromossomo Y; eles seriam inúteis para mulheres se estivessem.) Os descendentes de Jefferson e Hemings combinaram em todos os 19 marcadores. Desde a publicação da análise genética, os registros históricos têm sido examinados para fornecer evidência adicional de que Jefferson seria o pai do filho de Sally Hemings, Eston. Por exemplo, Jefferson foi o único homem de sua família presente à época em que Eston foi concebido. Curiosamente, o exame dos registros históricos parece indicar que Jefferson é, provavelmente, o pai dos seis filhos de Sally Hemings; essa conclusão, contudo, permanece controversa.

Dois valores frequentemente aparecem em testes de paternidade conduzidos com perfis de DNA:

- Índice de paternidade: Um valor que indica o peso da evidência. Quanto maior o índice de paternidade, maiores são as chances de que um suposto pai seja de fato o pai biológico. O índice de paternidade é uma estimativa mais precisa do que a probabilidade de paternidade.
- Probabilidade de Paternidade: A probabilidade de que uma determinada pessoa possa ter contribuído com o mesmo padrão mostrado pelo perfil de DNA. O cálculo da probabilidade de paternidade é mais complicado do que multiplicar probabilidades simples (veja "Ligando o vestígio ao cara mau"), porque um indivíduo heterozigoto para um certo loco tem uma probabilidade igual de contribuir com qualquer um dos alelos. A probabilidade de um determinado homem ser o pai também depende da frequência com que os diversos alelos aparecem em um loco na população em geral (o que também é verdadeiro para as estimativas de probabilidades mostradas em "Ligando o vestígio ao cara mau"; veja o Capítulo 17 para a história toda sobre como a genética de populações funciona).

LEMBRE-SE

Os resultados dos testes de paternidade frequentemente são expressos em termos de "prova" da paternidade ou da sua falta. Infelizmente, essa terminologia é imprecisa. O teste de paternidade genético não *prova* nada. Ele apenas indica uma alta probabilidade de que uma dada interpretação dos dados esteja correta.

Teste de parentesco

A análise de paternidade não é o único momento em que o perfil de DNA é usado para determinar as relações familiares. As investigações históricas (como o caso Jefferson-Hemings, que eu explico no box "O filho de Thomas Jefferson") também podem usar padrões hereditários no DNA para mostrar o quão aparentadas as pessoas são e identificar descendentes. Em acidentes fatais em massa, como quedas de avião e o desastre do World Trade Center, em 11 de setembro de 2001, a identificação dos mortos depende das tecnologias de DNA. Diversos métodos são usados sob tais circunstâncias, incluindo o perfil de STR do DNA, a análise do DNA mitocondrial e a análise do cromossomo Y (semelhante ao método que eu descrevo no box "O filho de Thomas Jefferson").

Diversas condições complicam a identificação de vítimas de acidentes fatais em massa através do DNA. Os corpos frequentemente estão terrivelmente mutilados e fragmentados, e a decomposição danifica qualquer DNA que permaneça nos tecidos. Ademais, geralmente não existem amostras de referência do DNA da pessoa, fazendo com que seja necessário fazer inferências a partir de pessoas proximamente aparentadas à vítima.

Reconstruindo os genótipos individuais

Muito do que os geneticistas forenses sabem sobre identificar vítimas de fatalidades em massa é resultado de quedas de avião. Em 1998, o voo 111 da Swissair caiu no Oceano Atlântico, próximo à costa de Halifax, Nova Escócia, Canadá. Esse desastre desencadeou um esforço incomumente abrangente de tipagem de DNA, que hoje serve como modelo aos cientistas forenses ao redor do mundo em casos similares.

No total, 1.200 amostras das 229 pessoas foram recuperadas do voo 111 da Swissair. Apenas um corpo pôde ser identificado só pela aparência, assim, os investigadores obtiveram 397 amostras de referência ou a partir de objetos pessoais que pertenciam às vítimas (como escovas de dente) ou de membros da família. Uma vez que a maior parte das amostras de referência das próprias vítimas foi perdida no acidente, 93 por cento das identificações dependeram de amostras dos pais, filhos e irmãos dos falecidos. O número de alelos compartilhados pelos membros da família é bem previsível, permitindo aos investigadores conduzirem análises de parentesco baseadas na taxa esperada de alelos compartilhados. No caso da Swissair, 43 grupos de famílias (incluindo 6 famílias com ambos os pais e alguns, senão todos, os seus filhos) estavam entre as vítimas, o que tornou as análises complicadas devido ao parentesco entre elas.

O perfil inicial de DNA dos restos mortais revelou 228 genótipos únicos (incluindo um par de gêmeos). Os 13 locos do CODIS foram testados usando-se PCR (os métodos foram idênticos àqueles que eu descrevo previamente na seção “Empregando DNA para Capturar Criminosos (E Libertar os Inocentes)”). Todos os dados dos perfis de DNA foram postos em um programa de computador especificamente concebido para grandes quantidades de perfis de DNA. O programa procurou por diversos tipos de combinações:

- Uma combinação perfeita entre uma vítima e uma amostra de referência de um objeto pessoal
- Combinações entre vítimas que identificariam grupos de familiares (pais e filhos)
- Combinações entre amostras de familiares vivos

O computador gerou, então, relatórios para todas as combinações entre as amostras. Dois investigadores revisaram independentemente cada relatório e apenas declararam as identificações quando a probabilidade de uma identificação correta era maior do que um milhão para um. No total, foram feitas cerca de 180.000 comparações para determinar as identidades de 229 vítimas.

47 pessoas foram identificadas baseado em combinações com objetos pessoais. As 182 pessoas remanescentes foram identificadas ao se comparar os genótipos das vítimas com aqueles dos familiares vivos. O poder da PCR, combinado com muitos locos e um software de computador, levou a comparações rápidas e à identificação de todas as vítimas.

Virando a página em tempos de tragédia

Em 11 de setembro de 2001, dois aviões colidiram com as torres gêmeas do World Trade Center (WTC), na cidade de Nova York. Os incêndios gigantescos resultantes das colisões fizeram com que ambos os prédios desmoronassem. Aproximadamente 2.700 pessoas morreram no desastre. Cerca de 20.000 partes de corpos humanos foram recuperadas dos escombros; portanto, a tarefa dos geneticistas forenses era dupla: determinar a identidade da pessoa morta e coletar os restos mortais dos indivíduos para o enterro. Diferentemente do voo 111 da Swissair, poucas vítimas da tragédia do WTC eram aparentadas umas com as outras. Contudo, outros problemas complicaram a tarefa de se identificar as vítimas. Muitos corpos foram sujeitos ao calor extremo e outros foram recuperados semanas após o desastre, conforme os escombros iam sendo removidos. Assim, muitas amostras de vítimas tinham muito pouco DNA remanescente para análise.

As amostras de referência de DNA das pessoas desaparecidas foram coletadas de objetos pessoais, como escovas de dentes, lâminas de barbear e escovas de cabelo. As células cutâneas presas às escovas de dentes responderam por quase 80 por cento das amostras de referência obtidas para comparação. Essas amostras foram usadas para se fazer o perfil de DNA usando-se a PCR com os 13 locos padrão do CODIS, que eu descrevo em "Empregando DNA para Capturar Criminosos (E Libertar os Inocentes)", anteriormente neste capítulo. Por volta de julho de 2002, 300 identificações haviam sido feitas usando-se amostras de referência direta. Outras 200 identificações foram feitas ao se comparar as amostras das vítimas às amostras de parentes vivos, usando-se os métodos que eu descrevo na queda do voo da Swissair (veja "Reconstruindo os genótipos individuais").

Por volta de julho de 2004, 1.500 vítimas tinham sido identificadas, mas o avanço subsequente era lento. As amostras remanescentes tinham sido tão danificadas que o DNA estava em pedaços muito pequenos, pequenos demais para suportar a análise por STRs. Sobravam então duas alternativas de identificação:

- **DNA mitocondrial (DNAmt),** que é útil por duas razões:
  - É um DNA multicópia, o que significa que cada célula têm muitas mitocôndrias e que cada mitocôndria tem sua própria molécula de DNAmt.
  - É circular, tornando-o um tanto mais resistente à decomposição, porque as nucleases que destroem o DNA frequentemente começam na extremidade da molécula (veja "Coletando vestígios biológicos" mais atrás) e um círculo não tem extremidade por assim dizer.

O DNAmt é transmitido diretamente da mãe para o filho ou filha; portanto, apenas parentes maternos podem fornecer DNA que seja útil na identificação. Diferentemente dos marcadores STR, o DNAmt é geralmente analisado ao se comparar as sequências de nucleotídeos de várias amostras. Uma vez que a comparação de sequências é mais complicada que a comparação de marcadores STR, as análises levam mais tempo para serem realizadas, mas fornecem combinações muito precisas.

- **Polimorfismo de nucleotídeo único (análise de SNP)** (pronuncia-se "snip"), a qual depende do fato de que o DNA tolera alguns tipos de mutação sem danificar o organismo (veja o Capítulo 13 para saber mais sobre mutações). SNPs ocorrem quando uma base substitui outra no que se chama mutação de ponto. Geralmente, T substitui A e G substitui C ou vice-versa (veja o Capítulo 6 para saber mais sobre as bases que compõem o DNA). Essas minúsculas alterações ocorrem frequentemente (algumas estimativas são tão elevadas quanto uma a cada 100 bases) e, quando muitos SNPs são comparados, as alterações podem criar um perfil de DNA único similar ao perfil de DNA por STR.

  O lado ruim da análise de SNP é que as mutações de ponto não criam diferenças de tamanho óbvias para que o perfil de DNA possa detectá-las. Portanto, o sequenciamento ou os *chips* gênicos precisam ser usados para detectar os perfis de SNP dos vários indivíduos. Uma vez que a análise de SNP pode ser conduzida em fragmentos muito pequenos de DNA, ela permite aos investigadores realizarem mais identificações do que seria possível por outros métodos. Mesmo assim, muitas pessoas não foram identificadas e os esforços de identificação foram interrompidos em fevereiro de 2005.

Capítulo 19

Transformações Genéticas: Encaixando Novos Genes em Plantas e Animais

Neste Capítulo

- Delineando o desenvolvimento de organismos geneticamente modificados
- Compreendendo como a transgenia funciona
- Pesando os prós e contras da modificação genética

Uma das aplicações mais controversas da tecnologia genética (além da clonagem, da qual eu trato no Capítulo 20) é a transferência mecânica de genes de um organismo para outro. Esse processo é popularmente conhecido como *modificação genética* (MG). Mais adequadamente chamada de *transgenia*, transferir genes simplifica a produção de alguns medicamentos, cria plantas resistentes a herbicidas e já foi até mesmo usada para criar animais de estimação que brilham no escuro (não estou brincando — confira o box "Animais de estimação transgênicos: Nem tudo é brincadeira" para saber mais detalhes). Neste capítulo, você vai descobrir como os cientistas manipulam o DNA para dotar plantas, animais, bactérias e insetos de novas combinações de genes e características.

Organismos Geneticamente Modificados Estão por Toda Parte

Notícias sobre organismos geneticamente modificados aparecem praticamente todos os dias e a maioria delas parece girar em torno de protestos, proibições e processos judiciais. Apesar de todo o bafafá, "coisas" geneticamente modificadas não são nem raras e nem inteiramente perigosas. Na verdade, a maioria das comidas processadas que você come, provavelmente, contém um ou mais ingredientes transgênicos.

Se essa revelação preocupá-lo, vá ao seu armazém de comida saudável local e dê uma olhada nos rótulos das comidas orgânicas (e de algumas não orgânicas) — *comidas orgânicas* geralmente são definidas como aquelas produzidas sem produtos químicos como inseticidas, herbicidas ou ingredientes artificiais. Você verá declarações de "Não contém organismos geneticamente modificados", que visam assegurá-lo de que nenhum *transgene* — um gene que foi artificialmente introduzido usando-se métodos de DNA recombinante (descritos no Capítulo 16) — estiveram presentes nas plantas ou animais usados para fazer o produto em questão.

Na verdade, você não pode evitar os organismos geneticamente modificados em sua vida cotidiana. A modificação genética pelos seres humanos, via seleção artificial e, às vezes, mutações induzidas, criou cada espécie de planta e animal domesticado da face da Terra. Ademais, a habilidade de passar genes de uma espécie para outra não é nova — os vírus e bactérias fazem isso o tempo todo. Ainda é um pouco misterioso o porquê de a transgenia ser menos aceitável que a mutagênese induzida e a seleção artificial, mas não importa o nome que você dá, tudo isso é modificação genética.

As siglas GM (geneticamente modificado) e OGM (organismo geneticamente modificado) são usadas o tempo todo, mas não neste capítulo. Em vez disso, eu me refiro especificamente aos *organismos transgênicos*, porque os seres humanos têm modificado os organismos geneticamente em uma variedade de modos há bastante tempo.

Fazendo modificações lá na fazenda

Os seres humanos começaram a domesticar as plantas e animais há muitos séculos (dê uma olhada no box "Milho surpreendente" para saber como o milho deixou de ser grama para embelezar a sua mesa). Historicamente, os fazendeiros cultivavam preferencialmente certos tipos de plantas para aumentar a frequência de características desejáveis, como uvas mais doces e mais sementes por pé de milho. Muitos, se não todos, dos grãos de cereais dos quais os seres humanos dependem, como trigo, arroz e cevada, são o resultado de eventos de hibridização seletiva que criaram poliploides (conjuntos de cromossomos múltiplos; veja o Capítulo 15). Quando as plantas se tornam poliploides, suas frutas ficam substancialmente maiores. As frutas dos poliploides são comercialmente mais valiosas (e também têm um gosto melhor; experimente um morango selvagem, se não estiver convencido).

Quando se trata de animais, os seres humanos fazem cruzamentos endogâmicos de propósito para aumentar o predomínio de características como alta produção de leite em vacas ou a habilidade de recuperar objetos (até se tornar uma obsessão) em certas raças de cachorro. (A endogamia também pode causar problemas consideráveis; veja os Capítulos 13 e 17 para saber dos detalhes.)

ESTUDO DE CASO

Milho surpreendente

As plantas dependem de uma variedade de ajudantes para espalhar suas sementes por aí: vento, aves, animais e cursos d'água carregam as sementes de um lugar para o outro. A maioria das plantas se dá muito bem sem os seres humanos. Mas não é bem assim com o milho. O milho depende *inteiramente* dos seres humanos para espalhar suas sementes; evidências arqueológicas confirmam que o milho viajou apenas para onde os humanos o levaram. O que é impactante sobre essa história é que os geneticistas modernos localizaram com precisão as mutações das quais o homem se aproveitou para criar um dos tipos de alimentos mais usado ao redor do mundo. O milho primitivo fez a sua primeira aparição há cerca de nove mil anos. O predecessor do milho primitivo é uma gramínea chamada *teosinto*. Você precisa ter uma boa imaginação para ver uma espiga de milho ao olhar para as cabeças de sementes do teosinto; há

(continua)

(continuação)

apenas uma vaga semelhança e, diferente do milho, o teosinto é apenas parcialmente comestível — ele tem umas poucas sementes duras como rocha por pé. Ainda assim, o milho e o teosinto (de nome científico *Zea mays*) são da mesma espécie.

As cinco mutações que transformaram o teosinto em milho primitivo apareceram naturalmente e mudaram diversos aspectos do teosinto para fazer dele uma fonte de alimento mais palatável.

- Um gene controla onde as espigas aparecem no pé de milho: o milho primitivo tem suas espigas ao longo do caule todo ao invés de apenas em galhos longos como no teosinto.
- Três genes controlam o armazenamento de açúcar e amido nas sementes. O milho primitivo é de mais fácil digestão e de melhor gosto do que o teosinto.
- Um gene controla o tamanho e a posição das sementes na espiga: diferente do teosinto, o milho primitivo tem uma aparência normalmente associada ao milho moderno.

Os seres humanos, aparentemente, usaram teosinto como comida antes de ele ter adquirido suas transformações mutacionais, assim, é provável que as pessoas tenham se adaptado rapidamente às alterações desenvolvidas. As mutações dos cinco genes citados acima se mantiveram no genoma através da colheita seletiva e do plantio da nova variedade. As pessoas cultivaram as plantas mutadas de propósito e a única razão de o milho ser tão comum é porque os seres humanos o tornaram assim. Os primeiros cultivos de milho primitivo foram plantados no México há 6.250 anos e, como um acréscimo popular à dieta das pessoas daquela área, seu cultivo se espalhou rapidamente. Sítios arqueológicos nos Estados Unidos mostram evidências de cultivos de milho primitivo de até 3.200 anos atrás. Quando os europeus chegaram ao novo mundo, a maioria dos povos nativos cultivava milho primitivo para suplementar sua dieta.

Dependendo da radiação e produtos químicos

Além da domesticação e da seleção artificial, os seres humanos tomaram um outro caminho para modificar os organismos geneticamente. Por cerca de 70 anos, novas linhagens de plantas têm sido criadas por mutações, embora aleatórias, induzidas propositadamente. Em suma, as plantas são expostas à radiação (como raios x, raios gama e nêutrons) e produtos químicos para produzir alelos mutantes, visando a produção de características desejadas. As plantas que comumente recebem tratamento de radiação e produtos químicos incluem:

- **Cultivos de plantas para alimentação:** Frutas, vegetais e grãos são mutados para produzir resistência a doenças e variações no tamanho e sabor, assim como alterar o momento da frutificação. Cerca de dois mil tipos diferentes de plantas são modificadas geneticamente desse modo. Acredite ou não, você come essas variedades o tempo todo. Já comeu alguma vez uma toranja (ou pomelo) vermelha do rio? Se já, você saboreou uma variedade de planta mutada que adquiriu sua cor vermelha intensa de uma mutação induzida por nêutrons.
- **Plantas ornamentais:** Muitas das plantas ornamentais incomuns que você admira são o resultado de mutações induzidas. Rosas, tulipas e crisântemos, todas elas são manipuladas geneticamente para produzir novas cores de flor.

Introduzindo modificações não intencionais

Os seres humanos induzem mutações nas plantas propositadamente, mas nós também causamos constantemente modificações genéticas não intencionais em populações naturais, como em mosquitos e bactérias.

- **Mosquitos:** O uso de pesticida de forma exagerada tornou as populações de mosquitos resistentes ao DDT.
- **Bactérias:** Muitos antibióticos comuns têm se tornado rapidamente sem efeito, porque as bactérias suscetíveis são exterminadas, deixando apenas as cepas resistentes.

Essas alterações nas populações de bactérias e mosquitos se devem às mudanças evolutivas; essencialmente falando, os seres humanos iniciam os cruzamentos seletivos ao alterar o ambiente. Outra modificação não intencional ocorre quando os transgenes escapam das plantações controladas para plantas silvestres — o que eles, provavelmente, fazem com grande frequência e eficiência. As plantas silvestres são, então, geneticamente modificadas. Esses receptáculos novos e não intencionais da biotecnologia não são menos modificados geneticamente do que as plantas cultivadas (veja a seção "Transgenes fugitivos" mais a frente neste capítulo).

Genes Velhos em Lugares Novos

Se a modificação genética é tão presente, qual é o problema com os organismos transgênicos? Afinal, os seres humanos têm praticado essa modificação genética por séculos, certo? Não exatamente. Historicamente, os seres humanos têm modificado os organismos ao controlar os acasalamentos entre os animais e as plantas com compatibilidade genética preexistente.

Os transgênicos são frequentemente dotados de genes de espécies muito diferentes (o gene bacteriano que tem sido inserido no milho para torná-lo resistente ao ataque de insetos comedores de plantas é um bom exemplo). Portanto, os organismos transgênicos acabam contendo genes que nunca poderiam ter migrado de um organismo para outro sem uma ajuda considerável (ou com muita sorte; veja o box "Genes viajantes" para saber mais sobre a ocorrência natural da transferência de genes).

Depois que esses genes "estrangeiros" entram em um organismo, eles não necessariamente ficam na deles. Um dos maiores problemas com as plantas transgênicas, por exemplo, é a transferência sem controle de genes para uma espécie não pretendida. Outro aspecto controverso dos organismos transgênicos tem a ver com a expressão gênica; muitas pessoas se preocupam com a possibilidade dos transgenes serem expressos em produtos agrícolas de modos indesejados ou inesperados, tornando a comida tóxica ou carcinogênica.

Para compreender as promessas e armadilhas dos transgênicos, você primeiro precisa saber como os transgênicos são transferidos e por que. *A tecnologia de DNA recombinante* é o conjunto de métodos usados para todas as aplicações transgênicas. No Capítulo 16, eu trato do processo usado para achar os genes, removê-los de suas localizações originais e inseri-los em novas localizações (como os vetores virais usados na terapia gênica). O conjunto de técnicas usadas para criar especificamente os organismos transgênicos frequentemente recebem o título de *engenharia genética*. A engenharia genética se refere à manipulação direta dos genes para alterar o fenótipo de um modo específico. Assim, a engenharia genética também é usada na terapia gênica para fazer com que genes saudáveis contra-ataquem os efeitos das mutações.

Genes viajantes

O movimento de genes de um organismo para outro, geralmente, ocorre através da mitose ou meiose, os mecanismos normais da herança. Com a *transferência horizontal de genes*, os genes podem migrar de uma espécie para outra sem acasalamento ou divisão celular. As bactérias e vírus realizam essa tarefa com facilidade; eles podem inserir os seus genes nos genomas de seus hospedeiros para alterar as funções dos genes hospedeiros ou prover os hospedeiros com genes novos e, às vezes, indesejados. Esse movimento dos genes não é mera ficção científica ou um evento raro. A aparição de genes resistentes a antibióticos em várias espécies de bactérias se deve às transferências horizontais de genes. A transferência horizontal também ocorre em organismos multicelulares (várias espécies de moscas-da-fruta têm compartilhado seus genes desse modo). Um grupo de pesquisadores demonstrou que a transferência horizontal de genes pode ocorrer até mesmo como resultado da ingestão de DNA. Sim, você leu corretamente. Os cientistas alimentaram camundongos com uma mistura que incluía sequências de DNA não encontradas em lugar algum do genoma do camundongo. Os cientistas encontraram o DNA introduzido experimentalmente circulando na corrente sanguínea dos camundongos, o que sugeria fortemente que a transferência horizontal tinha de fato ocorrido. De fato, o tamanho e complexidade genética do seu próprio genoma pode estar relacionado aos genes adquiridos de bactérias. A possibilidade de genes aparecerem em lugares inesperados é real.

A Polêmica das Plantas Transgênicas

LEMBRE-SE

As plantas são realmente diferentes dos animais, mas não do modo que você pode estar pensando. As células das plantas são *totipotentes*, o que significa que praticamente qualquer célula da planta pode eventualmente vir a gerar todo tipo de tecido dela: raízes, folhas e sementes. Quando as células animais se diferenciam durante o desenvolvimento embrionário, elas perdem sua totipotência para sempre (mas o DNA em cada célula retém o potencial para ser totipotente; veja o Capítulo 20). Para os profissionais da engenharia genética, a totipotência das células das plantas revela as vastas possibilidades da manipulação genética.

Muito da revolução transgênica em plantas se concentrou em transferir genes para plantas a partir de bactérias, outras plantas e até mesmo animais, a fim de alcançar diversos fins, incluindo melhoramento nutricional de certos alimentos, como o arroz. Os esforços mais fortes são dirigidos para alterar as colheitas para que elas resistam ou a herbicidas usados contra plantas rivais indesejadas ou ao ataque de insetos comedores de plantas.

Acompanhando o processo de transgenia em plantas

Em geral, o desenvolvimento de plantas transgênicas para usos comerciais envolve três passos principais:

1. Encontrar (ou alterar) os genes que controlam as características desejadas, como resistência a herbicidas.

2. Inserir o transgene em um veículo de entrega apropriado (um *vetor*).

3. Criar plantas inteiramente transgênicas que passem o novo gene junto com suas sementes.

Localizando com precisão o gene certo

O processo de encontrar e mapear os genes é bem similar de um organismo para outro (veja o Capítulo 16 para saber alguns dos detalhes). Depois que os cientistas identificam o gene que querem transferir, eles precisam alterá-lo para que funcione adequadamente fora do organismo original. Todos os genes precisam ter *sequências promotoras*, os marcos genéticos que identificam o início de um gene a fim de permitir que a transcrição ocorra (para uma noção do que é a transcrição, volte ao Capítulo 9). Quando o assunto é criar uma planta transgênica, a sequência promotora do organismo original pode não ser muito útil na planta hospedeira nova; como resultado, uma nova sequência promotora é necessária para assegurar que o gene seja ativado quando e onde ele for necessário.

Modificando os genes para que morem em seus novos lares

Até hoje, as sequências promotoras que os profissionais da engenharia genética usam em plantas transgênicas são programadas para sempre estarem ligadas. Portanto, os produtos transgênicos aparecem em todos os tipos de tecido e de célula da planta nos quais o transgene é inserido. O promotor universal para todos os fins frequentemente usado para transgenes em plantas vem de um patógeno chamado *vírus mosaico da couve-flor* (CaMV, do inglês, Cauliflower Mosaic Virus). O CaMV parece funcionar bem em praticamente qualquer lugar onde é usado e é um interruptor de ativação confiável para os transgenes com os quais está combinado. Quando se necessita de uma regulação mais precisa, os profissionais de engenharia genética podem usar os promotores que respondem a certas condições do ambiente (veja o Capítulo 11 para saber como certos sinais do ambiente podem controlar os genes).

Além do promotor, os profissionais de engenharia genética também precisam achar um bom gene companheiro — chamado *gene marcador* — para acompanhar o gene. O gene marcador fornece um sinal forte e confiável, indicando que a unidade inteira (marcador e transgene) está em posição e funcionando. Os marcadores comuns incluem os genes que expressam resistência a antibióticos. Com esses tipos de marcadores, os geneticistas cultivam células de plantas transgênicas em um meio que contenha o antibiótico. Apenas as plantas que têm resistência (fornecida pelo gene marcador) sobrevivem, fornecendo um modo rápido e fácil de dizer quais células têm o transgene (vivas) e quais não (mortas).

Inserindo os novos genes na planta

Para se colocar novos genes em plantas, os geneticistas podem:

- **Usar um sistema de vetores a partir de uma bactéria comum do solo chamada agrobactéria.** *A agrobactéria* é um patógeno de plantas, que faz com que se formem *galhas* — protuberâncias grandes, feias e com aspecto de tumores — nas plantas infectadas. Na Figura 19-1, você pode ver com o que se parece uma galha. A formação de galhas resulta da integração de genes bacterianos diretamente nos cromossomos da planta infectada. As bactérias entram na planta a partir de um ferimento, como uma quebra no caule, que permite às bactérias passarem pela barreira de madeira que protege a planta de patógenos (assim como a sua pele protege você). As células bacterianas entram nas células da planta (os cientistas não estão seguros de como exatamente elas fazem isso) e, uma vez lá dentro, o DNA dos *plasmídeos* das bactérias — DNAs circulares que estão separados do cromossomo bacteriano — se integram ao DNA da planta hospedeira. O DNA bacteriano se insere de forma mais ou menos aleatória e, então, sequestra a célula da planta para permitir sua replicação.

  Assim como os geneticistas usando os vetores virais para a terapia gênica (veja o Capítulo 16), os profissionais da engenharia genética removem todos os genes formadores de galha dos plasmídeos da *agrobactéria* e os substituem por transgenes. As células da planta hospedeira são cultivadas em laboratório e infectadas com a *agrobactéria.* Uma vez que essas células são totipotentes, elas podem ser usadas para fazer crescer uma planta nova inteira — raízes, folhas e todo o resto —, e cada célula contém o transgene. Quando a planta formar sementes, estes também conterão o transgene, assegurando que o transgene seja passado à prole.

- **Alvejar as plantas com uma arma gênica para que, assim, as partículas microscópicas de ouro e outros metais carreguem a unidade transgênica para o núcleo da planta pela força bruta.** As armas gênicas são um pouco menos seguras do que a *agrobactéria* enquanto método para se inserir os transgenes nas células das plantas. Contudo, algumas plantas são resistentes à *agrobactéria*, tornando, por isso mesmo, a arma gênica uma alternativa viável. Com as armas gênicas, a ideia é recobrir projéteis microscópicos com muitas cópias de um transgene e, pela força bruta (fornecida pelo ar comprimido), empurrá-los diretamente para o núcleo celular. Por acaso, alguns dos transgenes são inseridos nos cromossomos da planta.

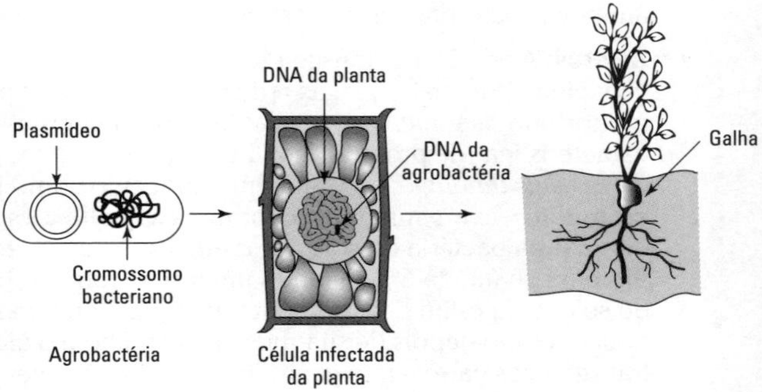

Figura 19-1: *A agrobactéria* insere os seus genes nas células da planta para causar a formação de galhas.

Explorando as aplicações comerciais

As plantas transgênicas causaram um grande impacto no mundo da agricultura. Até agora, as principais aplicações dessa tecnologia se dirigiram a duas ameaças principais às colheitas:

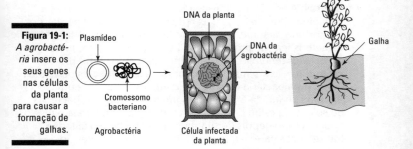

- **Ervas daninhas:** A adição de genes resistentes a herbicidas tornam as plantas cultivadas imunes aos efeitos de produtos químicos assassinos de ervas daninhas, permitindo aos fazendeiros espalhar os herbicidas sobre toda a extensão de seus campos sem se preocupar em matar seus cultivos. As ervas daninhas competem com as plantas cultivadas por água e nutrientes, reduzindo a produção consideravelmente. Soja, algodão e canola (uma semente que produz óleo de cozinha) são apenas algumas das plantas cultivadas que foram geneticamente alteradas para tolerar certos herbicidas.

  Algumas companhias diferentes de produtos químicos entraram no mercado de plantas transgênicas com a ideia de produzir plantas cultivadas que não fossem suscetíveis aos herbicidas que a companhia faz. As companhias então anunciam suas plantas cultivadas com seus produtos químicos.

- **Insetos:** A adição de transgenes que conferem às plantas a capacidade de matar pragas reduz efetivamente as perdas por insetos que se alimentam de plantas. Os geneticistas fornecem características de proteção contra pragas usando os genes do *Bacillus thuringiensis* (também conhecido como Bt). Os produtores de orgânicos descobriram as qualidades pesticidas do Bt, uma bactéria do solo, anos atrás. O Bt produz uma proteína chamada *Cry*. Quando um inseto come as bactérias do solo, a digestão do *Cry* libera uma toxina que mata o inseto pouco tempo depois de sua refeição. O milho e o algodão transgênicos carregam o gene *Cry* do Bt; há uma versão de batata também, mas seu cultivo foi interrompido porque os restaurantes fast-food e os produtores de batatas chips se recusaram a comprar as batatas transgênicas.

Considerando os argumentos contrários

Poucas questões em genética causaram tanta histeria quanto a transgenia de plantas cultivadas. Os esforços europeus nos últimos 10 anos no sentido de implementar o uso de transgênicos têm sido controversos. Apesar disso, em 2007, 23 países já tinham aprovado plantas transgênicas para o cultivo dentro de suas fronteiras. Os relatórios indicam que em alguns países do terceiro mundo, as sementes transgênicas são fortemente comercializadas no mercado negro também. A oposição às plantas transgênicas geralmente recaem em quatro categorias básicas, das quais eu trato nesta seção.

Problemas de segurança alimentar

Normalmente, a expressão gênica é altamente regulada e tecido-específica, o que significa que as proteínas produzidas nas folhas das plantas, por exemplo, não necessariamente aparecem nas frutas. Por causa do modo pelo qual os transgenes são inseridos, contudo, sua expressão não está sob um controle firme (porque os genes estão sempre ativos; veja "Acompanhando o processo de transgenia em plantas" anteriormente neste capítulo). Os oponentes aos transgênicos estão preocupados de que as proteínas produzidas pelos transgenes possam se mostrar tóxicas, tornando os alimentos produzidos por essas plantas inseguros para o consumo. Os pesquisadores geralmente avaliam os efeitos dos produtos químicos e drogas ao dar aos animais (geralmente ratos e camundongos) doses com quantidades crescentes do produto químico até eles observarem os efeitos. Os produtos alimentícios são mais complicados de serem testados, contudo, porque os animais de teste recebem não apenas a proteína produzida pelo transgene, mas também a comida, fazendo com que seja difícil separar os efeitos de um ingrediente do outro. Ao invés de seguir o caminho da megadose com o teste em animais, as avaliações de segurança das plantas transgênicas dependem de um conceito chamado equivalência substancial.

A *equivalência substancial* é uma comparação detalhada dos produtos de plantas transgênicas com seus equivalentes não transgênicos. Essa comparação envolve as análises química e nutricional, incluindo os testes para substâncias tóxicas. Se o produto transgênico tiver alguma diferença detectável, essa característica receberá maiores avaliações. Assim, a equivalência substancial está baseada nos pressupostos de que qualquer ingrediente ou componente do produto não transgênico já é considerado seguro e que apenas novas diferenças encontradas na versão transgênica são dignas de investigação. Por exemplo, no caso das batatas transgênicas, crê-se que as batatas sem modificações sejam seguras, assim apenas Bt é considerada para maiores testes. Apesar da testagem de comparação, os pesquisadores têm tido dificuldades em documentar todos os efeitos colaterais indesejados dos alimentos produzidos com plantas transgênicas. Milhões de pessoas todos os anos consomem alimentos produzidos com essas plantas e nenhum efeito maléfico foi documentado até o presente.

O relatório de uma pesquisa, publicado em 1999, documentou a natureza possivelmente perigosa dos alimentos transgênicos. Em resumo, o estudo relatou a evidência de que o sistema imunológico e os órgãos dos ratos foram danificados ao consumir batatas transgênicas. A partir dessa publicação, o estudo gerou muitas controvérsias, em parte porque um dos autores do estudo anunciou suas descobertas antes de o artigo ser aceito para publicação em qualquer revista científica. Isso pode não soar grande coisa, mas significa que especialistas na área não tinham avaliado o trabalho antes de ele se tornar público. A avaliação de resultados de pesquisa como parte do processo de publicação é chamada *revisão pelos pares*. A revisão pelos pares visa impedir que descobertas errôneas ou fraudulentas sejam relatadas como fatos. No caso da algazarra da batata transgênica, o autor linguarudo foi severamente castigado pela comunidade científica por anunciar seus resultados como válidos quando a única avaliação, até então, feita era a dele próprio. A obra foi eventualmente publicada, mas suas conclusões não foram fáceis de se replicar, sugerindo que o resultado pode não ser válido.

Transgenes fugitivos

A fuga de transgenes para outros hospedeiros é um medo largamente relatado pelos oponentes aos transgênicos. A canola, um exemplo de planta de semente oleosa, fornece um bom exemplo de quão rapidamente os transgenes podem perambular por aí. A canola resistente a herbicidas foi anunciada no Canadá por volta de 1996. Em 1998, as plantas de canola silvestre em campos onde jamais se plantaram plantas transgênicas já tinham não apenas um, mas *dois* transgenes para resistência a herbicidas. Essa descoberta foi uma grande surpresa, porque nenhuma canola transgênica comercialmente disponível vinha com ambos os transgenes. É provável que os transgênicos acidentais adquiriram seus novos genes através da polinização.

Em 2002, diversas companhias nos Estados Unidos falharam em se adequar às precauções definidas por lei para impedir a fuga de transgenes do milho através da polinização ou da germinação acidental de sementes transgênicas descuidadas. Esses lapsos resultaram em multas — e a liberação não intencional de transgenes em lavouras convencionais.

A fuga real dos transgenes ainda não é largamente documentada, mas sua contenção é virtualmente impossível. *A introgressão*, a transferência de transgenes de uma planta para outra, tem o potencial de ocorrer com relativa frequência. Canola, girassol, trigo, beterraba, alfafa e sorgo compartilham rapidamente os genes com plantas aparentadas. A maior parte dessas plantas são polinizadas pelo vento, o que significa que as plantas maduras espalham seus genes facilmente sobre regiões muito amplas toda vez que a brisa sopra. Por exemplo, uma grama transgênica usada em campos de golfe passou seu transgene para resistência a herbicidas a um parente silvestre que estava a incríveis 19 quilômetros de distância!

Os movimentos de transgenes para resistência a pestes e herbicidas podem enfraquecer frente à mais nova onda de plantas transgênicas: as farmacêuticas. O objetivo desse movimento é usar as plantas para produzir proteínas que, anteriormente, eram difíceis ou monetariamente proibitivas de serem geradas. As drogas para o tratamento de doenças, as vacinas comestíveis e os produtos químicos industriais são apenas algumas poucas possibilidades. Durante a redação deste livro, tentativas práticas reais para algumas dessas plantas transgênicas já estavam em curso.

As consequências da fuga de transgenes de cultivos desse tipo poderiam ser extremas — e, francamente, as falhas em contenção de outras plantas transgênicas não oferecem uma boa perspectiva de futuras tentativas de contenção. E, diferentemente do Bt e dos transgênicos resistentes a herbicidas, os compostos produzidos pelas plantas farmacêuticas são verdadeiramente ativos biologicamente nos seres humanos, tornando-os verdadeiramente perigosos à saúde humana.

Desenvolvendo resistência

O terceiro ponto principal da oposição aos transgênicos — o desenvolvimento de resistência aos efeitos dos transgenes — está conectado ao movimento disseminado dos transgenes. O objetivo do desenvolvimento da maioria dessas plantas transgênicas é tornar o controle de ervas daninhas e de pragas de insetos mais fácil. Além disso, as plantas transgênicas (particularmente o algodão) têm o potencial para a redução significativa do uso de produtos químicos, o que é um grande ganho ambiental. Contudo, quando as ervas daninhas ou insetos adquirem resistência aos efeitos dos transgenes, os produtos químicos que os transgênicos deveriam substituir se tornam obsoletos.

O desenvolvimento de uma resistência total depende da seleção artificial fornecida pelo herbicida ou pela própria planta. A resistência se desenvolve e se espalha quando os insetos que são suscetíveis ao transgene pesticida sendo usado são todos mortos. Os únicos insetos que sobrevivem e se reproduzem são, sim, você adivinhou, capazes de tolerar o transgene pesticida. Os insetos produzem centenas de milhares de proles, assim, não demora muito para que populações suscetíveis sejam substituídas pelas resistentes. Para enfrentar a ameaça do desenvolvimento de resistência, os usuários de plantas transgênicas advogam a favor de refúgios não transgênicos — lugares onde plantas não transgênicas são cultivadas para alimentar populações de insetos suscetíveis. A ideia é que a herança da resistência ao transgene seja diluída pelos genes dos insetos suscetíveis. Até agora, a implementação de refúgios tem tido sucesso limitado; provavelmente, os refúgios podem apenas desacelerar a propagação da resistência, mas não impedi-la como um todo.

Danificando alvos não intencionais

O argumento contra as plantas transgênicas é que organismos não alvos podem sofrer efeitos negativos. Por exemplo, quando o milho Bt foi introduzido (veja "Explorando as aplicações comerciais"), surgiu a controvérsia em torno da toxicidade do milho a insetos benéficos (ou seja, os insetos que comem outros insetos) e seres vivos desejáveis como as borboletas. De fato, o Bt é tóxico a alguns desses insetos, mas não está claro quanto dano essas populações naturais sofrem das plantas Bt. A maior ameaça à borboleta monarca migratória é provavelmente a destruição do habitat em seus locais de hibernação no México, e não o milho Bt.

Avaliando os resultados

LEMBRE-SE

As plantas transgênicas parecem ajudar a reduzir a quantidade de pesticidas usada, mas apenas a uma margem pequena (entre um e três por cento). Desde o desenvolvimento das plantas transgênicas, o uso de herbicida tem, na verdade, aumentado, presumivelmente porque os produtos químicos podem ser livremente espalhados sobre as plantas resistentes a herbicidas. Contudo, o impacto das plantas resistentes a herbicidas no *plantio direto*, um método de cultivo que reduz significativamente a erosão e a perda do solo, é positivo; mais fazendeiros se voltaram para o plantio direto conforme eles foram adotando os cultivos transgênicos. Mas, se as ervas daninhas adquirirem os transgenes, essa melhoria será prontamente revertida. De fato, as plantas transgênicas não parecem ter aumentado em muito seu rendimento. Apesar das vantagens relativamente escassas e da oposição extremamente forte (especialmente na Europa), os defensores das plantas transgênicas continuam otimistas e esperançosos de uma revolução agrícola.

Visitando um Zoológico Transgênico

Os organismos transgênicos estão em toda parte. Animais, insetos e bactérias, todos eles entraram na brincadeira. Nesta seção, você vai fazer um passeio em um zoológico transgênico.

Animais transgênicos

Os camundongos foram os organismos escolhidos para o desenvolvimento de métodos transgênicos. Os cientistas descobriram que os genes poderiam ser inseridos no genoma de um camundongo durante o processo de fertilização. Quando o espermatozoide entra em um óvulo, há um breve período antes dos dois conjuntos de DNA (materno e paterno) se reunirem para se tornar um. Os dois conjuntos de DNA que existem durante esse intervalo são chamados *pronúcleo*. Os geneticistas descobriram que ao se injetar muitas cópias do transgene (com seu promotor e às vezes marcador também; veja a seção anterior “Modificando os genes para que morem em seus novos lares”) diretamente no pronúcleo paterno (veja a Figura 19-2), o transgene era, às vezes, integrado aos cromossomos do embrião. (Pode-se injetar transgenes nos óvulos depois que os pronúcleos se fundem, mas a aceitação do transgene é um tanto menos eficiente.)

Nem tods as células embrionárias, contudo, contêm o transgene, porque a aceitação do transgene ocorre durante a divisão celular; às vezes, diversas rodadas de divisão ocorrem antes de o transgene ser recolhido. As células que de fato têm o transgene frequentemente têm múltiplas cópias (estranhamente, elas terminam juntas em uma disposição sequencial), e os transgenes são inseridos nos cromossomos do camundongo aleatoriamente. O camundongo parcialmente transgênico resultante desse processo é chamado *quimera* ou *mosaico*. O mosaicismo é a expressão dos genes em algumas, mas não em todas as células de um indivíduo, tornando a expressão gênica um tanto irregular. Para se obter um animal completamente transgênico, acasalam-se muitas quimeras na esperança de que uma prole transgênica homozigota seja produzida de um ou mais acasalamentos. Depois que os pesquisadores obtêm os homozigotos, eles isolam a linhagem do transgene para que, assim, nenhum heterozigoto seja formado ao se acasalar animais transgênicos com aqueles não transgênicos.

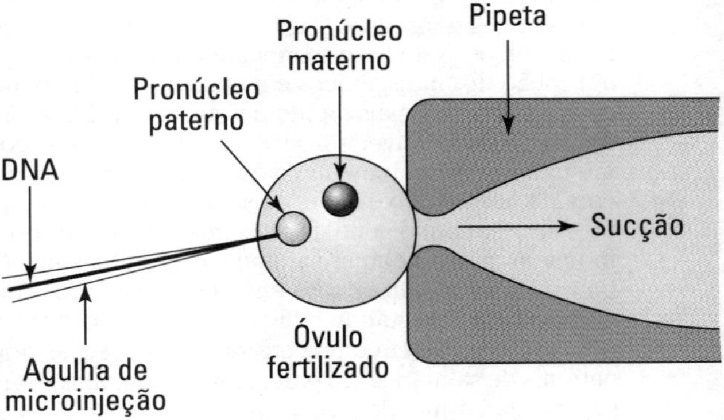

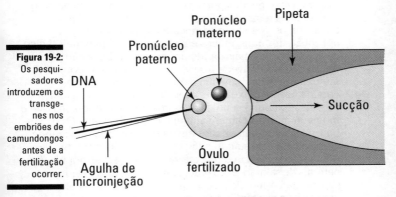

Figura 19-2: Os pesquisadores introduzem os transgenes nos embriões de camundongos antes de a fertilização ocorrer.

Uma das primeiras aplicações do método de transgenia altamente bem-sucedida em camundongos usou genes que codificavam hormônios de crescimento. Os genes de hormônios de crescimento de ratos, seres humanos e bovinos produziram camundongos muito maiores do que o normal. O resultado encorajou a ideia de que os genes de hormônios de crescimento inseridos em animais para corte, como os que vêm a seguir, permitiria a produção de animais maiores e com menor taxa de gordura:

- **Porcos e vacas:** Os porcos transgênicos não se saíram muito bem; nos estudos, eles cresceram mais rápido do que suas contrapartes não transgênicas, mas apenas quando eram alimentados com grandes quantidades de proteínas. E as porcas transgênicas acabaram sendo estéreis. Todos os porcos apresentaram fraqueza muscular e muitos deles desenvolveram artrite e úlceras. As vacas não se saíram muito melhor. Até agora, nenhuma vaca ou porco transgênicos comercialmente viáveis e projetados para crescimento foram produzidos e, desde 2009, as autoridades dos EUA ainda não concederam o sinal verde para que esses animais façam parte do suprimento de comida.

- **Peixes:** Diferente dos porcos e vacas, os peixes têm nadado bem com os transgenes (veja o box "Animais de estimação transgênicos: Nem tudo é brincadeira" para saber uma aplicação dos transgênicos em peixes). O salmão transgênico cresce seis vezes mais rápido do que seus primos não transgênicos e convertem seus alimentos e massa corporal muito mais eficientemente, o que significa que menos comida faz um peixe maior. O salmão do Atlântico já foi modificado com o gene de crescimento melhorado, mas até o momento não foi comercialmente disponibilizado. Os peixes transgênicos seriam criados em tanques situados em grandes corpos d'água, tornando a fuga de transgênicos em direção à população selvagem uma certeza. Além disso, as populações naturais de salmão estão gravemente esgotadas devido ao superextrativismo. Peixes de cativeiro tendem a ser altamente agressivos e são temidos por competir com seus parentes selvagens. Por isso, um salmão criado em cativeiro representa uma ameaça às populações naturais tanto da sua quanto das outras espécies de peixes. Aqui, também, as autoridades dos EUA ainda não deram o sinal verde, e o salmão transgênico ainda não está aprovado para consumo humano.

Os primatas também têm sido visados para transgenia como um modo de se estudar os distúrbios humanos, incluindo o envelhecimento, as doenças neurológicas e os distúrbios autoimunes. O primeiro macaco transgênico nasceu em 2000. Esse macaco rhesus foi dotado de um simples gene marcador porque o objetivo do estudo era simplesmente determinar se a transgenia em macacos era possível. O gene marcador usado foi aquele que produz a fluorescência verde em águas-vivas. Esse gene foi inserido com sucesso em plantas, sapos e camundongos, mas estes organismos receptores raramente brilhavam na cor verde. O macaco receptor não foi exceção. Seus cromossomos trazem o gene, mas não se produz a proteína fluorescente funcional — ainda. Macacos gêmeos produzidos no mesmo projeto morreram antes do parto, mas ambos tinha as unhas das mãos e os folículos capilares fluorescentes. Uma vez que alguns animais transgênicos demonstram um início tardio da função do gene, o macaco sobrevivente ainda pode brilhar. Mesmo com esse sucesso modesto, os ciclos reprodutivos dos macacos não são fáceis de se manipular, assim, o avanço com os primatas transgênicos é lento.

Animais de estimação transgênicos: Nem tudo é brincadeira

Já teve algum daqueles pôsteres legais que brilham sob luz negra? Bem, ponha aquela luz negra sobre o aquário — há um novo peixe na cidade. Derivado originalmente a partir do peixe-zebra, um nativo minúsculo de listras pretas e brancas do rio Ganges, na Índia, essa versões brilhantes trazem um gene que os torna fluorescentes. As pequenas maravilhas vermelhas que brilham no escuro (um relatório os chamou de "Frankenpeixe") são os primeiros animais de estimação transgênicos disponíveis comercialmente.

Os peixes-zebra são os veteranos de laboratório testados e comprovados — eles têm até sua própria revista científica! Os biólogos do desenvolvimento amam os peixes-zebra, porque seus óvulos transparentes tornam simples observar o desenvolvimento. Os geneticistas usam os peixes-zebra para estudar as funções de todos os tipos de genes, muitos dos quais têm contrapartes diretas em outros organismos, incluindo os seres humanos. E os profissionais de engenharia genética também se aproveitaram desses peixes de fácil manutenção; cientistas em Singapura viram o potencial para se usar os peixes-zebra como pequenos indicadores de poluição. Os geneticistas de Singapura usam um gene de água-viva para fazer com que os peixes-zebra brilhem no escuro. A ação do gene fluorescente é programada para responder a estímulos no ambiente (como hormônios, toxinas ou temperatura; veja o Capítulo 11 para saber como os estímulos ambientais ativam os seus genes). Os peixes-zebra transgênicos fornecem, então, um sinal rápido e fácil de se ler: se eles brilharem, há um poluente presente.

Claro, peixes brilhantes são tão únicos que alguma alma empreendedora não poderia deixar os cientistas de laboratório ficarem com toda a diversão. Por isso, esses peixes-zebra repaginados chegaram aos pet shops. Muitos cientistas, contudo, não conseguem ver a graça de se disponibilizar peixes transgênicos ao público. O estado da Califórnia baniu terminantemente a sua venda e pelo menos uma grande rede de comércio de animais de estimação se recusa a vendê-los. A principal objeção até agora parece ser ética — os oponentes são contra o uso de engenharia genética para "propósitos triviais" (veja o Capítulo 21 para saber mais detalhes sobre ética e genética). Uma agência de administração de alimentos e medicamentos (FDA, em inglês, Food and Drug Administration) dos EUA, contudo, considerou os peixes-zebra brilhantes seguros (eles não são tóxicos e não, você não vai brilhar se comer um).

(continua)

(continuação)

Um argumento mais sério e biologicamente mais relevante contra os exóticos peixes brilhantes pode ser a ameaça de espécies invasoras. As espécies invasoras apresentam todos os tipos de problemas desagradáveis para o ambiente. Por exemplo, a razão pela qual você não desfruta mais de castanhas cultivadas nos Estados Unidos é porque uma doença de uma planta introduzida literalmente exterminou cada uma das árvores. Insetos, plantas e animais introduzidos representam uma ameaça enorme e cara à agricultura do mundo todo. Peixes-zebra comuns já vivem nas águas mornas da Flórida, junto com um número estonteante de outros peixes não nativos que, coletivamente, ameaçam destruir a comunidade de peixes nativos por inteira. A propósito, peixes brilhantes podem ser apenas o início. Os relatórios sugerem que gramas que brilham no escuro e gramas de cores incomuns estão a caminho. E cores brilhantes extraordinárias são apenas uma das possibilidades. Uma companhia anunciou planos de criar gatos hipoalergênicos (mas não prenda o fôlego ainda; os animais não respondem muito bem à inserção aleatória de genes em seus cromossomos, assim, a produção de gatinhos que não causam espirros ainda é um sonho distante)!

Brincando com insetos transgênicos

Parece-se vislumbrar uma vasta variedade de usos para insetos transgênicos. A malária e outras doenças transmitidas por mosquitos são um grande problema de saúde mundo afora, mas o uso de pesticidas para se combater as populações de mosquitos é problemático porque as populações resistentes substituem as suscetíveis. E, de fato, o problema não é realmente os mosquitos em si (apesar do que você possa pensar quando eles zumbem no seu ouvido ou o mordem). O problema são os parasitas e vírus que os mosquitos carregam e transmitem através de suas picadas. Em resposta a esse problema, os pesquisadores estão desenvolvendo mosquitos transgênicos incapazes de carregar parasitas e vírus, tornando suas mordidas incômodas, mas inofensivas. Infelizmente, não está claro como ou se os mosquitos transgênicos poderiam substituir as populações de insetos que carregam doenças.

Outras tentativas de controle biológico de insetos terminaram em sucesso limitado. Elas geralmente envolvem a liberação de milhões de insetos estéreis que atraem a atenção dos férteis. Os acasalamentos resultam em óvulos inférteis, reduzindo a reprodução da população do inseto-alvo. O lado ruim dessa abordagem ambientalmente amigável de controle de pragas é que a esterilidade é induzida usando-se radiação, e os insetos irradiados carecem do vigor necessário para se reproduzirem intensamente. A infertilidade genética pode solucionar o problema. O processo geral é o mesmo, mas os insetos transgenicamente inférteis ainda têm a energia necessária para muitos acasalamentos, resultando em uma estratégia de controle de pragas mais efetiva. Essa é uma ideia especialmente atraente quando usada para se combater as espécies invasoras que podem dizimar plantações com resultados economicamente devastadores.

LEMBRE-SE

O caso todo da resistência transgênica a pesticidas pode ser usado para melhorar o controle natural de populações de pragas ao se usar insetos que sobrevivem comendo outros insetos. A ideia é criar insetos benéficos que tragam o transgene que confere a resistência a pesticidas. Os fazendeiros podem, então, pulverizar os pesticidas para matar os insetos suscetíveis e liberar os insetos benéficos predadores para fazerem o resto. Tal estratégia pode reduzir o uso de pesticidas dramaticamente e eliminar a necessidade de plantas transgênicas resistentes a insetos.

Outro projeto de inseto transgênico que está sendo elaborado usa bichos-da-seda que estão equipados com um gene usado para produzir a proteína da pele humana. A intenção é produzir a proteína em massa para uso em enxertos de pele humana, necessários depois de queimaduras e para ajudar na cicatrização de feridas.

Trabalhando com bactérias transgênicas

As bactérias são extremamente receptivas à transgenia. Diferentemente de outros organismos transgênicos, os genes podem ser inseridos em bactérias com grande precisão, tornando a expressão muito mais fácil de se controlar. Como resultado, muitos produtos podem ser gerados usando-se bactérias, as quais podem ser cultivadas sob condições altamente controladas, eliminando essencialmente o perigo de o transgene escapar. (As técnicas usadas para inserir os genes nos cromossomos das bactérias são idênticas àquelas usadas na terapia gênica, a qual eu descrevo no Capítulo 16.)

Muitas drogas importantes são produzidas por bactérias recombinantes, como a insulina para o tratamento de diabetes, fatores de coagulação para o tratamento de hemofilia e hormônios de crescimento humano para o tratamento de algumas formas de nanismo. Esses tipos de avanços médicos podem ter benefícios colaterais importantes também:

- As bactérias transgênicas podem produzir volumes muito maiores de proteínas que os métodos tradicionais.
- As bactérias transgênicas são mais seguras que os substitutos animais, como a insulina suína, a qual é levemente diferente da versão humana e, portanto, pode causar reações alérgicas.
- As bactérias transgênicas são muito menos polêmicas que outros organismos e por isso são bem recebidas para a produção de medicamentos.

As bactérias transgênicas também são usadas para aplicações na pecuária. *A somatotropina bovina*, mais conhecida como hormônio de crescimento bovino, aumenta a produção de leite em vacas. As bactérias transgênicas são usadas para produzir grandes quantidades do hormônio (chamados rbGH, do inglês, recombinant bovine growth hormone; em português, literalmente, hormônio de crescimento bovino recombinante) que é injetado em vacas leiteiras para aumentar a produção de leite. Apesar dos protestos contrários, os estudos mostram que o rbGH não é ativo nos seres humanos, o que significa que os seres humanos não respondem ao hormônio de crescimento bovino mesmo quando ele é injetado em seus corpos. Ademais, o leite produzido por vacas que foram injetadas com rbGH é quimicamente indistinguível do leite produzido por vacas que foram injetadas com o hormônio de fato. A vantagem do rbGH é que ele permite que menos vacas produzam mais leite — uma coisa boa, porque os laticínios representam uma fonte significativa de poluição fecal em rios e cursos d'água, e menos vacas significa menos poluição. O lado ruim é que as vacas tratadas com rbGH são mais vulneráveis a infecções, necessitando de tratamento com antibióticos e, por isso, aumentando o risco de que se desenvolvam bactérias resistentes aos antibióticos.

Avanços recentes na biotecnologia podem produzir outros ganhos na proteção ao meio ambiente. Por exemplo, há um trabalho em andamento a fim de aproveitar a produção de plásticos biodegradáveis usando-se produtos químicos produzidos por bactérias chamados *polihidroxialcanoatos* (PHAs). Os PHAs são moléculas usadas como gorduras para armazenar energia. Elas também são muito similares aos plásticos feitos a partir do petróleo que você vê o tempo todo. Os pesquisadores pegaram os genes que fazem o PHA e o inseriram em *E. coli* para produzir PHA suficiente para a indústria. E é provável que os PHAs consigam seu espaço no mercado como uma alternativa viável aos plásticos tradicionais.

Capítulo 20

Clonagem: Você É Único

Neste Capítulo

- Definindo a clonagem
- Compreendendo como a clonagem funciona
- Conhecendo algumas anormalidades comuns em clones
- Listando os argumentos a favor e contra a clonagem

Parece ficção científica: colha a sua informação genética, implante essa informação em um óvulo e, depois de nove meses, dê as boas-vindas a um novo bebê no mundo. Um novo bebê com uma diferença: é um clone.

Dependendo do seu ponto de vista, a clonagem de organismos pode parecer um pesadelo ou um sonho que se torna realidade. Qualquer que seja a sua opinião, a clonagem não é, sem sombra de dúvida, ficção científica; decisões sobre clonagem experimental estão sendo tomadas agora, todos os dias. Este capítulo trata da clonagem: o que é, como é feita e qual é o seu impacto a partir de um ponto de vista biológico. Você passa a conhecer os problemas inerentes aos clones, junto com os argumentos a favor e contra a clonagem (não apenas da clonagem humana — de animais e plantas também). Prepare-se para uma história interessante e, lembre-se, não é ficção.

Enviem os Clones

LEMBRE-SE

Um *clone* é simplesmente uma cópia idêntica. Quando os geneticistas falam sobre clonagem, eles estão, mais frequentemente, falando sobre copiar alguma parte do DNA (geralmente um gene). Os geneticistas clonam DNA em laboratório todos os dias — a tecnologia é simples, rotineira e sem precedentes. A clonagem de genes é uma parte vital

- Do sequenciamento de DNA (veja o Capítulo 8)
- Do estudo das funções dos genes (veja o Capítulo 11)
- Da criação de organismos recombinantes (veja o Capítulo 16)
- Do desenvolvimento da terapia gênica (veja o Capítulo 16)

Outro significado da palavra *clonagem* é fazer uma cópia de um organismo inteiro como estratégia reprodutiva. Quando se refere a um organismo inteiro em oposição ao DNA, um clone é um organismo criado via reprodução assexuada, o que significa que a prole é produzida sem que os pais façam sexo antes. A clonagem ocorre naturalmente o tempo todo em bactérias, plantas, insetos, peixes e lagartos. Por exemplo, um tipo de reprodução assexuada é a *partenogênese*, que ocorre quando uma fêmea produz óvulos que se desenvolvem em prole sem terem sido fertilizados por um macho (para algumas de vocês, leitoras, tenho certeza de que isso parece muito tentador). Então, se a reprodução por clonagem é um processo natural e biologicamente normal, qual é o grande problema em clonar organismos usando tecnologia?

Clonando Animais: Sem Comparação

A clonagem de animais foi primeira página das manchetes em 1997 com o nascimento de Dolly, uma simpática ovelha da raça Finn Dorset. Batizada em homenagem à cantora country de seios fartos Dolly Parton, Dolly, a ovelha, era um clone de uma das células do úbere de sua mãe (se você não cresceu em uma fazenda, os *úberes* são as partes do animal que produzem leite — em outras palavras, as mamas; daí o nome do clone favorito de todos). Eu uso o termo "mãe" de um modo um tanto livre quando se trata de Dolly; as células vieram de um animal, o óvulo derivou de um segundo animal e, ainda, uma terceira fêmea foi a barriga de aluguel.

O nome de Dolly tinha por objetivo ser uma piada, mas o fato de que um animal fora clonado tornou o assunto um tanto sério. Imagens de um futuro repleto de seres humanos produzidos em massa começavam a habitar a mente de muitos. Os clones não são indivíduos únicos e, em casos como o de Dolly, eles são produzidos através de tecnologia. Portanto, os defensores dos direitos humanos e os líderes religiosos, frequentemente, se colocam contra a clonagem baseados na moral e ética (veja "Argumento contra a clonagem" mais à frente neste capítulo).

Apesar de sua aparência comum, Dolly era única no sentido de que nenhum outro mamífero havia sido reproduzido com sucesso através de clonagem com uso de uma célula somática (do corpo); veja a seção "Descobrindo o porquê de Dolly ser realmente algo para se balir" mais adiante neste capítulo. Mas Dolly não foi o primeiro organismo a ser clonado.

A clonagem antes de Dolly: Trabalhando com células sexuais

A clonagem experimental começou nos anos 1950. Em 1952, pesquisadores transplantaram o núcleo de um embrião de sapo para um óvulo de sapo. Este experimento e os experimentos subsequentes não visavam clonar sapos, mas descobrir os fundamentos das *células totipotentes*. As células totipotentes são capazes de se tornar qualquer tipo de célula e são a base de todos os organismos multicelulares. A totipotência está no âmago da genética do desenvolvimento.

Para a maioria dos organismos, depois que um óvulo é fertilizado, o zigoto começa a se desenvolver por divisão celular, que eu explico no Capítulo 2. A divisão segue para 2, 4, 8 e 16 células. Depois que o zigoto chega ao estágio de 16 células, as células assumem uma disposição de bola oca, chamada *blastocisto*. A Figura 20-1 mostra os estágios do desenvolvimento a partir de 2 células até o blastocisto.

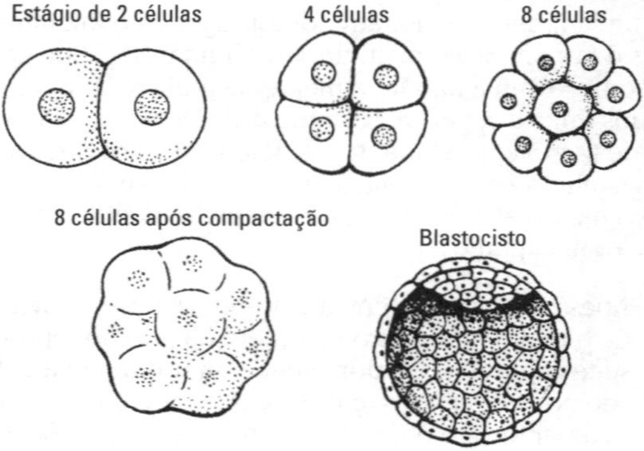

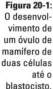

Figura 20-1: O desenvolvimento de um óvulo de mamífero de duas células até o blastocisto.

O desenvolvimento do zigoto em mamíferos é único, porque as células não se dividem todas ao mesmo tempo ou na mesma ordem. Em vez de passarem perfeitamente de dois para quatro, de quatro para oito, as células frequentemente ficam em números ímpares. Os zigotos de mamíferos têm um estágio singular no seu desenvolvimento, chamado *compactação*, quando as células que eram pequenas bolas individualizadas se fundem em uma unidade única e multicelular (volte à Figura 20-1). A compactação ocorre depois da terceira rodada de divisão celular. Depois da compactação, as células se dividem novamente (até, aproximadamente, 16), a massa celular interna se forma (isso vai se tornar o feto) e o fluido se acumula no centro da bola de células para formar o blastocisto.

Depois de mais algumas divisões, as células se reorganizam em uma bola de três camadas, chamada *gástrula*. A camada mais interna da gástrula é a *endoderme* (literalmente, "a pele interna"), a do meio é a *mesoderme* ("pele do meio") e a mais externa, a *ectoderme* ("pele externa"). Cada camada é composta de uma porção de células, e, a partir do estágio da gástrula, o tipo de célula que elas se tornam depende de em qual camada elas surgiram. Em outras palavras, as células não são mais totipotentes: elas têm funções específicas.

Então, por que a totipotência é importante? A planta do corpo inteiro de um organismo está codificada no seu DNA. Praticamente cada célula recebe uma cópia da planta do corpo inteiro (no núcleo celular; veja o Capítulo 6 para saber mais sobre o DNA e as células). Apesar de terem acesso ao genoma inteiro, as células oculares produzem apenas células oculares, e não células sanguíneas ou musculares. Todas as células surgem de células totipotentes, mas acabam *unipotentes* — capazes de produzir apenas células iguais a si mesmas. As células totipotentes detêm a chave da expressão gênica e do que ativa e desativa os genes (disso eu trato em detalhes no Capítulo 11). A compreensão do que controla a totipotência também tem implicações na cura de doenças como o câncer (veja o Capítulo 14), no tratamento de lesões na medula espinhal usando-se células-tronco totipotentes e na cura de distúrbios hereditários (veja o Capítulo 15).

Descobrindo o porquê de Dolly ser realmente algo para se balir

O avanço científico que Dolly, a ovelha, representa não é a clonagem. O avanço real é que Dolly começou como um núcleo de uma célula unipotente. Por muitos anos, os cientistas não conseguiam ter certeza de que a perda de totipotência não envolvia alguma alteração no âmbito genético. Em outras palavras, os pesquisadores se perguntavam se o próprio DNA não era alterado durante o processo que transforma uma célula totipotente em unipotente. Dolly demonstrou convincentemente que o DNA nuclear é DNA nuclear independentemente de qual tipo de célula ele venha (veja o Capítulo 6 para saber mais sobre o DNA nuclear). Teoricamente, *qualquer* núcleo celular é capaz de voltar a ser totipotente. Isso pode acabar sendo uma notícia *muito* boa.

A promessa da *clonagem terapêutica* é de que algum dia os médicos sejam capazes de coletar suas células, usar o seu DNA para fazer células totipotentes e, então, usar essas células para curar a doença que ameaça sua vida ou restaurar sua medula espinhal ao estado plenamente funcional. Criar células totipotentes a partir de células unipotentes a fim de tratar lesões ou doenças é, contudo, difícil e suscita debates éticos significantes (veja "Lutando a Guerra dos Clones" mais à frente neste capítulo), então, o entendimento do potencial da clonagem terapêutica pode estar ainda muito distante. Enquanto isso, a *clonagem reprodutiva* — o processo de se criar uma prole assexuadamente — já está dando o que falar. Para um aperitivo dessa discussão, leia o box "Clozinho no universo?".

Clozinho no universo?

Quando se relatou o nascimento de um clone humano em dezembro de 2002, a notícia não era de todo inesperada. Uma companhia chamada Clonaid fez o anúncio e, aparentemente, o clone; a companhia dizia que uma criança humana clonada nascera e que numerosos bebês clones estavam a caminho. A questão é: a caminho partindo de onde? Como acabou se provando, a Clonaid foi fundada por um grupo chamado Raelianos.

Enquanto era entretido por robôs "sexys" a bordo de naves espaciais alienígenas, Rael, o fundador do grupo, relatou que teria ficado sabendo que todos os seres humanos são descendentes de clones criados há 25.000 anos por alienígenas espaciais.

Mas as alegações da Clonaid (todas elas, incluindo a questão dos robôs "sexys") são infundadas. Pouco tempo depois do anúncio inicial da clonagem bem-sucedida, a Clonaid foi convidada a apresentar amostras para exames genéticos a fim de sustentar suas alegações. Por fim, a Clonaid recusou os exames genéticos, alegando ser uma violação ao direito de privacidade dos pais da criança clonada. Não há menção de quantos pais a criança clonada poderia ter (com o óvulo materno, o útero materno e o doador da célula, poderiam ser até três pessoas diferentes!). À época da redação deste livro, a Clonaid continuava "fornecendo" serviços de clonagem, pelos quais ela supostamente cobrava U$200.000. Entre outros boatos, seu website diz que a companhia encontrou células vivas em um corpo que estava morto há cerca de quatro meses, dando um significado totalmente novo aos "mortos vivos".

Criando Clones

Apesar do fato de que ratos, camundongos, cabras, vacas, cavalos, porcos e gatos tenham todos sido clonados, a clonagem não é nem fácil nem rotineira. A eficiência da clonagem (o número de prole viva por tentativa de clonagem) é geralmente bem baixa. A Dolly, por exemplo, foi a única descendente viva de 277 tentativas. Muitos outros problemas biológicos também surgem da clonagem, mas, para compreendê-los, você primeiro precisa compreender como os clones são criados (eu retomo a questão dos desafios e problemas na seção "Confrontando os Problemas com Clones", mais à frente neste capítulo).

Fazendo gêmeos

Um modo simples de se fazer um clone é aproveitar o processo natural de produção de gêmeos. Gêmeos idênticos, normalmente, surgem de um único óvulo fertilizado, chamado *zigoto* (veja a seção "A clonagem antes de Dolly: Trabalhando com células sexuais" anteriormente neste capítulo). O zigoto passa por algumas rodadas de divisão celular e, então, as células se separam em dois grupos, cada um levando à formação de um indivíduo.

RAÍZES HISTÓRICAS

O processo de produção de gêmeos é relativamente simples e foi feito pela primeira vez com sucesso (em ovelhas) em 1979. Usou-se um único óvulo fertilizado, o que significa que a prole foi o resultado de reprodução sexuada. Os zigotos de óvulos fertilizados de forma normal (produzidos sexuadamente) foram coletados de ovelhas. O zigoto se dividiu normalmente até o estágio de 16 células (veja a seção "A clonagem antes de Dolly: Trabalhando com células sexuais" mais atrás neste capítulo). As 16 células foram, então, divididas em dois grupos, que continuaram se dividindo e, depois de serem implantados no trato reprodutivo da ovelha, resultaram em gêmeos. Os gêmeos eram geneticamente idênticos porque eles tinham sido produzidos a partir do mesmo óvulo fertilizado.

Em vacas, cerca de 25 por cento das divisões artificiais de embriões resulta no nascimento de gêmeos, enquanto que 75 por cento resulta em apenas um bezerro. Apesar disso, o procedimento é suficientemente bem-sucedido a ponto de aumentar o número de bezerros em cerca de 50 por cento, se comparado às fertilizações convencionais. Esse tipo de clonagem é relativamente rotineiro em cenários agrícolas e tem recebido surpreendentemente pouca atenção nos debates sobre clonagem. O fato dos clones surgirem de um óvulo fertilizado pode ter jogado um balde de água fria nesse furor.

Usando núcleos de células somáticas para fazer um clone

As *células somáticas* são células do corpo. Tipicamente, as células do corpo são *unipotentes*, o que significa que elas só fazem mais do mesmo tipo de célula através da mitose (veja o Capítulo 2 para saber todos os detalhes sobre a mitose). Por exemplo, as suas células ósseas apenas fazem mais células ósseas, as suas células sanguíneas apenas fazem mais células sanguíneas e assim por diante. A maioria das células somáticas tem núcleos que contêm toda a informação necessária para fazer um organismo inteiro — no caso da clonagem, um clone da célula do dono (refere-se a essa pessoa às vezes como *doador)*.

Coletando a célula do doador

A escolha do tipo de célula usada para clonagem não é trivial. As células precisam crescer bem *in vitro* (literalmente, "em vidro", como o de um tubo de ensaio), e as células do trato reprodutivo feminino (células mamárias, uterinas e ovarianas) parecem funcionar melhor. Foi mal, rapazes, mas, até agora, pouquíssimos clones são machos.

Uma vez que as células do corpo frequentemente estão no processo de divisão (mitose), a célula do doador precisa ser tratada a fim de parar a divisão celular e deixar a célula no estágio G0 da mitose. Nesse estado, os cromossomos estão "relaxados" e o DNA não está passando por replicação. Depois que a célula se torna inativa, o núcleo da célula do doador e todos os cromossomos dentro dela são coletados. Essa coleta geralmente é realizada ao se puxar gentilmente o núcleo celular para fora com uma agulha acoplada a uma ferramenta parecida com uma seringa, chamada *pipeta*. O processo de remoção de um núcleo celular é chamado *enucleação* e a célula resultante disso está *anucleada* (ou seja, sem núcleo).

Coletando o óvulo

Para se completar o processo de fabricação de um clone usando o método da célula somática, outra célula é necessária — desta vez, um óvulo. Os óvulos, geralmente, são as maiores células do corpo. De fato, um óvulo maduro de mamífero é visível a olho nu; é quase do tamanho de um grão de poeira, como os que você vê flutuando no ar quando um feixe de luz atravessa uma sala escura.

Para se coletar um óvulo, a fêmea (aqui chamada de *mãe do óvulo*) é tratada com um hormônio para se estimular a ovulação. Quando a mãe do óvulo produz óvulos, ela primeiro faz um *ovócito* ou um óvulo não maduro. No estágio de ovócito, o óvulo completou a primeira rodada da meiose (meiose I), mas ainda não está pronto para ser fertilizado. O ovócito é coletado e todos os cromossomos são removidos (na realidade, os ovócitos não têm núcleos de verdade para conter cromossomos), através do mesmo método usado para as células somáticas, restando apenas o citoplasma (dê uma olhadinha na Figura 20-2). Também ficam no citoplasma do ovócito as mitocôndrias, que contêm uma cópia do DNA mitocondrial da mãe do óvulo. Depois que o clone é formado, o DNA mitocondrial da mãe do óvulo e o DNA nuclear da célula do doador podem interagir e ter consequências inesperadas (veja "Confrontando os Problemas com Clones" mais à frente neste capítulo).

Como se sabe atualmente, alguns óvulos são realmente versáteis. Os óvulos de coelhos têm sido usados para se clonar gatos, por exemplo. Contudo, permanecer dentro de uma mesma espécie geralmente funciona melhor — ou seja, os óvulos de gatos funcionam melhor com os núcleos das células somáticas de gatos. Veja a barra lateral "Pique-clone!" para mais detalhes sobre gatinhos clonados.

Juntando todas as peças

Tendo tanto a célula do doador como o óvulo em mãos, o núcleo da célula do doador é injetado no ovócito anucleado (veja a Figura 20-2). O núcleo do doador é fundido com o ovócito, usando-se um breve choque elétrico. Esse pequeno empurrãozinho faz o papel

Pique-clone!

Sim, pessoal, é possível clonar o seu gatinho ou duplicar o seu cachorrinho. Essa foi a promessa de uma companhia chamada Genetic Savings and Clone, que oferecia serviços de preservação de tecidos e clonagem. O primeiro gato clonado, chamado CC (Copy Cat, literalmente, em português, Gato Cópia) foi produzido pelos pesquisadores da Texas A&M University em 2002 (o troco final dado por serem chamados pejorativamente de Aggie — o nome dado aos alunos da referida universidade). O trabalho, financiado pelo bilionário John Sperling, tinha originalmente por objetivo a clonagem canina. Sperling queria clonar seu próprio amado cão, Missy, que morreu em 2002. Como a maioria dos esforços de clonagem, as taxas de sucesso eram baixas; apenas uma de 87 tentativas produzia um gatinho vivo. Mas, como se sabe atualmente, gatos são muito mais fáceis de se clonar do que cães por diversas razões. A biologia reprodutiva dos cães não é muito receptiva à ovulação forçada, necessária para a coleta do ovócito. Infelizmente, a demanda por animais de estimação clonados não foi o suficiente para manter a Genetic Savings and Clone no mercado; eles fecharam em 2006.

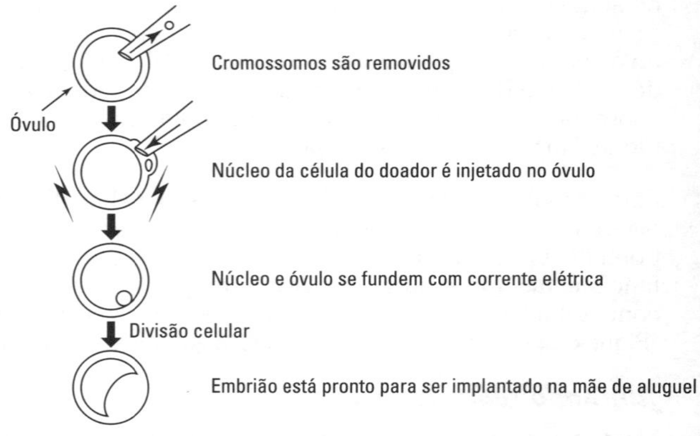

Figura 20-2: O processo de produção de um clone usando-se o núcleo de uma célula somática.

da fertilização: o ovócito começa a se dividir e a se desenvolver em embrião. Depois que a divisão celular está bem estabelecida, as células em divisão são implantadas em uma fêmea (a mãe ou barriga de aluguel) pelo restante da gravidez. Dolly, a ovelha, nasceu depois de 148 dias de gestação, que são cinco dias a mais do que o normal para uma ovelha Finn Dorset.

Confrontando os Problemas com Clones

Ao nascer, Dolly parecia normal em todos os aspectos. Ela cresceu até a idade adulta, se acasalou com um carneiro e deu à luz a seus próprios carneiros (um total de seis durante sua vida). Contudo, Dolly viveu apenas 6 anos: normalmente, Finn Dorsets vivem de 11 a 12 anos. Dolly teve uma doença pulmonar e sofreu eutanásia para aliviar seu sofrimento. A primeira dica de que Dolly não era completamente normal foi a artrite. Ela desenvolveu uma inflamação dolorosa em suas juntas quando tinha só quatro anos de idade. A artrite não é incomum em ovelhas, mas ela, geralmente, ocorre apenas em animais muito idosos.

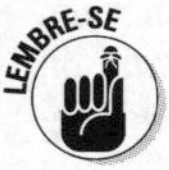

Como se sabe atualmente, diversas anormalidades são comuns entre clones. Os clones sofrem de uma variedade de doenças, incluindo má formação cardíaca, pressão sanguínea alta, defeitos renais, baixa imunidade a doenças, distúrbios hepáticos, má formação de partes do corpo, diabetes e obesidade. As seções seguintes examinam os problemas físicos mais comuns que os clones enfrentam.

Envelhecimento acelerado

Antes das células somáticas se dividirem durante a mitose, o DNA em cada célula precisa se replicar (veja o Capítulo 7 para saber mais sobre a replicação). Cada cromossomo é inteiramente copiado, à exceção de suas extremidades, chamadas *telômeros*, que não são completamente replicadas. Como resultado, os telômeros se encurtam conforme a célula passa por repetidas rodadas de mitose. O encurtamento dos telômeros está associado ao envelhecimento porque ele é progressivo com o passar do tempo (veja o box "O envelhecimento do seu DNA" para saber mais). O encurtamento dos telômeros pode significar problemas para os clones criados através da transferência de núcleos somáticos porque, em suma, tais clones começam com DNA "envelhecido".

O envelhecimento do seu DNA

Conforme você fica mais velho, o seu corpo muda: você adquire rugas, partes do seu corpo começam a adquirir dobrinhas e o seu cabelo fica branco. Eventualmente, os cromossomos em algumas das suas células ficam tão curtos que eles não podem mais funcionar apropriadamente, e as células morrem. Crê-se que essa progressiva morte celular cause os sinais indesejados do envelhecimento que você conhece tão bem. De fato, o encurtamento dos telômeros na maior parte dos mamíferos é tão previsível que pode ser usado para se determinar a idade de um animal.

Todas as suas células têm genes para fazer telomerase. Mas os genes da telomerase estão ativos apenas em certos tipos de células: em células germinativas (óvulos e espermatozoides), células da medula óssea, células da pele, células do folículo capilar e em células que formam as paredes intestinais (em outras palavras, células que se dividem muito). As células cancerígenas também têm telomerase ativa, um fato que permite o crescimento desregulado de tumores que, às vezes, é fatal (veja o Capítulo 14 para saber mais sobre genética e câncer).

Em experimentos, camundongos sem telomerase funcional envelhecem mais rapidamente do que camundongos normais. Essa descoberta levou alguns pesquisadores a acreditarem que a telomerase pode ser usada (eventualmente) para reverter ou impedir o envelhecimento em humanos. Recentemente, contudo, a pesquisa mostrou que o comprimento do telômero é apenas uma parte da história. Os telômeros interagem com proteínas que os cobrem como se fossem tampas. Quando essas tampas proteicas estão ausentes, o ciclo celular fica interrompido e pode parar completamente, causando morte celular prematura. Finalmente, o estresse pode desempenhar um papel significativo na velocidade de encurtamento dos telômeros. Um estudo com mães cujos filhos tinham doenças crônicas mostrou que os sinais do envelhecimento foram acelerados nas mães das crianças doentes quando comparadas às mães da mesma idade com crianças saudáveis. As mães estressadas tinham telômeros encurtados e, de um ponto de vista celular, eram dez anos mais velhas do que suas idades revelavam. Embora a telomerase possa algum dia ser parte de um tratamento contra estresse e envelhecimento, a pesquisa indica que a melhor aposta contra o envelhecimento possa ser reduzir os níveis de estresse à moda antiga: descanso e relaxamento.

Dolly, a ovelha, tinha telômeros anormalmente curtos, dando origem à preocupação de que, talvez, todos os clones pudessem sofrer de doenças degenerativas por causa de envelhecimento prematuro. Pesquisas com outros clones forneceram resultados conflitantes. Alguns clones, como Dolly, têm telômeros encurtados. Surpreendentemente, alguns clones parecem ter revertido o efeito do envelhecimento; especificamente, seus telômeros estão reparados e são maiores do que aqueles do doador. O que essa reversão sugere é que as células embrionárias possuem *telomerase*, a enzima que constrói novos telômeros usando o molde de RNA durante a replicação do DNA. No final das contas, a possibilidade do envelhecimento prematuro em clones é real, mas nem todos os clones parecem ser suscetíveis a ela.

Proles maiores

Os clones tendem a ser fisicamente grandes; ao nascerem, eles têm peso e tamanho maior que o normal. Muitos clones, como os de vacas e ovelhas, precisam ser retirados de suas mães através de uma cesariana, porque eles são grandes demais para nascerem de parto normal. Em parte, o grande tamanho dos clones ao nascimento se deve ao fato de que eles ficam no útero por mais tempo que o normal. Dolly, a ovelha clonada, por exemplo, nasceu cerca de cinco dias mais tarde do que o "esperado" para a sua mãe de aluguel. A prole que não nasce na data esperada (nos seres humanos, cerca de duas semanas mais tarde) tem maior risco de ser natimorta ou sofrer complicações, como dificuldades respiratórias. Os clones tendem a ter *placentas* (o órgão que liga o feto à mãe para obtenção de oxigênio e nutrientes) muito grandes, o que pode contribuir para seus tamanhos maiores, mas a razão exata para os períodos de gestação mais longos não está clara.

PAPO DE ESPECIALISTA

O problema com clones de tamanhos maiores é tão disseminado que foi apelidado de *síndrome da prole grande* ou LOS (do inglês, large offspring syndrome). Muitas proles, incluindo a de seres humanos, produzidas usando-se *fertilização in vitro* (os assim chamados "bebês de proveta") também sofrem de LOS, sugerindo que esse não é necessariamente um problema associado à clonagem. Ao invés disso, a LOS parece resultar da manipulação do embrião. Essas manipulações causam alterações no modo pelo qual os genes para o crescimento são expressos (veja o Capítulo 11 para saber mais sobre a expressão gênica).

Se um não quer, um bebê não nasce

Que se precisa de uma mãe e um pai para se fazer um bebê é senso comum, mas as maravilhas da engenharia genética sugerem o contrário (afinal, Dolly teve três mães e nenhum pai). Os DNAs materno e paterno *são* necessários para uma reprodução bem sucedida — pelo menos em mamíferos — por causa do imprinting genômico.

O imprinting genômico foi descoberto pela primeira vez em estudos com camundongos. Os pesquisadores criaram embriões de camundongos com DNA ou do camundongo macho ou da fêmea, mas não de ambos. Os embriões apenas com o DNA paterno ou materno não se desenvolveram normalmente, indicando que tanto o DNA do macho como o da fêmea eram necessários para um desenvolvimento bem-sucedido. Em outros estudos, os camundongos foram modificados para ter certos genes (veja o Capítulo 19 para saber mais sobre os animais transgênicos). A expressão dos genes na prole dos camundongos transgênicos dependia de qual dos pais transmitiu os genes. Toda a prole herdou os genes, mas os genes foram expressos apenas quando os pais (os machos) os transmitiam. De modo análogo, certos genes foram expressos apenas quando transmitidos pelas mães. Assim, o crescimento e desenvolvimento da prole é regulado pelos genes que são ativados simplesmente porque eles vêm da mãe ou do pai. Esses genes agem, então, em harmonia para regular o desenvolvimento normal do embrião.

O *imprinting genômico* ocorre quando os genes são expressos dependendo de qual dos pais os forneceram (para saber mais sobre imprinting genômico, pule até o box "Se um não quer, um bebê não nasce"). No caso da LOS, o que parece acontecer é que os genes derivados do genitor masculino mais recente dizem ao feto para crescer mais rápido e maior que o normal. Normalmente, o imprinting genômico afeta menos de mil genes (do total de 22.000 ou mais genes dos seres humanos). Como esses genes "paternos" são ativados, ninguém sabe dizer, mas é provável que a interação do espermatozoide com o óvulo durante a fertilização seja parte da resposta. O resultado final da LOS são proles grandes que sofrem frequentemente de uma variedade de defeitos de nascença e têm maior risco de desenvolver certos tipos de câncer. As estimativas de LOS em crianças nascidas de fertilização *in vitro* são de cerca de cinco por cento (normalmente, LOS ocorre em menos de um por cento das crianças produzidas através da fertilização natural).

Desastres do desenvolvimento

LEMBRE-SE

A porcentagem de tentativas de clonagem que resulta em nascidos vivos é extremamente baixa. Geralmente, os cientistas precisam executar centenas de transferências celulares para produzir um indivíduo. A maior parte dos clones perece imediatamente por não conseguir se implantar no útero da mãe de aluguel. Dos embriões que conseguem se implantar e começar o seu desenvolvimento, mais da metade morre antes do nascimento. Em muitos casos, há má formação da placenta, impedindo o feto em crescimento de obter nutrição e oxigênio adequados.

Na maioria das tentativas de clonagem, duas fêmeas estão envolvidas. O óvulo vem de uma fêmea e é implantado em outra para a gestação. Portanto, outra causa de morte prematura é a rejeição do clone pela barriga de aluguel, como um corpo estranho. Nesses casos, o sistema imunológico da mãe de aluguel não reconhece o embrião como sendo seu (porque não é) e secreta anticorpos para destruí-lo. *Anticorpos* são moléculas que o corpo produz para interagir com bactérias, vírus e tecidos estranhos para combater doenças.

Alguns dos problemas sofridos pelos clones podem resultar da combinação errônea entre os DNAs nuclear e mitocondrial. Quando um ovócito é coletado de uma fêmea diferente da doadora da célula somática (veja a seção anterior "Usando o núcleo de células somáticas para fazer um clone"), o óvulo contém aproximadamente 100.000 cópias do DNA mitocondrial da mãe do óvulo. A menos que a célula da doadora venha da irmã da mãe do óvulo, o núcleo da célula somática vem de uma célula com um genoma mitocondrial diferente. Essa combinação errônea significa que o clone não é um clone de verdade — o seu DNA difere levemente do doador. Camundongos clonados com DNAs mitocondrial e nuclear combinados erroneamente tendem a ter menores taxas de crescimento comparados a camundongos clonados com genomas mitocondrial e nuclear corretamente combinados.

O tipo de célula escolhido do doador também faz diferença na saúde do clone. Quando introduzido no ovócito, o núcleo da célula do doador é "reprogramado" de algum modo para deixar de ser unipotente e se tornar totipotente. Alguns núcleos celulares parecem ser melhores que outros em se reprogramar de volta para a totipotência. Quase todos os clones cujos genomas não são reprogramados perecem.

Efeitos do ambiente

Clones *nunca* são cópias verdadeiramente exatas do organismo do doador, porque os genes interagem com o ambiente de modos únicos para formar fenótipos ou características físicas. Se você já conheceu gêmeos idênticos, você sabe que gêmeos são muito diferentes um do outro. *Gêmeos monozigóticos* (uma palavra chique para "idêntico", que significa literalmente "um óvulo") têm impressões digitais diferentes, se desenvolvem a ritmos diferentes, têm preferências diferentes e morrem em tempos diferentes. Ser geneticamente idêntico não significa ser verdadeiramente 100 por cento idêntico.

O papel do ambiente no desenvolvimento talvez seja melhor ilustrado por experimentos que usam plantas. Suponhamos que talos de uma só planta tenham desenvolvido raízes e cresçam em locais diferentes. Em suma, as plantas são clones da planta-mãe. Se o controle genético fosse perfeito, esperaríamos que plantas idênticas reagissem de modos idênticos, independentemente das condições ambientais. Contudo, as plantas em nosso experimento crescem a ritmos muito diferentes dependendo da sua localização. Em outras palavras, as plantas idênticas reagem diferentemente sob condições diferentes. De modo análogo, camundongos geneticamente idênticos criados exatamente sob as mesmas condições não respondem de modo idêntico às mesmas doses de medicação.

Todos os organismos respondem ao seu ambiente de modos únicos e imprevisíveis. Desde o comecinho, os animais experimentam condições únicas dentro do útero. A exposição hormonal durante a gravidez pode ter efeitos profundos em organismos em desenvolvimento. Por exemplo, as leitoas que ficam prensadas entre seus irmãos no útero são mais agressivas quando adultas do que as fêmeas que estavam situadas entre irmãs. Isso ocorre porque os leitões secretam testosterona — um hormônio que aumenta o comportamento agressivo.

LEMBRE-SE

As tentativas de se copiar fielmente os organismos estão condenadas ao fracasso. A genética não controla o destino porque os genes não são expressos de modos previsíveis. As pessoas que carregam mutações para certas doenças não apresentam 100 por cento de probabilidade de desenvolvimento dessas doenças (veja o Capítulo 13). Semelhantemente, os clones não expressam seus genes precisamente do mesmo modo que o organismo do doador. Adicione as diferenças no DNA mitocondrial, as condições *in utero* (os clones, geralmente, se desenvolvem em um útero diferente) e o tempo para as enormes diferenças já presentes; a única conclusão é que clone algum jamais experimentará o mundo exatamente do mesmo modo que o organismo doador o fez.

Lutando a Guerra dos Clones

Os argumentos a favor e contra a clonagem são numerosos. Nas próximas seções, eu reviso alguns dos principais prós e contras em torno da questão. À medida que lê, compreenda que essas não são as *minhas* opiniões e argumentos; eu apenas faço um resumo do que outros já discutiram antes de mim. Eu tento manter a questão equilibrada e justa, porque, antes que você possa responsavelmente tomar uma posição sobra a clonagem, você precisa conhecer ambos os lados dessa questão controversa. E para saber mais informações sobre as considerações éticas da genética, veja o Capítulo 21.

Argumentos a favor da clonagem

Assim como qualquer outra descoberta científica, a clonagem pode ser usada para fazer muitas coisas boas. A clonagem para fins médicos e terapêuticos proporciona uma esperança enorme para que pessoas paralisadas possam andar novamente e para que pessoas que sofrem de condições anteriormente incuráveis, como a distrofia muscular e a diabetes, sejam curadas. A clonagem forneceu aos cientistas respostas importantes sobre como a genética funciona. Antes dessas descobertas, acreditava-se que as alterações que ocorrem desde o estado de embrião até a idade adulta causassem alterações permanentes ao DNA no organismo. Agora sabemos que isso não é verdade. Uma vez que todo o DNA tem o potencial para voltar à totipotência, os médicos têm a oportunidade sem precedentes de corrigir os defeitos genéticos e fornecer tratamento para doenças progressivas devastadoras.

Outro argumento pró-clonagem é que a ela pode fornecer organismos geneticamente idênticos que vão simplificar a pesquisa sobre as causas e tratamentos de doenças como o câncer. Uma vez que as comparações entre indivíduos idênticos são cientificamente mais poderosas, são necessários poucos animais para se conduzir experimentos. Tais novidades são uma vantagem importante sobre os métodos de pesquisa atuais e vão melhorar as condições dos animais usados para testes.

Os avanços da genética podem fornecer benefícios dramáticos não apenas para os seres humanos, mas também para o planeta como um todo. A clonagem pode representar a última esperança para algumas espécies raras e ameaçadas. Quando sobrevivem apenas uns poucos indivíduos, a clonagem pode fornecer indivíduos adicionais para permitir a sobrevivência da população. Considerando-se que a Terra esteja experimentando sua maior onda de extinções de espécies dos últimos tempos, a clonagem pode ser um avanço significativo para a biologia da conservação.

Argumentos contra a clonagem

Embora a clonagem represente uma oportunidade enorme, é uma oportunidade carregada de perigos. Pela primeira vez na história, os seres humanos possuem a tecnologia para criar organismos geneticamente modificados. A capacidade se estende não apenas a animais e plantas, mas a seres humanos também. Ademais, a diversidade genética que confere ao mundo natural sua rica textura está em perigo por causa de uma ameaça singular — a de se criar organismos geneticamente idênticos.

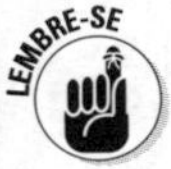

Conforme eu discuto no Capítulo 17, a diversidade genética é extremamente importante para se estabelecer e se manter a saúde e o bem-estar das populações de organismos. Pesquisas mostram que populações geneticamente diversas são mais resistentes ao estresse ambiental e a doenças. Por isso, criar populações de organismos geneticamente similares expõe todos os organismos a um maior risco de ter doenças. A falta de diversidade genética em populações de outros organismos pode, em última instância, expôr também os seres humanos a ameaças. Por exemplo, plantas geneticamente idênticas poderiam todas ser vítimas da mesma doença e, consequentemente, ameaçar seriamente os suprimentos de comida (isso não é tão improvável como parece). De fato, os esforços no sentido de se arquivar linhagens de plantas geneticamente diversas já estão ocorrendo para que características genéticas únicas, como a resistência a doenças, não sejam perdidas.

Ademais, a clonagem está repleta de problemas para os quais não existem boas alternativas. Por ora, toda clonagem requer ovócitos de fêmeas. Esses ovócitos são obtidos ao se tratar as fêmeas com grandes doses de medicamento para fertilidade para estimular a ovulação. Tais medicamentos estressam enormemente o sistema da fêmea e aumentam a taxa de transformação celular nos seus ovários. Alguns estudos indicam que os medicamentos usados para se estimular a ovulação expõem as fêmeas a um risco maior de câncer de ovário. E o risco não acaba por aí. Quando os óvulos são produzidos, eles precisam ser removidos cirurgicamente sob o efeito de anestesia. Independentemente das precauções tomadas, a fêmea pode sentir, e de fato sente, dor. Os animais não podem consentir ou negar, portanto, são sujeitos a esses procedimentos gostando ou não.

Depois que os óvulos são coletados e as células do doador se fundem com eles, começa então o desenvolvimento de um embrião. A vasta maioria das tentativas de clonagem resulta na morte do embrião, independentemente do seu objetivo final. Fato é que esses embriões não têm células nervosas e nem consciência, pelo menos não que os cientistas saibam, mas, de qualquer maneira, produzem-se organismos vivos com pouca ou nenhuma esperança de sobrevivência.

Se os clones foram criados com sucesso, sua qualidade de vida pode ser precária. Os clones sofrem de uma miríade de distúrbios cujas causas são desconhecidas. Eles podem envelhecer prematuramente e, provavelmente, têm um risco maior de apresentar distúrbios, que são as consequências ainda não reconhecidas dos métodos usados no processo de clonagem. Assim como os animais experimentais usados para a produção de óvulos, os animais clonados não podem se recusar a participar e se retirar de um estudo.

O problema mais controverso posto pela tecnologia de clonagem é a produção de clones humanos. Assim como com os animais, a maioria dos embriões humanos clonados não teria chance de sobrevivência. As mulheres precisam consentir com procedimentos dolorosos e potencialmente perigosos para produzir óvulos, e algumas precisam consentir em carregar a criança em desenvolvimento com o risco de trauma emocional do aborto ou natimortalidade. De um ponto de vista emocional, as crianças criadas desse modo seriam geneticamente idênticas a alguma outra pessoa, esteja essa pessoa viva ou morta. A pressão de ser outra pessoa seria sem dúvida enorme. Além disso, por causa das similaridades genéticas com algum outro indivíduo, os pais podem criar expectativas pouco realistas quanto ao filho clonado. Os humanos têm o direito à singularidade genética? É uma questão difícil, mas é uma questão que precisaremos responder em breve, antes que a clonagem humana se torne realidade.

Capítulo 21

Dando o Devido Valor às Questões Éticas

Neste Capítulo

- Examinando o lado sombrio da genética
- Forçando a barra com o livre consentimento
- Protegendo a privacidade genética

O campo da genética cresce e muda constantemente. Se você acompanhar as notícias, você provavelmente ouvirá sobre diversas novas descobertas toda semana. Quando se trata de genética, a quantidade de informação é desnorteante e as possibilidades, infinitas. Se você já leu muitos dos capítulos deste livro, você já teve um gostinho das muitas escolhas e debates criados pela tecnologia que floresce ao redor de nossos genes.

Com um campo de crescimento tão rápido e de alcance tão amplo como a genética, as questões e problemas éticos surgem de todos os lados e estão interconectados às aplicações e procedimentos. Ao longo deste livro, eu destaco essa interconectividade. Eu trato dos problemas do bem-estar dos animais (no contexto da clonagem) no Capítulo 20. A conservação do ambiente e das espécies ameaçadas é um elemento chave da discussão sobre genética de populações no Capítulo 17. O Capítulo 19 toca nos perigos potenciais — ao ambiente e seres humanos — da engenharia genética. O aconselhamento genético, incluindo alguns dos problemas em torno dos exames pré-natais, é assunto do Capítulo 12. E no Capítulo 16, eu discuto a terapia gênica como uma forma experimental de tratamento.

Mas eu não conseguiria terminar a discussão sobre genética e o mundo sem alguns comentários finais sobre as questões éticas que surgem com os avanços em genética. Neste capítulo, você descobrirá como a genética tem sido mal compreendida, mal interpretada e usada de forma errada para fazer mal às pessoas, baseada em seus perfis raciais, étnicos e socioeconômicos. O campo da genética, que está crescendo rapidamente, está contribuindo para ideias sobre como os seres humanos modernos podem moldar o futuro de suas proles, e, nesse sentido, este capítulo rechaça o mito do bebê sob medida. Você vai descobrir como as informações que você dá e recebe podem ser usadas a favor e contra você. Finalmente, vai compreender melhor sobre a próxima geração de estudos baseados no Projeto Genoma Humano e as questões éticas que o mapeamento da diversidade genética humana vai trazer à tona.

Traçando o Perfil do Racismo Genético

Um dos problemas mais polêmicos de todos os tempos é a questão da *eugenia*. Em poucas palavras, a eugenia é a ideia de que os seres humanos deveriam praticar a reprodução seletiva em uma tentativa de se "melhorar" a espécie. Se você já leu o Capítulo 19, que explica como os organismos podem ser construídos geneticamente, você, provavelmente, já tem alguma noção sobre o que a eugenia pode implicar na era moderna (talvez bebês transgênicos feitos sob medida?). Historicamente, os exemplos mais dramáticos de eugenia são as atividades genocidas ao redor do mundo (talvez o exemplo mais infame tenha ocorrido na Alemanha nazista durante as décadas de 30 e 40).

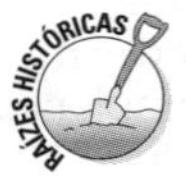

A história da eugenia começa com o outrora louvável Francis Galton, quem cunhou o termo, em 1883 (Galton é melhor lembrado por sua contribuição à aplicação da lei: ele inventou o processo usado para identificar pessoas a partir de suas digitais. Confira o Capítulo 18 para saber mais sobre a versão genética da impressão digital). Em oposição direta e vocal à Constituição dos Estados Unidos, Galton estava bem seguro de que os homens *não* haviam nascido iguais (eu enfatizo aqui que ele se concentrou particularmente nos homens; as mulheres ainda não tinham conquistado o seu espaço à época). Ao invés disso, Galton acreditava que alguns homens eram muito superiores a outros. Para esse fim, ele tentou provar que a inteligência era hereditária. A visão de que a inteligência superior é herdável ainda é amplamente defendida, apesar da abundante evidência para o contrário. Por exemplo, estudos conduzidos com gêmeos ainda nos anos 30 mostram que pessoas geneticamente idênticas não são intelectualmente idênticas.

Galton, que era um dos primos de Charles Darwin, deu o nome à eugenia, mas suas ideias não eram nem únicas nem revolucionárias. Durante o início do século XX, conforme a compreensão da genética mendeliana (veja o Capítulo 3) ia ganhando força, muitas pessoas viam a eugenia como um campo de estudo altamente admirável. Charles Davenport foi uma dessas pessoas. Davenport detém a dúbia distinção de ser o pai do movimento eugênico americano (um de seus textos sobre eugenia tem o seguinte subtítulo: "A ciência do melhoramento humano a partir de uma procriação melhor"). A base da ideia de Davenport é que pessoas "degeneradas" não deveriam se reproduzir. Essa noção surgiu de algo chamado *teoria da degenerescência*, que propõe que seres humanos "impróprios" adquirem certas características indesejáveis por causa dos "ambientes ruins" e, então, passam essas características adiante geneticamente. Para esses eugenistas, "impróprio" incluía falta de ambição, debilidade mental e pobreza, entre outras coisas.

Enquanto os britânicos, incluindo Galton, advogavam a perpetuação da boa procriação (junto com riqueza e privilégios), muitos eugenistas americanos concentraram sua atenção na prevenção da *cacogenia*, que seria a erosão da qualidade genética. Portanto, eles advogavam a esterilização forçada de pessoas julgadas indesejáveis ou meramente inconvenientes. Chocantemente, as leis de esterilização forçada daquela época nunca foram revogadas e, até os anos 1970, ainda era uma prática comum esterilizar pessoas mentalmente doentes sem seu consentimento — estima-se que 60.000 pessoas nos Estados Unidos tenham sofrido dessa atrocidade. Algumas sociedades levaram essa ideia doentia adiante e *assassinaram* os "impróprios" em uma tentativa de removê-los (junto com seus genes) permanentemente.

LEMBRE-SE

Tristemente, as formas violentas da eugenia, como o genocídio, estupro e esterilização forçada, ainda são defendidas e praticadas ao redor do mundo. Mas nem todas as formas de eugenia são tão fáceis de se reconhecer como esses exemplos extremos. Até um certo ponto, a eugenia está no âmago da maioria dos outros dilemas éticos, aos quais me refiro neste capítulo. Além disso, basta um pouco de imaginação para ver como a terapia gênica (Capítulo 16), a transferência de genes (Capítulo 19) ou o perfil individual de DNA (Capítulo 18) podem ser mal usados para o avanço da causa eugênica.

Fazendo o Pedido de Bebês sob Medida

Uma das questões mais polêmicas com origem na eugenia deriva de uma combinação de diagnóstico pré-natal e da fantasia da criança perfeita para se criar uma modificação verdadeiramente extrema — bebês sob medida. Em teoria, um bebê sob medida pode ser criado de acordo com os desejos dos pais no que diz respeito ao sexo, cor dos cabelos e dos olhos e até mesmo habilidade atlética.

O mito dos bebês sob medida

O termo *bebê sob medida* tem sido bastante usado ultimamente. Em suma, o termo está associado a uma prole feita geneticamente sob medida. Até a redação deste livro, não existe nem tecnologia nem conhecimento suficientes sobre o genoma humano para se tornar realidade um bebê sob medida.

LEMBRE-SE

A fantasia do bebê sob medida, assim como a clonagem (veja o Capítulo 20), reside na falácia do *determinismo biológico* (que, a propósito, é no que a eugenia também baseia algumas de suas mentiras; volte para "Traçando o Perfil do Racismo Genético" para descobrir sobre a eugenia). O determinismo biológico supõe que os genes são expressos de modos precisos e repetíveis — em outras palavras, a genética é a identidade que é a genética. Contudo, essa afirmação não é verdadeira. A expressão gênica é altamente dependente do ambiente, entre outros fatores (veja o Capítulo 10 para mais detalhes sobre como a expressão gênica funciona).

Ademais, o processo de fertilização *in vitro*, que desempenha um papel nas aplicações atuais da ciência em questão (veja a próxima seção), é um processo muito arriscado e difícil, na melhor das hipóteses — basta perguntar a qualquer casal que tenha passado por isso a fim de tentar engravidar. *Os procedimentos* in vitro são extremamente caros e invasivos, e as mulheres precisam tomar grandes quantidades de medicamentos fortes e potencialmente perigosos para fertilidade, para produzir um número suficiente de óvulos. E, no fim, a maioria das fertilizações não resulta em gravidez.

A realidade da ciência: O diagnóstico pré-natal

Então, de onde vem o mito dos bebês sob medida? Usando-se procedimentos similares àqueles que levam à clonagem (tratados no Capítulo 20), o *diagnóstico genético pré-implantacional* ou PGD (do inglês, preimplantation genetic diagnosis) é realizado antes que um óvulo fertilizado seja implantado no útero. Embora seja verdade que o PGD abra a remota possibilidade de se criarem seres humanos transgênicos usando a mesma tecnologia usada para se criarem animais transgênicos (veja o Capítulo 19 para saber dos detalhes), a probabilidade do PGD se tornar procedimento rotineiro é extremamente remota.

PAPO DE ESPECIALISTA

O processo de PGD é tecnologicamente complicado. Primeiro, os óvulos não fertilizados são coletados de uma doadora. Realiza-se a *fertilização in vitro* (o processo para se produzir os, assim chamados, bebês de proveta) e os óvulos fertilizados são, então, testados para mutações genéticas específicas ou outras variações genéticas. Em alguns raros casos, pais desesperados criaram embriões desse modo especificamente para procurar por compatibilidade genética com proles preexistentes — o plano seria conceber um irmão que pudesse fornecer células-tronco ou medula óssea para salvar a vida de um irmão vivo que sofresse de uma doença que, de outro modo, seria incurável. Salvar as vidas de crianças vivas é, sem dúvida, um objetivo louvável; o problema surge com o que é feito com os óvulos fertilizados que não atingem os critérios desejados (se, por exemplo, eles não tiverem a combinação de tecidos desejada). Mesmo se for inserido no útero da mãe, a vasta maioria desses óvulos fertilizados nunca seria implantada e, por isso, não sobreviveria. Embora a falta de implantação também seja verdade quando a concepção ocorre naturalmente, ainda é muito difícil decidir o destino dos embriões extras. As opções incluem a doação para outros casais, a doação para fins de pesquisa ou a destruição.

PGD e outras formas de diagnóstico pré-natal permitem aos pais prevenir, aliviar ou reduzir o sofrimento (tanto o deles quanto o de outra pessoa). Mas, assim como decidir o destino dos embriões extras, esse é um terreno muito instável e escorregadio. Sem filosofar muito, o sofrimento é uma experiência altamente pessoal; ou seja, o que constitui sofrimento para uma pessoa pode ser algo relativamente suportável para outra. Um exemplo de sofrimento relativo que aparece muito é a surdez hereditária. Se um casal surdo escolher o diagnóstico pré-natal, qual seria o resultado mais comum? Por um lado, uma criança surda compartilharia a visão de mundo de seus pais. Por outro, uma criança ouvinte se encaixa mais facilmente no mundo de crianças não surdas. Você já pode ver o quão complexas são as questões em torno do diagnóstico pré-natal. Parece claro que as respostas certas, se é que elas existem, serão difíceis de se encontrar.

Quem Sabe? Obtendo Consentimento

O consentimento é uma questão ética e legalmente difícil. Basicamente, a ideia é que uma pessoa apenas possa verdadeiramente tomar uma decisão sobre realizar um procedimento quando ela estiver totalmente a par dos fatos, riscos e benefícios. O consentimento só pode ser dado pela pessoa que receberá o procedimento ou pelo seu representante legal. Geralmente, a tutela é estabelecida em casos onde aquele que receberá o procedimento é ou jovem demais para tomar decisões por si mesmo ou mentalmente incapacitado de algum modo; presumivelmente, os representantes legais têm sempre em mente o melhor interesse de seus protegidos.

Existem três questões principais no debate sobre o consentimento:

- Os testes genéticos podem ser realizados em embriões, mortos e amostras obtidas de qualquer um durante o mais simples dos procedimentos médicos.
- Os tratamentos genéticos experimentais (ou seja, as terapias gênicas; veja o Capítulo 16) têm, dada a sua própria natureza, resultados imprevisíveis, tornando difícil quantificar o risco para possíveis participantes.
- Depois de obtidas as amostras de tecido e de se traçar o perfil genético, o armazenamento da informação e a garantia da privacidade podem ser problemáticos.

Colocando restrições nos exames genéticos

Os exames genéticos na forma de perfil individual de DNA, análise de SNP (veja o Capítulo 18) e sequenciamento de genes (veja o Capítulo 11), entre outros, agora são rotineiros, rápidos e relativamente baratos. Os exames podem colher quantidades massivas de informação — desde o sexo de um indivíduo até a sua origem racial e étnica — a partir da mais minúscula das amostras de tecido. O procedimento também pode detectar a presença de mutações para distúrbios hereditários. Mas dado que o seu DNA tem tanta informação pessoal armazenada nele, você não deveria ter controle total sobre ser ou não examinado? A resposta a essa questão está se tornando mais e mais controversa conforme as definições e limites do consentimento são explorados. Os direitos da pessoa, viva ou morta, estão em jogo.

Por exemplo, os descendentes de Thomas Jefferson autorizaram a realização de exames genéticos em 1998 para pôr um fim a uma controvérsia de muitos anos sobre a relação de Jefferson com uma de suas escravas, Sally Hemings (veja o Capítulo 18 para conhecer a história toda). No caso de Jefferson, a questão era mais do que apenas curiosidade acadêmica, porque o direito ao enterro no cemitério da família em Monticello estava em jogo.

A questão do consentimento, ou da falta dele, é complicada pela habilidade de se armazenar o tecido por longos períodos de tempo. Em alguns casos, os pacientes ou seus representantes deram consentimento para certos testes, mas não incluíram testes que ainda não haviam sido desenvolvidos. Algumas instituições praticam rotineiramente o armazenamento de tecidos por longos períodos, tornando o consentimento um ponto frequentemente polêmico. Por exemplo, um hospital infantil foi interditado na Grã-Bretanha por armazenar órgãos obtidos durante autopsias, mas que não foram devolvidos para o enterro junto com o resto do corpo. Os pais do falecido afetado deram o consentimento para as autópsias, mas não para a retenção dos tecidos.

Os biólogos também usam tecidos armazenados para criar *linhagens celulares*, tecidos vivos que crescem em tubos de cultivo para fins de pesquisa. Os doadores das células originais, frequentemente, estão mortos; geralmente, da doença em estudo. Os cultivos celulares não são tão difíceis assim de se fazer e manter (se você souber o que está fazendo), mas a criação de cultivos celulares levanta a questão de se o doador original tem direitos de propriedade sobre as células originárias do seu tecido. Os cultivos celulares, às vezes, resultam em patentes para tratamentos lucrativos; os doadores ou seus herdeiros não deveriam receber royalties? (Uma decisão de um tribunal na Califórnia disse que não.)

Além disso, alguns cultivos celulares são desenvolvidos usando óvulos humanos não fertilizados, criando, assim, outro dilema ético. Um tipo de pesquisa com células-tronco funde um óvulo (que teve seu núcleo removido) com uma célula somática adulta em uma tentativa de se criar um cultivo de células-tronco que combine com as células somáticas do tecido do doador. Esse tipo de pesquisa requer grandes quantidades de óvulos humanos. Em uma jogada controversa, o comitê de ética da New York Stem Cell Foundation votou para permitir que mulheres sejam pagas por seus óvulos. Embora limite-se a pagamentos para compensação pelo "tempo e desgaste", a decisão aumenta a preocupação quanto a colocar a saúde das doadoras de óvulos em risco e a comercialização de partes do corpo humano.

Praticando tratamento genético seguro

Se você já teve de assinar um formulário de consentimento para tratamento, você sabe que pode ser um choque de realidade. Quase todos esses formulários incluem alguma frase que comunica a possibilidade de morte. Depois de engolir em seco, a maior parte de nós assina e torce pelo melhor. Para tratamentos e procedimentos de rotina, nossa fé é geralmente paga com a sobrevivência. Os tratamentos experimentais são mais difíceis de se avaliar, contudo, e informar a alguém sobre todos os resultados possíveis é muito difícil.

O caso de 1999 de Jesse Gelsinger (tratado no Capítulo 16) trouxe o problema do consentimento e do tratamento experimental a um patamar flagrante e chocante. Jesse morreu depois de receber um tratamento experimental para um distúrbio hereditário que, por si só, provavelmente não o mataria. Seu tratamento ocorreu como parte de um estudo clínico cujo objetivo era avaliar os efeitos de uma terapia particular em pacientes relativamente saudáveis e contornar quaisquer dificuldades antes de se iniciar os tratamentos em pacientes para os quais a doença seria, sem dúvida, fatal (nesse caso, as crianças homozigotas para o alelo). O que os pesquisadores sabiam sobre todos os resultados possíveis e o que foi dito à família Gelsinger antes do tratamento começar é discutível.

Quase todos os artigos sobre terapia gênica publicados desde o caso Gelsinger fazem menção a ele. De fato, a maioria dos pesquisadores no campo divide o desenvolvimento das terapias gênicas em duas categorias: antes e depois de Gelsinger. Infelizmente, a morte de Gelsinger, provavelmente, contribuiu muito pouco para uma compreensão mais ampla da terapia gênica. Ao invés disso, os impactos do caso Gelsinger são que os estudos clínicos são, agora, mais difíceis de se iniciar, os critérios para a inclusão e exclusão de pacientes estão mais complexos e os requerimentos para divulgação e relato estão muito mais rigorosos. Essas mudanças são, basicamente, uma faca de dois gumes: os novos regulamentos protegem os direitos dos pacientes e, simultaneamente, diminuem a probabilidade de que os pesquisadores venham a desenvolver tratamentos para ajudar aqueles que precisam deles desesperadamente. Assim como muitas questões éticas, uma solução segura e efetiva pode se provar sendo ilusória.

Mantendo em segredo

Outra questão no debate sobre o consentimento diz respeito à privacidade. Quando os exames genéticos são conduzidos, os dados gravados, frequentemente, incluem históricos médicos detalhados e outras informações pessoais, todas as que ajudam os pesquisadores ou médicos na interpretação dos dados genéticos obtidos. Até aí, tudo bem. Mas o que acontece com toda essa informação? Quem a vê? Onde ela é guardada? E por quanto tempo?

A privacidade é um assunto de peso, particularmente, na cultura norte-americana. Existem leis para proteger as informações médicas privadas, a situação financeira e os registros criminais juvenis (se houver algum) de uma pessoa. Os indivíduos são protegidos contra buscas e vigilância sem autorização legal e têm o direito de excluir pessoas indesejadas de suas propriedades particulares. É provável que a informação genética recaia sobre leis de privacidade médica já existentes, mas há uma reviravolta: a informação genética contém um elemento do futuro, não só do passado.

LEMBRE-SE

Quando você carrega uma mutação para a suscetibilidade ao câncer de mama, você tem uma probabilidade maior de desenvolver câncer de mama do que alguém que não tenha o alelo (veja o Capítulo 14). Um alelo para o câncer de mama não garante que você vá desenvolver o câncer, contudo, ele apenas aumenta a probabilidade. Se você fosse testado para o alelo do câncer de mama e descobrisse tê-lo, essa informação se tornaria parte do seu registro médico. Além do seu médico e equipe médica autorizada, quem mais poderia descobrir sobre a sua condição? A sua companhia de seguros, essa sim. Até agora, situações como essa não têm apresentado um grande problema, porque poucas pessoas fizeram exames genéticos. Muitos exames genéticos são caros e não são parte da assistência média de rotina, mas, conforme a tecnologia avança e fica mais barata, é provável que os exames genéticos se tornem mais comuns. E essa mudança pode ser tanto uma benção quanto uma maldição.

Como paciente, saber que você tem uma mutação genética realmente é uma coisa boa, porque a condição pode ser tratável ou a detecção precoce pode ajudar a prevenir complicações mais sérias. Por exemplo, os cânceres que são detectados mais cedo têm prognósticos muito melhores do que aqueles diagnosticados em estágios mais terminais. Contudo, saber sobre uma mutação genética pode dar às companhias de seguros a chance de alterar ou cancelar as apólices, assim limitando, injustamente, o seu acesso à assistência médica ou a um emprego. Tristemente, pelo menos um empregador foi pego tentando examinar seus funcionários para predisposições genéticas a certas lesões (nesse caso, síndrome do túnel do carpo, uma lesão por esforço repetitivo nas mãos e braços) sem o conhecimento dos empregados — uma clara violação do consentimento.

As questões da privacidade genética também alimentam as controvérsias ao redor do Projeto Genoma Humano e os esforços em se caracterizar a genética de populações humanas. Os críticos temem que, se certas mutações ou problemas de saúde estiverem associados geneticamente a grupos de pessoas, o resultado será a discriminação e o preconceito. Felizmente, os legisladores estão tomando medidas para proteger você e a sua privacidade genética. Em 2008, o ex-presidente dos Estados Unidos, George W. Bush, assinou o Genetic Information Nondiscrimination Act (GINA, em português, literalmente, Ato de Não Discriminação da Informação Genética), que proíbe tanto as companhias de seguros quanto os empregadores de discriminar alguém baseado na informação de exames genéticos. Além disso, a legislação da maior parte dos estados decretou leis similares.

Direitos de Propriedade Genética

De acordo com as leis dos EUA, uma patente confere ao seu dono direitos exclusivos de produção e comercialização de sua invenção por um certo período de tempo (geralmente, 20 anos). Isso pode não soar como grande coisa, mas o que torna as patentes assustadoras é o fato de as companhias estarem patenteando *genes* — as sequências de DNA que detêm as instruções para a vida. E não são quaisquer genes. Elas estão patenteando os *seus* genes.

As patentes são garantidas aos *inventores*, mas as pessoas (ou as companhias) que detêm as patentes dos genes não inventaram os genes que ocorrem naturalmente em organismos vivos. De acordo com a maioria dos especialistas legais, os genes são "produtos da natureza impatenteáveis". Mas, até agora, as autoridades de patentes americanas e europeias têm visto os genes à mesma luz legal dos produtos químicos feitos pelo ser humano. Geralmente, as companhias detentoras de patentes sequenciam os genes e os convertem em outra forma, chamada cDNA (o "c" é de "complementar"; veja o Capítulo 16 para ter uma cobertura da tradução). Então, eles buscam uma patente do cDNA em vez do gene em si. Outra abordagem ao processo de patente é que as companhias descobrem um gene (ou uma versão causadora de doenças) e, então, inventam produtos, como testes para diagnóstico, que têm algo a ver com o gene.

Como uma companhia pode deter e exercer direitos exclusivos sobre os seus genes é um pouco difícil de se entender. Um exemplo de como as patentes funcionam vem da invenção do processo de PCR. O processo usa uma enzima que é produzida por um tipo muito especial de bactéria. O gene que codifica essa enzima (chamada *Taq polimerase*) é facilmente movido para outras bactérias, como *E. coli*, usando-se técnicas de DNA recombinante (explicadas no Capítulo 16). Isso significa que *E. coli* pode produzir a enzima que pode, por sua vez, ser usada para fazer a PCR funcionar. Mas, se qualquer outro geneticista usar aquele gene para fazer Taq polimerase, precisa-se pagar um royalty à companhia que o patenteou. Não é de se surpreender que essa companhia seja, agora, a maior produtora de Taq no mundo, levando seus lucros aos bilhões de dólares.

Eis aqui exemplos de o quão feio o jogo das patentes pode ficar:

- Em 2001, uma companhia americana obteve uma patente europeia para *BRCA1*, um dos genes do câncer de mama (veja o Capítulo 14 para ter uma descrição completa dessa mutação). Uma mutação nesse gene pode levar a um câncer e, presumivelmente, ninguém iria querer comprar um caso de câncer de mama. Então por que patenteá-lo? Porque a companhia, detendo a patente, pode cobrar grandes somas para testar as pessoas para determinar se elas carregam ou não a mutação.

- Uma grande companhia farmacêutica detém uma patente de um exame genético que pode determinar se o produto da companhia vai funcionar para certas pessoas. A companhia se recusa a realmente desenvolver o exame e a deixar outra pessoa tentar, porque fazê-lo poderia reduzir as vendas do medicamento em questão.
- As companhias patenteiam bactérias causadoras de doenças e genes virais pelas mesmas razões — impedir o diagnóstico e o tratamento — até que uma taxa robusta tenha sido paga.

Um tal uso das patentes genéticas impede tanto a pesquisa para combater a doença quanto o acesso à assistência médica. Por causa desses tipos de manipulações, as patentes de genes estão começando a encontrar oposições fortes e manifestas.

As políticas de criação de patentes podem pôr a sua saúde em perigo de outros modos também.

- Quando empresas recebem informação genética, elas a tratam como propriedade pessoal. Portanto, nem sempre relatam as sequências de genes e os resultados dos experimentos na literatura científica apropriada (evitando, assim, a revisão e a verificação por especialistas da área). Para comercializar seus produtos, essas companhias precisam passar pelo processo regulatório exigido pelo governo para garantir a segurança do consumidor, mas esse processo de revisão regulatória tem sofrido com falhas notáveis recentemente — particularmente, quando se permite que os produtos passem pela revisão enquanto alguns conflitos de interesse estão presentes (pense em opções de ações, como foi o caso nas reformulações do U.S. National Institutes of Health, em 2005).
- Infelizmente, as universidades também fazem parte desse processo. Em um caso, a pesquisa pelos genes responsáveis pelo autismo foi interrompida porque diversas universidades se recusaram a compartilhar informações com, dentre todas as pessoas, os pais das crianças autistas. Cada universidade queria ser a primeira a (correto!) patentear o "gene do autismo". Como resultado, estabeleceu-se uma fundação independente para criar um repositório público para a informação genética sobre o autismo, porque tais ações são uma agressão direta ao livre acesso aos resultados da pesquisa científica em si.

Contudo, as patentes de genes podem estar com os dias contados. Em 2009, a paciente de câncer Genae Girard, junto com quatro outras pacientes, geneticistas e outros, protocolou um processo contra uma companhia que detinha a patente de dois genes associados ao risco de câncer de mama; se seu desafio for bem-sucedido, as restrições quanto aos exames e outros tipos de pesquisa poderiam ser revogadas, abrindo caminho para uma troca mais aberta de conhecimento, diminuindo os custos dos exames.